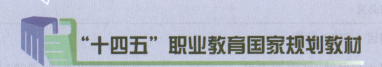

"十四五"职业教育国家规划教材

学前儿童卫生与保健

主　编　张海丽
副主编　陈　静　高　欣　张丽君
参　编　狄晓晗　孙　霁　张会彩
　　　　杨　钰
主　审　祝耸立

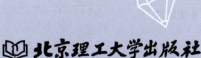

北京理工大学出版社
BEIJING INSTITUTE OF TECHNOLOGY PRESS

版权专有 侵权必究

图书在版编目（CIP）数据

学前儿童卫生与保健 / 张海丽主编 . —北京：北京理工大学出版社，2023.8 重印
ISBN 978-7-5682-4383-4

Ⅰ.①学… Ⅱ.①张… Ⅲ.①学前儿童—卫生保健—教材 Ⅳ.① R175

中国版本图书馆 CIP 数据核字（2017）第 172310 号

出版发行 / 北京理工大学出版社有限责任公司
社　　址 / 北京市海淀区中关村南大街 5 号
邮　　编 / 100081
电　　话 /（010）68914775（总编室）
　　　　　（010）82562903（教材售后服务热线）
　　　　　（010）68944723（其他图书服务热线）
网　　址 / http://www.bitpress.com.cn
经　　销 / 全国各地新华书店
印　　刷 / 定州启航印刷有限公司
开　　本 / 787 毫米 × 1092 毫米　1/16
印　　张 / 13.5　　　　　　　　　　　　　　　　　　　责任编辑 / 张荣君
字　　数 / 279 千字　　　　　　　　　　　　　　　　　文案编辑 / 张荣君
版　　次 / 2023 年 8 月第 1 版第 6 次印刷　　　　　　　责任校对 / 周瑞红
定　　价 / 48.00 元　　　　　　　　　　　　　　　　　责任印制 / 边心超

图书出现印装质量问题，请拨打售后服务热线，本社负责调换

前 言

党的二十大报告指出："教育是国之大计，党之大计""育人的根本在于立德"。本书立足岗位实际，理实一体，产教融合，落实立德树人根本任务，通过课堂与工作岗位的紧密衔接，在培养学生分析问题，解决问题的能力的同时，培育学生爱党爱国爱社会主义的深厚情感，爱岗敬业、吃苦耐劳的敬业精神和良好的职业素养，促进学生全面发展。

作为一名幼教工作者，需要具备幼儿卫生保健的基本知识，通过细致的工作，促进幼儿身心正常发展，培养其良好的行为习惯。

本教材在编写过程中主要有以下特点：

一是注重科学性。本教材注重理论与实践结合，在编写过程中，结合《幼儿园教师专业标准》（试行，2011）、《3-6岁儿童学习与发展指导》，遵循保教结合的原则，对幼儿进行体、智、德、美等全面发展的教育，促进幼儿身心和谐发展。在本书编写过程中，借鉴了大量国内外的资料，结合幼儿园、托幼机构工作实际以及学生对知识和技能的学习情况，合理编写教材内容。

二是强化实践性。本书的编写根据幼儿园岗位工作实际提炼教学内容。本书共六个单元：单元一为学前儿童身体特点与卫生保健，介绍了幼儿的生理解剖特点和生长发育的规律；单元二为学前儿童营养卫生，介绍了营养学的基础知识和幼儿合理配膳；单元三为学前儿童常见意外伤害的预防与处理，介绍了幼儿觉常见的意外事故，以及发生火灾、地震、走失的应急预案；单元四为学前儿童心理卫生保健，介绍了幼儿常见的心理卫生问题及矫治措施；单元五为学前儿童常见疾病的预防与处理，介绍了幼儿常见的传染病，以及常见病的病因、症状、预防及护理措施；单元六为托幼机构的卫生保健制度，系统地介绍了托幼机构的卫生保健制度和生活制度。

三是突出实效性。本书在编写过程中，研究学生的认识规律，在每单元开头设置单元导读、学习目标、知识导图环节，以达到帮助学生明确本单元学习的主要任务与内容，突出重点的目的。每一节的开头的案例呈现通过幼儿园实际工作案例，为学生设置学习情境，提高其学习兴趣。实践链接、知识窗、小贴示等环节为学生补充相关知识，使全书的知识、技能等内容更充实、完整。本书图文并茂，通俗易懂，便于教师和学生使用。

本书建议总学时为72学时，各校在使用过程中可根据实际情况进行调整。本书建议学时见下表。

单元	节	内容	建议学时
单元一 学前儿童身体特点与卫生保健	第一节	学前儿童的生理特点与卫生保健	14
	第二节	学前儿童的生长发育	3
	第三节	学前儿童的健康与保育	1
单元二 学前儿童营养卫生	第一节	营养学基础知识	10
	第二节	幼儿膳食	4
单元三 学前儿童常见意外伤害的预防与处理	第一节	常见意外伤害的预防与处理措施	4
	第二节	学前儿童的护理技术与突发事件的处理	4
单元四 学前儿童心理卫生保健	第一节	学前儿童的心理特点	6
	第二节	学前儿童常见的心理卫生问题	6
单元五 学前儿童常见疾病的预防与处理	第一节	学前儿童的常见病	7
	第二节	学前儿童的常见传染病	7
单元六 托幼机构的卫生保健制度	第一节	托幼机构的相关制度	3
	第二节	托幼机构的生活制度	3
合计			72

本书主要编写人员来自高等学校、中职学校和幼儿园一线，编写人员结构合理，经验丰富。主编张海丽是石家庄幼儿教育学校副校长、教育学硕士、中学高级教师，从事学前教育20余年，教育教学经验丰富，被评为河北省教学名师、河北省优秀教育工作者、河北省师德先进个人、石家庄市骨干校长。

本书具体写作分工如下：单元一和单元二由张海丽老师编写；单元三和单元四由陈静老师编写；单元五由高欣老师编写；单元六由张丽君老师编写。张会彩老师、孙霁老师、狄晓晗老师和杨钰老师提供了照片、案例等素材。祝耸立老师负责本书的审核工作。

本书在编写过程中得到了石家庄幼儿教育中等专业学校和北京春天督导团幼儿园的大力支持，参考、引用了有关书籍和资料，借鉴了许多国内外同行的研究成果，在此一并致以衷心的感谢！

由于编者水平有限，书中难免有不足和疏漏之处，敬请广大师生批评指正！

编　者

目录 Contents

◆ **单元一　学前儿童身体特点与卫生保健** / 1
　第一节　学前儿童的生理特点与卫生保健 / 2
　第二节　学前儿童的生长发育 / 36
　第三节　学前儿童的健康与保育 / 43

◆ **单元二　学前儿童营养卫生** / 49
　第一节　营养学基础知识 / 50
　第二节　幼儿膳食 / 75

◆ **单元三　学前儿童常见意外伤害的预防与处理** / 88
　第一节　常见意外事故的预防与处理措施 / 89
　第二节　学前儿童的护理技术与突发事件的处理 / 100

◆ **单元四　学前儿童心理卫生保健** / 110
　第一节　学前儿童的心理特点 / 112
　第二节　学前儿童常见的心理卫生问题 / 118

◆ **单元五　学前儿童常见疾病的预防与处理** / 129
　第一节　学前儿童的常见病 / 130
　第二节　学前儿童的常见传染病 / 151

◆ **单元六　托幼机构的卫生保健制度** / 180
　第一节　托幼机构的生活制度 / 181
　第二节　托幼机构的相关制度 / 190

◆ **参考文献** / 208

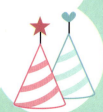

单元一　学前儿童身体特点与卫生保健

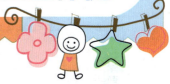

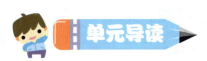

"麻雀虽小，五脏俱全"，学前儿童的身体特点既与成人有相似之处，又有其特有的生理特点。因此，学习与掌握学前儿童的身体特点与卫生保健对合理地开展保教工作有着极其重要的作用。本单元从3个方面，即学前儿童的生理特点与卫生保健、学前儿童的生长发育和学前儿童的健康与保育，系统地介绍了如何促进学前儿童健康成长。

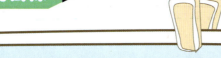

（1）学生通过本单元的学习，能明白学前儿童的身体特点及卫生保健常识。

（2）学生能够清楚地说出学前儿童八大系统和感觉器官的结构及功能，以及如何根据学前儿童的身体特点开展保教工作。

（3）初步了解学前儿童生长发育的一般规律，尽量为学前儿童创设更好的生活环境。

（4）初步具备维护学前儿童健康与保育的能力。

（5）培养学生的职业认同感，使其懂得如何更好地维护学前儿童的健康。

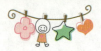

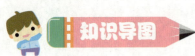

```
                                                    ┌ 神经系统
                                                    ├ 运动系统
                                                    ├ 呼吸系统
                                                    ├ 循环系统
                              ┌ 学前儿童的生理特点与卫生保健 ┼ 消化系统
                              │                     ├ 内分泌系统
                              │                     ├ 泌尿系统
                              │                     ├ 生殖系统
                              │                     └ 感觉器官
学前儿童身体特点与卫生保健 ──────┤
                              │                     ┌ 生长发育的概念
                              ├ 学前儿童的生长发育 ──┼ 生长发育的规律
                              │                     └ 学前儿童生长发育的评价
                              │
                              │                     ┌ 健康的概念
                              └ 学前儿童的健康与保育 ┴ 维护和增进学前儿童健康的保育措施
```

第一节　学前儿童的生理特点与卫生保健

【案例呈现】

身体里的秘密

这几天，中（一）班在开展有关"身体的秘密"的系列主题活动，介绍了人体各器官的作用和一些有趣的现象。孩子们很感兴趣，在自由活动时间，他们会好奇地说着关于"细胞""胃""大脑"的事情，对身体里的秘密兴趣愈加浓厚！孩子们提出的问题也很有趣，有的孩子问"洗头时耳朵里进水了要紧吗？""为什么有的人心跳快，有的人心跳慢？""头发为什么会变白？""为什么会尿裤子？"等。

分析：幼儿好奇心很强，尤其对自己的身体非常感兴趣。你了解自己的身体吗？你知道如何根据幼儿身体的特点进行恰当的教育活动吗？接下来，让我们一起学习学前儿童身体的特点和卫生保健吧！

单元一　学前儿童身体特点与卫生保健

人体犹如一台精密的仪器，虽然各个系统都有其特有的分工，但它们之间又是相互合作的。每一个系统都发挥着不可替代的作用，并且配合默契，这种默契在很大程度上要归功于我们身体的组成方式。人体的外部形态包括头、颈、躯干和四肢；从微观来看，人体的内部形态是由细胞构成的。细胞是人体结构和功能的基本单位。人体由数亿个细胞构成，仅大脑皮层的细胞就有100亿个左右。细胞种类繁多，形态、功能各异，但每个细胞的结构都包括细胞膜、细胞质和细胞核三部分。存在于细胞之间的物质，称为细胞间质，是构成细胞生命活动的液体环境。

许多形态和功能相同或相似的细胞与细胞间质集合在一起，构成具有一定形态和功能的组织。人体的基本组织包括上皮组织、结缔组织、肌肉组织和神经组织等。多种组织集合在一起构成有一定位置、形状和生理功能的器官，如脑、心脏、肺、胃、肠、肝、胆、脾、肾、膀胱，以及眼、耳等。各个器官之间的联系是广泛的，既有结构上的，也有功能上的，这些器官相互作用，构成生命活动的整体。多个器官共同作用，进行某一完整的生理活动，就构成系统。例如，口腔、咽、食道、胃、肠、消化腺等构成消化系统，能消化食物、吸收营养。

人体包括神经系统、运动系统、呼吸系统、循环系统、消化系统、内分泌系统、泌尿系统、生殖系统和感觉器官。这些系统或器官在人体的生命活动中扮演着不可或缺的角色，共同完成整个生命体的全部活动，保证个体的生存和种族的繁衍。学前儿童的身体特点与成人有许多不同之处，我们要以科学知识为基础，了解学前儿童各个系统的特点，掌握必要的保教方法和技能，以更好地完成学前儿童的卫生保健工作。这对学前儿童一生的健康成长都有重要的意义。

一、神经系统

人的意识产生于脑，人体的各种生理活动均受神经系统的调节。因此，神经系统被誉为人体的"司令部"。神经系统在各系统中起着支配和主导作用。

神经系统由中枢神经和周围神经两部分组成。中枢神经包括脑和脊髓。脑位于颅腔内，脊髓位于脊柱的椎管内。周围神经由脑神经、脊神经和植物神经组成，它们把中枢神经与全身各器官联系起来。其中，植物神经又分为交感神经和副交感神经。

【实践链接】

金金今年九月份刚上幼儿园，经过一个月的努力，基本上已经适应了幼儿园里的生活。可是，经过"十一"假期后再来上幼儿园时，又开始了新一轮的哭闹。家长很无奈，明明已经适应了幼儿园，怎么又哭闹了呢？

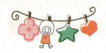

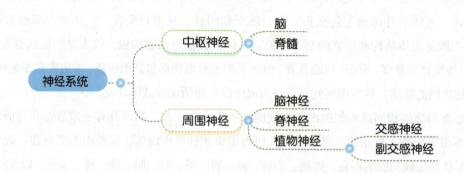

【知识窗】

脑由大脑、小脑、脑干等部分组成。大脑有左右两个半球，是中枢神经最高级的部分，是人体的"司令部"。小脑位于大脑后下方，脑干背侧。小脑通过神经纤维与脑干、大脑、脊髓发生联系。小脑能处理大脑发向肌肉的信号，维持肌肉的紧张度，控制人体的活动，并保持人体随意运动的平衡与协调。脑干将脑与脊髓连起来，它自下而上可分为延髓、脑桥和中脑。脑干中有调节呼吸、循环、吞咽等基本生理活动的神经中枢，脑干受损伤，可危及生命。脊髓起着上通下达的桥梁作用，把接收来的刺激传送到脑，再把脑发出的命令下达到各个器官。

脑神经有12对，它们支配头部各器官的运动，并接受外界的信息，产生视、听、嗅、味觉等。人能够"眼观六路，耳听八方"及做出喜、怒、哀、乐等表情，都是脑神经的作用。脊神经有31对，主要支配躯干和四肢的运动和感受刺激。植物神经分布于内脏，分为交感神经和副交感神经。每个脏器都受这两种神经的双重支配，它们的作用是相反的。例如，交感神经兴奋，可使消化器官的运动减弱，消化腺的分泌减少；副交感神经兴奋，可使消化器官的运动加强，消化腺的分泌增加。人在情绪紧张、发怒时，交感神经兴奋，所以就有"气饱了"一说。

神经系统的基本活动方式是反射。反射是指在中枢神经的参与下，人体对内外环境中各种刺激发出的规律性反应，是神经系统调节机体活动的基本方式。

单元一 学前儿童身体特点与卫生保健

【知识窗】

按照生理学家巴甫洛夫的观点，反射可分为非条件反射和条件反射两种。非条件反射是指与生俱来的、不学就会的反射活动，如奶头放到新生儿嘴里，他就能吮吸并吞咽乳汁；膀胱贮满尿液，新生儿就要排尿；手拿烫馒头就会不自觉地缩回来等。非条件反射在脊髓和脑干参与下即可完成。在非条件反射的基础上，经过后天学习训练而形成的反射称条件反射，是一种高级神经活动。例如，妈妈每次给新生儿喂奶时，都抱成一定的姿势，到新生儿出生后的第11天左右，当妈妈把新生儿抱成喂奶的"一定姿势"，奶头还没放到新生儿的嘴里时，新生儿便做出吸吮的动作。这就是对喂奶姿势的条件反射。学生对于铃声的刺激，做出上课、下课的反应，也是条件反射。

大脑的最外一层称为大脑皮质。大脑皮质有许多沟（向下凹陷）和回（向上突起），这就大大增加了皮质的表面积。成人大脑皮质的表面积约0.25平方米，神经细胞数约为100亿个。每一个神经细胞又与数以千计的神经细胞发生联系，形成极为复杂的网络，成为各种心理活动的生理基础。大脑皮质有其固有的活动规律，认识并掌握这些规律对促进幼儿的健康成长有重要的作用，其主要特点有以下4个。

（1）优势原则。

人们在工作或学习时，大脑皮层中经常有一个部位占优势的"兴奋"，它能把与之有关的刺激都吸收到这一方面来，而其他邻近部位则处于抑制状态。

人们的学习或工作效率与相关部位的大脑皮层是否处于兴奋状态有密切关系。兴趣能促使"优势兴奋"状态的形成，使人感兴趣的事情，人们能够集中注意力，而对其他无关的刺激则视而不见、听而不闻。

（2）镶嵌式活动原则。

苏联生理学家用狗来研究思维活动的规律，在狗大脑皮层不同的区域安上很多灯泡，给它不同的刺激，不同部位的灯泡就闪亮，不断变换刺激，灯泡交替闪亮，就好像镶嵌在皇冠上的珠宝一样，所以称为镶嵌式活动原则。

而人的大脑也存在着多个功能区，分管着不同的任务活动。研究表明，人的左半脑和人的逻辑思维能力密切相关，被形象地称为"知性脑"；而人的空间、立体、想象、乐感等更多的能力来自于右半脑，因此右半脑被形象地称为"艺术脑"。在幼儿的一日生活安排上，通过镶嵌式活动方式，调动幼儿的左右半脑，使大脑皮层的神经细胞能够劳逸结合，以维持高效率的学习和娱乐。

（3）动力定型（习惯成自然）。

在生活中若一系列的刺激总是按照一定的顺序、时间先后出现，重复多次后，这种顺序和时间

5

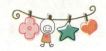

就在大脑皮质上"固定"下来，有了规律。每到一定时间，大脑就"知道"下面该干什么，提前做好了准备。这种大脑皮质活动的特性称为"动力定型"。建立动力定型以后，脑细胞能以最经济的消耗维持高效率，收到最大的工作效果。

（4）睡眠。

睡眠是大脑皮质的抑制过程。有规律的、充足的睡眠是生理上的需要。睡眠可使人的精神和体力得到恢复。对幼儿来说，睡眠还有助于激素的正常分泌，对于大脑的发育尤其有好处。在一夜之中，两种睡眠状态交替出现，即快速动眼期与非动眼期相互转换。

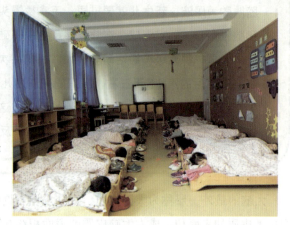

在快速动眼期，眼球快速转动，肌肉可以有小抽动，人多处在梦境中；在非动眼期，眼球不出现快速转动，也不做梦。人醒后，认为自己是不是做了梦，要看是在哪种睡眠状态下醒来的。处在动眼睡眠状态醒来后，就会说"我做了个梦，梦见……"；处在非动眼睡眠状态醒来，就会说"一宿儿没做梦，睡得真香"。

1. 学前儿童神经系统的特点

（1）神经系统发育迅速。

①**脑细胞数目的增长迅速。** 妊娠3个月时，胎儿的神经系统已基本成型。从胎儿到幼儿3~4岁是神经系统生长最快的时期。1岁以后虽然脑细胞的数目不再增加了，但是细胞的突起却由短变长、由少到多。神经元的数量和神经纤维的长度均在不断增加，向皮层各层深入。脑的迅速生长可由脑重量的变化上得到证实。新生儿脑重约350克，约占体重的12%；1岁时脑重约950克；5岁时脑重约1 100克，为出生时的3倍；6岁时脑重已达1 200克；成人脑重约1 500克，为出生时的4倍，但仅占体重的2%。由此可见，出生时脑的重量相对较大，且早期发育甚快，但皮质细胞的分化需到3岁时才能大致完成，8岁时已与成人相似。

②**神经髓鞘化。** 髓鞘包裹在神经突起的外面，好像电线的绝缘外皮。没有这层绝缘外皮，就会"跑电""串电"。刚出生时，许多神经突起的外面还没有一层绝缘的"外皮"，新生儿的动作很不精确，碰碰他的手，会引起他全身哆嗦。到6岁左右，幼儿大脑皮层的一切神经传导通路几乎都髓鞘化了，所以反应日益精确，这一阶段是幼儿智力迅速发展的时期，幼儿园应采取各种各

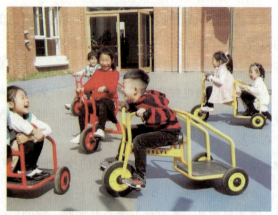

样的活动来促进其发展。

（2）容易兴奋，容易疲劳。

幼儿高级神经活动的特点是抑制过程不够完善，兴奋过程强于抑制过程，幼儿大脑皮质易兴奋，不易抑制，表现为容易激动、控制自己的能力较差。让他干什么，他乐于接受；让他别干什么，就难了。因此，在要求幼儿做事情方面，尽量多用正面的引导，别用负面的信息。例如，希望幼儿活动时注意力集中，可以说"眼睛看老师"，而不要说"眼睛不要到处乱看"。虽然幼儿容易兴奋，但注意力很难持久，兴奋容易扩散。

（3）需要较长的睡眠时间。

幼儿神经系统的发育尚未成熟，需要较长的睡眠时间进行休整。刚出世的新生儿，除了吃奶，几乎全处于睡眠之中。以下是幼儿在不同阶段，每天所需要的睡眠时间。

所处阶段	睡眠时间	所处阶段	睡眠时间
7~12个月	14~15小时/天	2~3岁	12小时/天
1~6个月	16~18小时/天	5~7岁	11小时/天
1~2岁	13~14小时/天		

（4）大脑的耗氧量大。

学前儿童的大脑对氧需要量较大，在基础代谢状态下，儿童大脑的耗氧量为全身耗氧量的50%左右，而成人则为20%，因此，儿童大脑的血流量占心脏输出量的比例较成人大。儿童大脑组织对缺氧十分敏感，对缺氧的耐受力也较差。所以，保持幼儿生活环境空气的清新对于其神经系统的正常发育和良好机能状态的维持都很重要。

（5）脑细胞能利用的能量来源单一，对血糖的变化敏感。

中枢神经系统主要依靠葡萄糖氧化获得能量，对血液中葡萄糖（血糖）含量的变化非常敏感。儿童体内肝糖原储备量少，在饥饿时会使血糖过低，从而造成脑的功能活动紊乱，直接影响脑的正常功能，因此应按时给学前儿童膳食，以保证其体内的血糖保持在一定的水平上。

2. 学前儿童神经系统的卫生保健

（1）充分利用大脑皮质的活动规律，注意科学的用脑卫生。

在教孩子做什么事或学习的时候，要想方设法（可以用图片、声音、视频、律动等）引起他的兴趣（利用"优势原则"），幼儿做一件事兴趣持续不了多久，就要经常变换活动内容、方式（利用"镶嵌式活动原则"），使幼儿不觉得疲劳。除此之外，还要让他们养成好的生活习惯，妥善安排幼儿的一日生活，建立起生活的节奏（利用"动力定型"），习惯成自然。例如，该吃饭时，正有食欲；该上床时，刚好犯困能很快入睡，醒来精神足，玩得高兴。

（2）保证幼儿充足的睡眠时间。

一般情况下，婴儿3个月以后。白天可睡三觉；9个月以后白天睡两觉；2岁以后中午安排一次午睡即可，白天每次睡眠约2小时。3~6岁的幼儿一昼夜约需要12小时的睡眠，夜间应保证睡10小时左右。

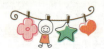

除了要保证足够的睡眠时间外，还要注意睡眠的质量，睡前不要吃得太饱，不要蒙头睡，注意姿势的正确，让幼儿睡得踏实、睡得香。

（3）保证空气新鲜。

成人脑的耗氧量约占全身耗氧量的25%；婴幼儿脑耗氧量几乎占全身耗氧量的50%。因此，婴幼儿生活的环境应空气新鲜。新鲜空气含氧多，可以确保婴幼儿发育对氧气的需求。婴幼儿长期缺氧，脑部发育会受到严重影响，容易导致智力发育不全。因此，幼儿每日的户外活动时间不宜少于两个小时，另外，要注意幼儿活动室的通风换气。午睡时室内通风时间要掌握好，通风时不要吹对流风，避免幼儿着凉生病。

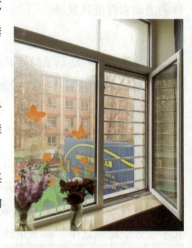

（4）保证合理的饮食，摄取营养物质。

婴幼儿期是脑发育的黄金时期，需要足够合理的营养来保证婴幼儿大脑的正常发育。大脑需要血糖来提供能量，含碳水化合物的食物在体内代谢后可分解为葡萄糖，为大脑提供能量。因此，婴幼儿膳食中应含有五谷杂粮和薯类。婴幼儿时期容易发生缺铁性贫血，贫血容易导致大脑缺氧。因此，婴幼儿膳食中要有适当的动物性食品及含铁丰富的食物。如果缺乏必需的营养物质，如优质蛋白质、脂类、无机盐等，将影响神经细胞的数量及质量。DHA、EPA和乙酰胆碱都对神经系统的发育有着重要的作用。因此，婴幼儿需要平衡、多样的膳食。

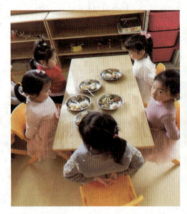

【知识窗】

开发右脑

"人有一个大脑，但有两个大脑半球"，这是近年来，神经生理学家对大脑研究成果的一种形象概括。大量实验证明，大脑两半球的功能是不同的，各有各的特点。

左脑半球具有显意识功能，主要通过语言和逻辑来表达内心世界，负责理解文学语言及数学计算。它与人的右半身神经系统相连。

右脑半球具有潜意识功能，主要通过情感和形象来表达内心世界，负责鉴赏绘画、欣赏音乐、欣赏自然风光、凭直觉观察事物、把握整体等。它与人的左半身神经系统相连。例如，很小的孩子能在一群人中辨认出一张脸，这就是右脑的功能。右眼、右耳所见所闻，

单元一 学前儿童身体特点与卫生保健

获得的信息输入到左脑半球，而由左眼、左耳捕捉到的信息，则输入右脑半球，左右脑之间由一条被称为"脑梁"的管道沟通。它的存在使左脑与右脑得以交流、协调合作，维持大脑的正常运转。实践证明，在脑细胞组织成长最迅速的时期，用科学方法进行训练，刺激大脑有关部位，将有力地促进孩子智慧潜能的发挥。

开发婴幼儿右脑，能扩大信息容量，使幼儿学得更多；能发展形象思维，使幼儿学得更轻松；能发挥幼儿的创造潜力，使幼儿更聪明。

如何开发婴幼儿的右脑？要在活动过程中，使婴幼儿经常保持良好的情绪和对活动的积极态度，还可根据其特点进行左侧肢体的锻炼，形象化地学习语言，引导幼儿进行形象判断等。

二、运动系统

运动系统由骨、骨连接和骨骼肌三部分组成，是人们从事劳动和运动的主要器官，在神经系统的调节支配下，对人体起着重要作用，具有运动、支持保护和造血功能。

成人体内约有206块骨，学前儿童体内骨数量要多一些，新生儿有300多块。根据形状不同，可分为长骨、短骨、扁骨和不规则骨。骨与骨的连接称为骨连接。有的骨连接为不动连接，如颅骨；有的骨连接为微动连接，如脊椎骨；有的骨连接可以活动，称为关节。关节由关节面、关节囊、关节腔构成，如下颌关节、肩关节、肘关节等。骨骼肌可以受意识支配，附着在骨骼上。但肠道等部位上的平滑肌则不受意识控制。

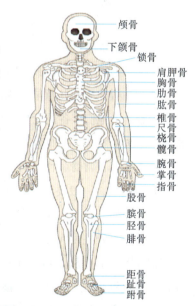

【实践链接】

北方的冬季，室外温度很低，寒风阵阵。聪明屋幼儿园每天组织幼儿进行户外活动。有些家长不理解了，在室内安静地做游戏不是挺好的吗？老师却告诉家长，幼儿的运动系统和成人不同，一定要合理锻炼，从而促进它的发育。而室外活动对于促进运动系统的正常发育有着不可替代的作用。

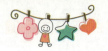

1. 学前儿童运动系统的特点

(1) 骨。

①**学前儿童的骨骼不断在生长。**学前儿童骨短而细，骨化没有完成，骨在不断地加长、长粗。人长高主要是由于下肢骨和脊柱的不断加长。

②**学前儿童的骨比较柔软，易发生青枝骨折。**幼儿的骨骼比较柔软，软骨多，容易发生"青枝骨折"。幼儿的骨就像鲜嫩的柳枝，被折后，外皮还连着，这种骨折被称为"青枝骨折"，所以，幼儿发生骨折时，要注意观察幼儿是否为青枝骨折。骨的成分和特点见下表。

学前儿童骨骼特点

骨的成分和特点

成分（无机盐和有机物的比例）	特点
成人 7 : 3	硬度大，弹性小。成人的骨头好比干树枝，不易弯曲
儿童 1 : 1	硬度小，弹性大。骨头较软（好比鲜嫩的柳枝），易发生弯曲、青枝骨折现象

③**几个重要的骨骼。**

· **腕骨。**腕骨没钙化好，共8块，出生时全部为软骨，以后逐渐钙化，到10岁左右才能全部钙化。女性儿童一般比男性儿童早完成两年。掌指骨18岁前钙化完成。所以婴幼儿的手劲较小，精细动作比较困难，为他们准备的玩具要轻；幼儿书写、绘画和劳动时，要适当地控制其活动量；适当安排如拍球、绘画、穿珠、拧瓶盖等活动来促进腕部的发育。

· **骨盆。**正常骨盆由骶骨、尾骨、髋骨共同围成。幼儿的髋骨是由髂骨、坐骨、耻骨三块骨借软骨连结而成，一般要到20~25岁才完全愈合，成为一块完整的骨。所以幼儿在蹦蹦跳跳时，要注意安全。例如，幼儿从高的地方往硬地上跳，就可能伤着骨盆的骨，使骨盆变形。

· **脊柱。**脊柱是人体的主要支柱。从背面看脊柱，它又正又直。但从侧面看脊柱，它并非一根"直棍儿"，而是从上到下有四道弯曲。分别为颈曲、胸曲、腰曲、骶曲，这四道弯曲随着孩子的动作发育逐渐形成。三个月的孩子会抬头，形成第一道弯曲——颈曲；五六个月的孩子会坐，形成第二道弯曲——胸曲；一岁左右的孩子会走，形成第三道弯曲——腰曲；一岁多的孩子会蹦蹦跳跳了，形成第四道弯曲——骶曲。形成的这四道弯曲称为脊柱生理性弯曲，其作用是具有弹性，缓冲振动，保护内脏和大脑，更能负重。生理性弯曲是随着婴幼儿动作的发育逐渐形成的，但要到发育成熟的年龄，这些生理性弯曲才能完全

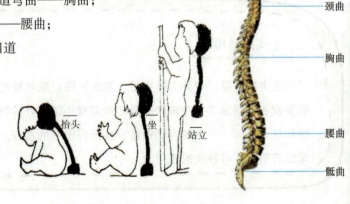

单元一　学前儿童身体特点与卫生保健

固定下来。在脊柱未完成定型以前，不良的体姿会导致脊柱变形，发生不该有的弯曲，脊柱的功能也将受到影响，如后凸、前凸、侧弯。幼儿教师应教育幼儿写字时注意做到十个字：头正，身直，胸舒，臂开，足安。

【知识窗】

在婴儿的头顶上有个小"天门盖"，平时细看，还可以看到一下一下的脉跳，这就是婴儿的前囟门。它是由头颅骨中的额骨和顶骨围成，两块额骨和两块顶骨互相连接处还未完全骨化的部分形成的一个菱形间隙，称为囟门，俗称"天灵盖"，其位于头顶部前中央。除了前囟门外，婴儿还有一个后囟门，后囟门是由两块顶骨和一块枕骨形成的三角间隙，位于枕部。前囟门在12~18个月时闭合，后囟门最晚在2~4个月时闭合。囟门的闭合，反映了颅骨的骨化过程。囟门早闭多见于小头畸形；闭合过晚多见于佝偻病或甲状腺功能低下。

（2）肌肉。

①**容易疲劳**。幼儿肌肉的水分多，蛋白质、脂肪、糖及无机盐较成人少。肌肉柔软，肌纤维较细，肌肉力量和能量储备差，因此容易疲劳，但是幼儿新陈代谢旺盛，疲劳消失也快。

②**大肌肉发育早，小肌肉发育晚**。幼儿会跑会跳了，可是要他们画条直线却很难，这与各肌肉群发育的早晚不同有关。

幼儿到5~6岁，手部肌肉才开始发育，所以这时能做一些较精细的工作，但时间不能过久，否则容易产生疲劳。锻炼幼儿小肌肉的方法有用彩色木制或塑料穿珠玩具；用小勺舀水；用叉子吃东西；盖盖子；撕纸；翻书；吃橘子时让幼儿按照教师的方法把橘子皮撕成一朵小菊花，吃香蕉、猕猴桃时也可以让幼儿自己练习剥皮等各种方法。

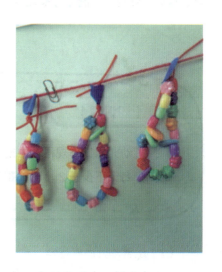

（3）关节和韧带。

①**容易造成牵拉肘**。幼儿的关节囊比较松弛，关节周围的韧带不够结实。当肘部处于伸直状态时，手臂若被猛力牵拉，容易发生脱臼。它常常是大人带着幼儿上楼梯、过马路或帮幼儿穿脱衣服时，用力牵拉、提拎幼儿的手臂所造成的。因此，要注意"牵手莫忘护肘"。

②**脚弓不结实，易成"平脚"**。婴儿会站、会走以后逐渐出现脚弓。脚弓的作用，一是增加人

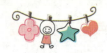

站立的稳定性；二是保护脚底的神经和血管，减少地面对身体的冲击力。小婴儿胖乎乎的脚底板是平平的，不算扁平足，到会站、会走以后才逐渐形成脚弓。产生平足的原因主要是幼儿脚底的肌肉、韧带还不结实，而学走路时运动量过大、方法不适当或鞋（大小）不适合儿童。这些都容易使脚弓塌陷，形成"平脚"，即"扁平足"。

2. 学前儿童运动系统的卫生保健

（1）坚持户外运动与营养，促进骨骼生长。

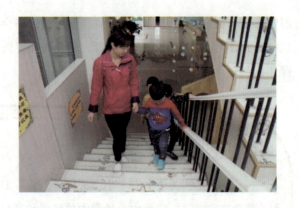

幼儿的骨骼在生长时期，需要较多的钙、磷，同时还需要维生素D，帮助钙的吸收。幼儿在户外运动，经过阳光紫外线的照射，产生维生素D，促进胃肠对钙、磷的吸收，从而保证骨骼的健康成长。

此外，幼儿需要补充含钙丰富的食物，如牛奶、瘦肉、虾皮、豆制品等来促进骨骼的生长。

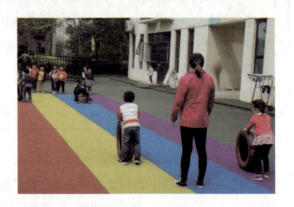

【知识窗】

《幼儿园工作规程》中规定，在正常情况下，幼儿户外活动时间（包括户外体育活动时间）每天不少于2小时，寄宿制幼儿园不得少于3小时；高寒、高温地区可酌情增减。

（2）培养幼儿良好习惯，预防脊柱变形。

预防幼儿脊柱变形要注意：从小培养孩子正确的坐立行走姿势；在体育活动和劳动中，负重量不宜过重，练习和劳动时间不宜太长；避免长时间用单肩背书包；幼儿的睡床不适合用太软的床垫等。

（3）不要猛力牵拉手臂，防止关节脱臼。

在生活中要注意合理锻炼，促进韧带的发育，增加关节的牢固性；上下楼梯和穿脱衣服时牵拉幼儿的手臂不宜用力过猛，防止"脱臼"。

单元一 学前儿童身体特点与卫生保健

【实践链接】

牵手莫忘护肘

户外自由活动时间到了,小朋友们像快乐的小鸟一样准备去户外活动。小(五)班的佳佳体质较弱,我特别注意对佳佳的看护。在组织幼儿上下楼梯时,我总是牵着她的手。今天的时间稍有些紧张,我督促小朋友上下楼梯快了些。突然,佳佳哭了,指着胳膊喊疼。我突然意识到可能刚才拉她手时有些用力了,赶紧问佳佳胳膊是否能动。她点点头,说可以。我长出一口气,差点造成了脱臼,看来幼儿的肘关节较松,牵手时切记莫忘护肘。

(4)注意幼儿适度的运动,有利足弓形成。

幼儿的足弓对于缓冲地面对脑的冲击有重要的作用。在生活中要预防扁平足,注意幼儿不宜长时间站立、行走或负重,应适度地运动锻炼,为幼儿准备的鞋子大小要合脚等。

三、呼吸系统

【实践链接】

在冬春交替的季节是呼吸系统疾病易发生和流行的时节。中(二)班经常有几名小朋友因感冒缺席,因此,张老师加强了班里的通风和消毒工作。

人体在新陈代谢过程中,不断地消耗氧气并产生二氧化碳。人体吸入氧气和排出二氧化碳的过程称为呼吸。呼吸系统由呼吸道(包括鼻腔、咽、喉、气管、支气管)和肺(气体交换的场所)组成。其中,鼻腔、咽、喉称为上呼吸道;气管、支气管称为下呼吸道。

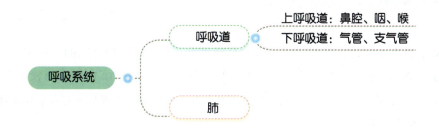

【知识窗】

走进我们的呼吸系统

下面简单介绍呼吸系统各个器官的功能。

（1）**鼻**。幼儿的鼻和鼻腔相对短小、狭窄，无鼻毛，鼻黏膜柔软，富有血管，容易受到感染。应注意培养幼儿养成良好的生活习惯，不乱挖鼻孔。

（2）**咽**。咽是呼吸和消化系统的共同通道，分别与鼻腔、口腔和喉腔相通，是三岔口。会厌软骨在吞咽时盖住气管入口，以防止食物滑入气管。幼儿会厌软骨反应不灵敏，因此，异物容易进入气管而导致疾病，应特别注意饮食。

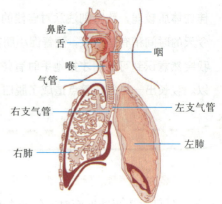

（3）**喉**。喉是呼吸道最狭窄的部位。呼出的气流使声带振动，发出声音。若发音失去圆润、清亮的音质，表示声带发生病变。

（4）**气管及支气管**。气管上与喉相接，下入胸腔，分为左右支气管。幼儿气管、支气管较狭小，软骨柔软，缺乏弹力组织，黏膜、血管丰富，纤毛运动较差，清除能力薄弱，容易感染而导致充血、水肿、分泌物增加、呼吸道阻塞。

痰的形成：气管和支气管黏膜的上皮细胞具有纤毛，灰尘、微生物被黏液粘裹，经纤毛的运动，被扫到咽部，吐出来就是痰。痰是呼吸道的垃圾。因此幼儿既不能咽痰，也不能随地吐痰。

（5）**肺**。幼儿肺的弹性纤维发育较差，间质组织比较多，血管比较丰富，肺含血量多，而含气量少。幼儿肺泡的数量较成人少。

幼儿胸腔狭窄，呼吸肌不发达，肺活量小，但新陈代谢旺盛，所以就以加快呼吸频率来满足生理需要，年龄越小，呼吸越快。肺换气功能较差，因而需要充足的新鲜空气。注意室内的通风换气，并尽量多让幼儿在户外活动。

1. 学前儿童呼吸系统的特点

（1）年龄越小，呼吸频率越快。

婴幼儿胸部肌肉不发达，胸腔狭小，肺的容量也小，只能以加快呼吸的频率来代偿。在安静状态下，不同年龄段幼儿的呼吸频率为：新生儿为 40~44 次/分，0~1 岁为 30 次/分，1~3 岁为 24 次/分，3~7 岁为 22 次/分。幼儿呼吸以"腹式呼吸"为主。幼儿在呼吸时，几乎看不到胸部在运动，要通过其腹部的起伏来观察。

单元一　学前儿童身体特点与卫生保健

> 【知识窗】
>
> ### 小孩打鼾是怎么回事？
>
> 小孩鼻腔后壁的淋巴组织发炎或鼻咽后壁增殖腺肥大，把鼻腔的通路堵住了，空气不能流通，小孩睡熟以后就鼾声大作。用口呼吸的危害：白天精神萎靡，开唇露齿，漏斗胸，消化不良。如若小儿打鼾，请查查鼻咽。

（2）声带不够坚韧，保护嗓子。

婴幼儿的声带还不够坚韧，如果经常喊叫或扯着嗓子唱歌，不注意保护，嗓子将失去圆润、清亮的音质，变成小哑嗓了。

（3）呼吸系统易发生炎症。

由于婴幼儿呼吸系统发育不完善，容易受外界不良环境影响，易发生炎症。

2. 学前儿童呼吸系统的卫生保健

（1）培养幼儿良好的卫生习惯，教育幼儿用鼻呼吸，防止鼻阻塞、鼻出血等。

①婴幼儿鼻腔狭窄，黏膜薄嫩，血管丰富，缺少鼻毛，容易受感染，感染时可引起鼻黏膜充血、肿胀、分泌物增多，就会使鼻子不通气，以致影响睡眠和进食。易出血区：接近鼻孔的鼻中隔上（鼻中隔的前下方）血管丰富，容易因干燥、外伤等原因出血。

②教会幼儿正确擤鼻涕。擤鼻涕的正确方法：轻轻捂住一侧鼻孔，擤完，再擤另一侧。擤时不要太用力，不要把鼻孔全捂上使劲地擤。因为鼻腔里有一条条"暗道"与"邻里"相通。例如，鼻泪管与眼相通；咽鼓管与中耳相通等。如果擤鼻涕时太用劲，就可能把鼻腔里的细菌挤到中耳、眼、鼻窦里，则引起中耳炎、鼻泪管炎、鼻窦炎等疾病。

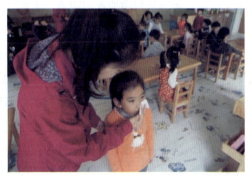

（2）科学地组织幼儿进行体育锻炼和户外活动。

疫情期间，需要居家隔离的幼儿，居家期间可每天开窗 2~3 次，每次 30 分钟保证空气的新鲜，来满足幼儿脑部对氧的需求。

（3）严防呼吸道异物。

培养幼儿安静进餐的习惯，不要边吃边说笑，更不要在吃饭时训斥孩子。教育幼儿不要边玩边吃东西，更不要抛起来接食吃。教育幼儿不要玩玻璃珠、扣子等小物件，更不要放到鼻孔、耳朵里。

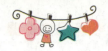

教育幼儿不要玩塑料袋,以防止他们套到头上引起窒息。

(4)保护幼儿声带。

不在有较大尘土或雾霾天气的室外环境里唱歌;不要顶着寒风唱歌;选取适合儿童的歌,不要唱大人的歌;感冒后若上呼吸道感染,要注意合理饮食,多喝水,少说话。

(5)警惕幼儿发生急性喉炎。

症状:幼儿忽然呼吸困难,吸气时憋气,嘴唇发青,咳嗽时声音发空,医学上称"犬吠"。这是因为喉部声带附近喉头水肿,称为"急性喉炎"。出现这种情况要及时去医院,赶快治疗,否则可能有生命危险。

【实践链接】

保护好我们的小嗓子

案例一:游戏时大喊大叫

老师带着小朋友们玩滑梯,浩浩站在滑梯上,很兴奋地对着下面的妞妞大声喊:"妞妞,快点儿快点儿!""妞妞,到这边来!"

案例二:冬天,在户外晨跑时嬉笑

冬天,浩浩最喜欢和小朋友们一起晨跑,浩浩觉得很好玩,一边张大嘴巴说笑,一边跑步。

案例三:扯着嗓子唱歌

老师带着小朋友们唱歌,浩浩扯着嗓子,用很大的声音歌唱。最后浩浩双手护着脖子,用沙哑的声音对老师说:"老师,我的嗓子很疼。"

分析:浩浩玩滑梯时干什么了?他用什么样的声音和妞妞说话?用这样的声音说话好吗?为什么?浩浩在晨跑的时候一边跑一边干什么?浩浩说笑的时候张着大嘴巴,冷风就吹到哪里去了?浩浩用什么样的声音唱歌?用这样的声音唱歌,嗓子会变得怎么样?用很大的声音说话唱歌,会让自己的嗓子很累,渐渐地,嗓子就哑了。在冷风里说话、嬉笑,冷风就吹进了嘴巴,嗓子受凉就会发炎,严重时会说不出来话。

四、循环系统

循环系统是一个密闭的、连续性的管道系统,它是循环不已的运输流。人体的循环系统包括血液循环和淋巴循环。血液循环起主要作用,淋巴循环是血液循环的辅助部分。

血液循环包括心脏、动脉、静脉和毛细血管。心脏是人体的"生命之泵",大小约等于本人的拳头,其外形像一个倒置的桃,心尖部略朝左。心脏大部分位于胸部正中,因为心脏收缩时有一个向左旋转的力量，因此用手摸胸部左侧能感到心跳。血液是存在于心脏和血管里的液体，包括血浆和血细胞两部分。血细胞由红细胞、白细胞和血小板等组成。红细胞呈圆盘状，由球蛋白和含铁的血红素组成，其中球蛋白又称血红蛋白。贫血时红细胞数量会减少，里面所含的血红蛋白数量也会减少。白细胞，可分为嗜中性白细胞、嗜酸性白细胞和嗜碱性白细胞。其中，嗜中性白细胞最为重要，它可以吞噬侵入人体的细菌或病毒。吞噬了细菌的白细胞即脓细胞。通过检查白细胞数目还可以诊断感染物类别。血小板起止血和凝血的作用。

淋巴系统由淋巴管、淋巴结、扁桃体、脾组成，其主要的功能是运输全身的淋巴液进入静脉。淋巴管是输送淋巴液的。淋巴结为椭圆形或圆形，大小不一，存在于淋巴管经过的地方，具有清除体内有害物质和生成抗体等免疫作用，几个淋巴结在一起成为淋巴结群。人体表面容易摸到的淋巴结群有颈部、枕部、腋窝、腹股沟淋巴结群等。颈部正常的淋巴结如黄豆大小，压之不疼，可略微活动。当淋巴结所属区域出现一定的病变时，淋巴结往往会出现肿大现象，可作为诊断疾病的参考。脾是人体最大的淋巴器官，具有造血、储血、滤血的功能。

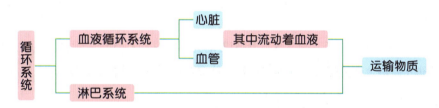

1. 学前儿童循环系统的特点

（1）心脏相对大于成人，年龄越小，心率越快。

新生儿心脏约占体重的 0.8%，成人为 0.5%。新生儿出生时，心脏重为 20~25 克；1 岁时心脏重为 60~75 克，为出生时的 2~3 倍；5 岁时为出生时的 4 倍；青春期达到成人水平。学前儿童因为心肌薄弱、心腔小，新陈代谢旺盛，心跳要比成人快。新生儿可达 140 次/分，1 岁时约为 120 次/分，2 岁时约为 110 次/分，3~4 岁时约为 105 次/分，5~6 岁时约为 95 次/分，7~8 岁时约为 85 次/分，成人则一般为 72 次/分。

（2）血液量随年龄增长迅速。

儿童时期血液量（指在全部循环系统中所有血液的总量）随着年龄增长很快。刚出生的婴儿血液量约为 300 毫升，1 岁幼儿的血液量约为 600 毫升，10 岁的孩子血液量约为 2 000 毫升。血液总量增加，造血需要的原料也随之增加。红细胞需要的原料是蛋白质和铁，如果缺少这两种物质，则会造成缺铁性贫血。

（3）空气污染影响骨髓造血功能。

环境污染、用药不当是幼儿患"白血病"的诱因。

国内调查报告指出，约 90% 的小儿白血病患者家中近期都曾经装修过，推测装修材料中的有害物质（甲醛、油漆中的苯乙烯和部分大理石地面的辐射等）是致病的罪魁祸首。如果幼儿居住的地

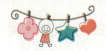

点或幼儿经常活动的场所空气污染很严重（铅尘污染），那么就会影响到幼儿骨髓的造血功能。某些药物如氯霉素、保泰松和治癌药品（烷化剂等）也可诱发白血病。

（4）学前儿童淋巴结尚未发育成熟，易发生感染。

学前儿童淋巴结的屏障作用较差，尚未发育成熟，感染易扩散。学前儿童受到局部感染，可导致淋巴结发炎、肿大，甚至化脓。常摸颈部淋巴结，可提前感知幼儿头面部感染情况。如果淋巴结比较大，摸上去比较硬，好多粘连在一起，就不是正常的淋巴结。如果全身的淋巴结肿大，那就是严重的疾病了。

2. 学前儿童循环系统的卫生保健

（1）合理组织体育锻炼，增强体质。

锻炼可强身，但运动量要适度。经常锻炼可使心肌收缩力加强，每次心跳可搏出更多的血液。从小锻炼可以增强心脏的功能。但锻炼应注意适量，否则可能损伤机体。活动程序要符合学前儿童的生理要求，活动前要做好准备工作，结束时要做好整理工作。在剧烈运动后不宜马上停止，更不宜马上喝大量的开水。

（2）预防动脉硬化始于婴幼儿。

预防动脉硬化关键在于一个"早"字。因为婴幼儿时期是包括饮食习惯在内的生活方式基本形成的时期。为幼儿提供合理的膳食，并养成良好的饮食习惯可以使他们受益终身。

（3）纠正幼儿挑食、偏食的毛病，预防缺铁性贫血。

幼儿以乳类为主食，但奶和乳制品含铁极少。前六个月幼儿自身储备了足够的铁元素，但是半岁以后自身储备的铁用完了，对铁的需求量剧增，如果不能及时从膳食中获取足够的铁，非常容易造成缺铁性贫血。瘦肉、黄豆、芝麻酱、动物肝脏、海带等食物含铁丰富并且吸收好，所以要及时地纠正幼儿不合理的饮食习惯，多食用这些含铁丰富的食物以预防缺铁性贫血的发生。

（4）发热时卧床休息，减轻心脏负担。

发热时心脏受累，表现为心跳加快、心率增加，一般体温每升高1℃，心率可增加10~20次。另外，发热时除心脏跳动加快导致心率增加外，还有心脏跳动加强，对血压也有影响，每分钟血液输出量增多，脑及肾等脏器的血流量也随之增加，因此，发热时要让幼儿卧床休息，以减轻心脏的负担。

【知识窗】

哪些食物对心脏最好

（1）选择橄榄油和菜籽油。 饮食中应控制不健康脂肪、饱和脂肪和反式脂肪的摄入量，以降低血脂异常和冠心病的风险。美国心脏协会建议，饱和脂肪和反式脂肪摄入量分别不

单元一　学前儿童身体特点与卫生保健

超过每日摄入热量的7%和1%。食用油最好选择橄榄油和菜籽油。以下这些油最好不碰：黄油、猪油、熏肉脂肪、肉汁、奶油、非乳制品的乳脂替代品、氢化植物油和起酥油、可可油等。

（2）**选择低脂蛋白**。低脂蛋白更有益心脏健康，可选的低脂蛋白质有脱脂或低脂牛奶、酸奶和乳酪等、蛋清、鱼类（最好选择富含欧米伽3脂肪酸的三文鱼、鲱鱼等深海鱼）、去皮禽肉（鸡胸等）、豆类（黄豆及豆制品、蚕豆、豌豆、小扁豆等）及瘦肉。应该少吃的蛋白质包括全脂牛奶及其制品、动物内脏、蛋黄、肥肉、排骨、香肠、热狗、油炸食品等。

（3）**多吃低热量的新鲜蔬果**。果蔬中含有多种维生素和微量元素，热量少、纤维多，而且含有一些可预防心血管疾病的成分。建议选择新鲜蔬菜水果、低盐罐装蔬菜等。最好避免的果蔬有椰子果肉、拌有奶油酱的蔬菜、油炸或烤蔬菜、糖浆水果罐头和蜜饯等。

（4）**选择全谷食物**。全谷食物含有丰富的纤维素和多种营养，有助于调节血压及保持心脏健康。建议多吃的全谷食物包括全麦面粉、全麦面包（最好是100%全麦或全谷物面包）、燕麦片、糙米、大麦和荞麦、亚麻籽等。应该避免的食物包括白面包、威化饼、炸面包圈、饼干、蛋糕、爆米花、膨化食品等。

（5）**降低食盐摄入**。控制食盐（钠）摄入量是护心饮食的重要内容之一。世界卫生组织建议，健康成年人食盐日摄入量不超过5克（约1茶匙）；50岁以上人群、高血压、糖尿病或慢性肾病患者食盐日摄入量不应超过1.5克。最好选择的低盐食物包括香草与调味料、低盐罐装浓汤或成品快餐、低盐调味品（低盐酱油和低盐番茄沙司等）。多盐食物则应避免，如方便面、咸菜、罐装食品、速冻食品、番茄酱和酱油等。

（6）**控制饮食量**。控制饮食量对于控制食物热量、脂肪和胆固醇十分关键。例如，一份面就是"半杯"（大约一个冰激凌球大小）的量。

五、消化系统

人体需要从外界摄取营养物质，供给机体新陈代谢，才能维持生命活动。人体的营养物质来自食物，而食物中的蛋白质、脂肪、碳水化合物等是复杂的大分子物质，只有通过消化系统的消化作用才能供人体的代谢需求。消化是指食物通过消化管的运动和消化液的作用，被分解为可吸收成分的过程。消化系统是由消化道和消化腺两部分组成的。消化道包括口腔、咽、食管、胃、小肠、大肠、肛门等。消化腺主要有唾液腺、胃腺、肠腺、肝脏和胰腺等，其分泌液直接进入消化管的管腔中。

消化过程可概括为两方面，即物理性消化和化学性消化。物理性消化作用是经过牙齿的咀嚼和胃肠的蠕动，将食物磨碎、搅拌并与消化液混合。化学性消化作用是通过消化液中消化酶的作用，使食物分解成可吸收的物质。

1. 学前儿童消化系统的特点

（1）牙齿。

人体一生有两套牙齿，即乳牙和恒牙。牙齿是人体最坚硬的器官，分为牙冠、牙龈和牙根。婴儿吃奶时开始长的牙齿称为乳牙。幼儿牙齿的发育始于胚胎第六周，到出生时已有20个乳牙牙胚，出生后6~10个月时，下中切牙萌出，2~2.5岁出齐20颗乳牙。在乳牙萌出过程中，恒牙已经开始发育。一般于6岁左右，首先萌出的恒牙称为第一恒磨牙，又称六龄齿。乳牙的功能有以下几种。

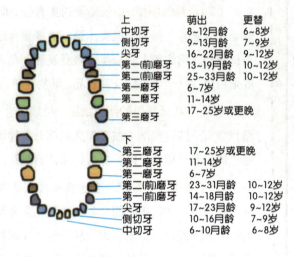

牙齿生长顺序图

①咀嚼食物，帮助消化。出牙后，食物就可以由流质逐渐过渡到半流质和固体食物。

②能促进颌面部的正常发育。婴幼儿时期正是颌部迅速发育的阶段，尤其是"下颌骨"，随着婴幼儿咀嚼的刺激，下颌骨正常生长，使脸型逐渐拉长，面容也更加和谐、自然。

③发音功能，有助于口齿伶俐。乳牙正常萌出，有助于婴幼儿的发音正常。

④有助于恒牙的健康。若幼儿乳牙早失（患龋齿，不得不拔去残根），邻近的牙向空隙倾倒，恒牙就不能在正常位置萌出，导致牙齿排列不整齐。

（2）唾液腺。

新生儿及较小婴儿，由于唾液腺未发育成熟，分泌唾液较少，因此口腔较干燥。出生后4~6个月，唾液腺逐渐发育，唾液分泌增多，婴幼儿不能及时将唾液咽下，唾液常流出口外，称为"生理性流涎"，随着幼儿的生长可逐渐消失。

【实践链接】

金金是4个月大的宝宝，家长发现最近金金的口水特别多，以为要出牙了，可是等到了9个月的时候金金才开始出牙，金金的父母很纳闷，不是流口水就表示要出牙了吗？

分析：对于宝宝流口水最大的误解就是认为流口水过多是由于宝宝出牙引起的。虽然出牙可能会增加口水的产生量，但这个现象可能早在宝宝准备出牙之前就出现，所以宝宝大量流口水更加表明宝宝的餐单中需要增加固体食物。同时流口水也不是引起胃酸反流的原因。有胃酸反流的宝宝会吐出母乳或奶粉等，而不是口水。

（3）胃。

婴幼儿胃壁肌肉薄弱、伸展性较差，胃的容量小，并且消化能力较弱。因此给婴幼儿提供的食物及每餐的间隔时间，应该考虑到其年龄特点。婴儿的胃没有发育完善，几乎呈水平位，所以婴幼儿吃完奶后易发生漾奶。

（4）肠。

婴幼儿肠管相对较长，小肠黏膜吸收能力较强，但婴幼儿植物神经的调节能力差，容易发生肠道功能紊乱，造成腹泻或便秘。幼儿的肠道固定功能较差，易发生"肠套叠"。

（5）肝脏。

肝脏是人体最大的消化腺，位于腹腔的右上部，肝脏具有分泌胆汁、物质代谢、解毒和储存营养等功能。婴幼儿肝脏相对较大，肝脏解毒能力较差，在肋缘下摸到肝脏下缘，一般为生理现象。婴幼儿因肝脏分泌胆汁较少，对脂肪的消化能力较差，肝脏储存糖原较少，容易因饥饿发生低血糖。

（6）胰腺。

婴幼儿时期胰腺对淀粉类和脂肪类的食物消化能力较弱，主要依靠小肠液来消化。随着年龄的增长，胰腺功能日趋完善。

2. 学前儿童消化系统的卫生保健

（1）从小要注意保护乳牙。

①营养和阳光，一对好搭档。 要注意让婴幼儿多进行户外活动及晒太阳，以便产生维生素D，促进钙、磷的吸收，使牙釉质钙化加快，增强抗龋能力。多吃有益于牙齿健康的食物，少吃糖及其制品，还要注意含钙食物的摄取。

②养成良好的口腔卫生习惯，做到饭后漱口，早晚刷牙。 在婴儿乳牙未萌出前，就开始在哺乳后和入睡前，用清洁纱布裹住手指轻柔擦洗口腔组织和牙龈。从幼儿两岁开始训练其饭后漱口，三岁左右开始养成早晚刷牙的习惯。指导幼儿学会正确的刷牙方法：顺着牙缝竖刷，刷上颌牙从上往下，刷下颌牙从下往上。磨牙的里外要竖刷，咬合面横刷刷牙时间不要太短，要使牙齿里外及细小的牙缝都刷到。为幼儿选择合适的儿童牙刷，刷头要小，刷毛较软、较稀，每三个月左右更换一次。每次刷牙后将牙刷清洗干净、甩干，刷头向上。

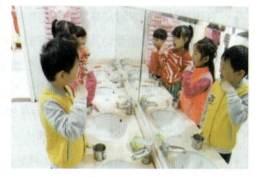

③定期检查牙齿。 定期进行口腔检查，每半年到1年检查1次，早发现牙病，早进行治疗。

④适宜的刺激。 幼儿快要出牙时，可给一些较硬的食物如烤馒头片、面包干等磨磨牙床，促进牙齿萌发。断奶以后，逐渐添加耐嚼的食物，如菜末、粗粮等。食物太精细不利于牙齿和颌骨的正常发育。防止外伤，避免磕着牙齿，另外还要教育幼儿不要咬坚硬的东西。

⑤使用氟化物或者进行"窝沟封闭"保护乳磨牙。 可在医生的指导下采用氟化物预防龋齿。在

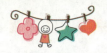

幼儿4岁左右，可去医院对乳磨牙进行窝沟封闭来保护乳牙健康。

小贴士

对于出牙期的婴儿，有些喜欢咬手指，长期吸吮可能使手指变形，也可能影响牙齿的正常萌出，妈妈可给婴儿用卫生安全的牙胶做咀嚼训练，可给孩子吃磨牙小饼干，半岁左右的婴儿可在适当的时候添加辅食，促进其消化系统的正常发育。

【知识窗】

学前儿童口腔保健注意事项

学前儿童时期，经历了乳牙萌出到恒牙替换的一个过程，其口腔卫生习惯正在形成，因此这个时期的口腔保健工作显得尤为重要。学前儿童时期主要包括了婴幼儿期（0-3岁）和学龄前儿童期（3-6岁），各期口腔保健各有侧重。

一、婴幼儿期（0-3岁）

这个时期正是孩子乳牙萌出和恒牙硬组织的形成和矿化时期，同时也是良好的喂养习惯形成时期。因此这一阶段的口腔保健应引起我们的足够重视。

1. 加强营养，合理安排膳食

婴儿最好的天然食品是母乳，与含糖量高的奶粉相比更有利于口腔健康。及时添加辅食（从4个月开始），培养婴儿的咀嚼能力，刺激牙齿萌出。减少糖类摄入，适当食用含纤维素的蔬果以增加牙面的清洁作用。

2. 及时帮助婴幼儿养成良好的卫生习惯

在婴儿乳牙未萌出前就开始在哺乳后和入睡前，用清洁纱布裹住手指轻柔擦洗口腔组织和牙龈。第一颗乳牙萌出后用细毛小牙刷帮助刷牙，这样可以有效预防奶瓶龋。2岁时要教会幼儿饭后及时漱口，3岁时早晚刷牙，并给予指导，监督，培养良好的口腔卫生情况。

3. 定期口腔检查，早预防龋齿

第一颗乳牙萌出后，6-12月之间婴儿第一次看牙，以发现和改变任何由父母提供的可能不利于婴儿口腔健康的做法。此后每隔半年进行一次口腔健康检查，随时发现问题，及时处理。

二、学龄前儿童期（3-6岁）

这个时期的儿童患龋率和患龋程度逐渐升高，同时还易患牙龈炎。6岁左右，乳牙开始脱落，恒牙萌出，要注意观察乳恒牙的替换情况。

单元一 学前儿童身体特点与卫生保健

1. 注意良好的营养和饮食习惯

多吃一些有适当硬度和粗糙性的食品,少食容易产生酸的食物,增加口腔自洁作用,发挥咀嚼运动所形成的生理刺激,增进牙周和牙体组织的抵抗力。

2. 继续巩固良好的口腔卫生习惯,强调家长的监督和示范

选用儿童牙刷刷牙,可以使用少量(黄豆大小)的低浓度含氟牙膏,教会儿童掌握有效的刷牙方法,同时家长要做好监督和示范工作。

3. 注意乳恒牙替换情况,保护新萌出的恒牙

6岁左右儿童的乳牙开始脱落,家长应注意观察,若发生疼痛、牙龈水肿、不舒服等症状,应及时找医生检查处理。此外若出现"双排牙"(恒牙萌出,乳牙未脱落)应及时就诊,避免导致恒牙列不齐。恒牙萌出后要注意保护,避免龋坏和外伤。

4. 通过窝沟封闭和氟化物的应用等医学方法预防龋齿

乳磨牙完全萌出时,可去医院通过对乳磨牙进行窝沟封闭达到防龋的目的。可在医生的指导下进行对口腔进行补充氟的防龋处理,同时还可以使用低浓度的含氟牙膏。

(2)培养幼儿良好的进餐习惯。

①**饭后擦嘴、漱口**。良好的习惯可以预防龋齿的发生,可让幼儿在两岁左右养成饭后漱口的好习惯,三岁左右养成刷牙的习惯。在幼儿吃完零食,尤其是糖果等食物时,一定要让幼儿及时地漱口,减少食物在口腔内停留的时间。

②**养成细嚼慢咽的习惯**。细嚼慢咽有利于食物与消化液充分混合,能减轻肠胃负担,促进人体对营养物质的吸收。细嚼慢咽还可使饱食中枢及时得到饱的信号,避免过量饮食。

③**饮食定时定量,不暴饮暴食**。幼儿的消化系统还没有发育完善,幼儿进餐的间隔不少于3个小时,避免加重消化系统的负担。另外还要注意培养幼儿不暴饮暴食的好习惯。

(3)**饭前饭后不要组织幼儿进行剧烈运动。**

饭前应安排幼儿进行轻微活动,可在室内进行较安静的活动;饭后可散步15~20分钟再入睡;饭后1~2小时后方可进行体育活动。

(4)**培养幼儿定时排便的习惯,预防便秘。**

幼儿过了半岁就可以培养其定时排便的习惯了。幼儿有"胃结肠反射",所以喂过奶、吃过辅食后就要坐盆排便,如果5~10分钟还未排便,就应让他起来,避免长时间坐便盆,边玩边排便。幼儿玩得高兴,就不愿意去厕所排便,容易形成习惯性便秘。适当运动,多吃蔬菜、水果等含粗纤维较多的食物,多喝开水,都可促进肠道蠕动,预防便秘。正常的大便是酱色的,成形的、软的,易顺畅排出。擦大便时应该从前往后,避免感染。

六、内分泌系统

内分泌系统是人体内的调节系统。内分泌腺释放的物质称为激素。激素对人体的生长发育、性成熟及物质代谢等有着重要的调节作用。人体的内分泌腺有脑垂体、甲状腺、胸腺、松果体、肾上腺、性腺等。

1. 学前儿童内分泌系统的特点

(1) 生长激素在睡眠时分泌旺盛。

脑垂体是人体最重要的内分泌器官,被称为"内分泌之王"。在4岁以前和青春期,脑垂体的生长最为迅速,机能也最为活跃。

生长激素是脑垂体分泌的影响生长发育的一种重要的激素。生长激素促使蛋白质合成、全身软骨增生和所有组织生长,促进细胞增大、增多。生长激素的分泌在昼夜间并不均匀。幼儿在睡眠时生长激素才大量分泌。晚上10点至凌晨6点是脑垂体分泌生长激素最多的时间。

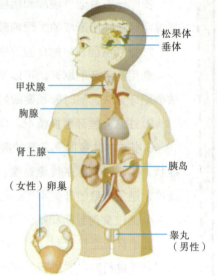

【知识窗】

　　脑垂体是内分泌系统中的一个重要的部分,产生多种主要激素,一度被公认为身体腺体的总指挥,然而科学家的观点现在已经改变。

　　脑垂体位于脑下方,大如豌豆,形状也像一颗豌豆,分泌的激素有些直接作用于人体,也有些激发其他腺体产生激素,或者调节其他腺体的激素产量,间接作用于各种组织。例如,有一种脑垂体激素(生长激素)促使儿童的骨骼和软组织生长;另一种激素(促甲状腺激素)通过刺激甲状腺来调节新陈代谢;刺激卵泡素、黄体化激素、催乳激素等,有助于决定性征和控制生育;促肾上腺皮质激素使肾上腺释放多种维持生命所必需的激素。

　　尽管脑垂体如此重要,根据内分泌学家的新近研究结果,脑垂体却非腺体的总指挥,其本身受下丘脑控制。下丘脑是脑的一部分,位于脑垂体的上方,借助神经脉冲获得有关身体的大量信息;感到有需要时,就分泌称为释放因子和抑制因子的化学物质。这些物质缓慢地传到脑垂体,或者刺激脑垂体释放所储藏的激素,或者抑制脑垂体释放激素,从而控制身体的生长和发育,调节多项人体功能。下丘脑对脑垂体的监控作用,证明神经系统与内分泌系统为了保持身体功能正常,配合得多么紧密。

学前儿童幼年时激素分泌异常可导致疾病的发生。幼年时生长激素分泌不足，会患侏儒症，分泌过多会患巨人症。所谓侏儒症，是指幼儿身高较同年龄孩子低30%，或者成人时身高不及130厘米。因脑垂体分泌生长激素不足所致的侏儒症，称为垂体性侏儒症，幼儿虽然长得矮，但身体各部分的比例匀称，智力基本正常。所谓巨人症，是指幼儿垂体分泌的生长激素过多，则生长过速，将成为"巨人症"。

（2）缺碘可导致甲状腺分泌异常。

甲状腺是人体最大的内分泌腺，分泌甲状腺素。碘是合成甲状腺素的重要原料。甲状腺素的主要功能是调节新陈代谢、兴奋神经系统、促进骨骼的生长发育。它对软骨骨化、牙齿生长、面部外形和身体比例的形成等多方面都能产生广泛的作用。

在地方性甲状腺肿流行区，土壤中含碘量很少，水、粮、菜中含碘量也相应减少。碘是合成甲状腺素必不可少的原料，孕妇缺碘，就不能供给胎儿足够的碘，胎儿甲状腺素的合成就会减少，严重影响胎儿的中枢神经系统，尤其是脑的分化和发育。婴儿出生后智力明显低下，有不同程度的听力障碍，身材矮小，身体比例不匀称，称为克汀病（呆小症）。

2. 学前儿童内分泌系统的卫生保健

（1）积极组织幼儿锻炼身体、增强体质，合理安排睡眠，促进幼儿内分泌系统正常的生长发育。合理的生活安排，可使学前儿童的生活丰富多彩、有劳有逸，能有效地促进学前儿童内分泌腺功能的提高。

（2）供给幼儿科学的膳食。丰富和合理的营养素搭配，可以促进内分泌腺体机能的提高。例如，食物中缺碘会使合成甲状腺素的原料不足，引起疾病。所以妊娠期、哺乳期的妇女和幼儿，应该适当多吃些含碘的食品。

七、泌尿系统

人在新陈代谢过程中不断地产生一些代谢废物，如二氧化碳、尿素、水和无机盐。这些代谢废物会通过皮肤、呼吸运动和尿的形式排出体外。尿的形成依靠的是泌尿系统。泌尿系统包括肾脏（泌尿）、输尿管（输尿）、膀胱（贮尿）和尿道（排尿）。肾位于腹腔后部腰椎两侧，左右各一个，外形类似蚕豆。人的肾脏是人体主要的排泄器官，肾的泌尿机能对保持人体内环境的相对稳定起着重要的作用。

1. 学前儿童泌尿系统的特点

（1）从"无约束"到"有约束"排尿。

当婴儿膀胱内尿液充盈到一定量时，就会发生不自觉的排尿，这是因为大脑皮质发育尚未完善，对排尿尚无约束能力。一般到3岁左右，幼儿就形成了良好的排尿习惯，不会再尿床、尿裤子了。

（2）尿道短，容易发生上行性泌尿道感染。

幼儿尿道短，尤其是女婴更短，只有1~2厘米，易被细菌污染，若细菌经尿道上行，到达膀胱、肾脏，可引起上行性泌尿道感染。

（3）幼儿膀胱小，排尿次数较成人多。

幼儿膀胱的黏膜柔弱，肌肉层及弹性组织不发达，贮尿机能差，排尿次数多，尤其是在比较陌生的环境和幼儿紧张的时候，排尿次数会明显增多。

（4）注意 3 岁以后容易患急性肾炎。

急性肾炎的主要表现为浮肿、血尿、高血压。浮肿最早发于面部，尤其眼睑浮肿最明显。血尿是指尿呈浓茶色或洗肉水样。高血压是指血压波动在（120~150）/（80~110）毫米汞柱之间（120~150 为收缩压，80~110 为舒张压）或更高。

【知识窗】

幼儿憋尿危害大

幼儿憋尿会对孩子的身体甚至大脑功能造成负面影响，长期憋尿后果不堪想象。

由于小便是受中枢神经系统控制的条件反射，幼儿憋尿会引起小儿坐立不安、精神紧张，容易造成注意力分散、思维活动紊乱，从而影响孩子学习和活动。

现代医学研究指出，人能抑制尿的排放，是在脑神经支配下，靠膀胱内括约肌和逼尿肌的协调作用形成的结果，在幼儿憋尿意念的作用下，形成人为的尿潴留。憋尿后，尿在膀胱内停留时间过长，尿中草酸盐、尿酸盐、磷酸钙等有害物质就会被肾小管重新吸收，会加重肾脏的负担。

如经常憋尿，小便次数减少，清除作用就会减弱，从而有利于细菌生长繁殖，尤其是女孩，更易引起括约肌感染，时间过长，末梢神经就会因过分紧张而出现麻痹，使人失去排尿感。久而久之，会产生膀胱颈梗阻，出现排尿困难、漏尿、尿失禁等症状。另外，小儿常憋尿，膀胱内括约肌常处于紧张状态，如憋尿时间过长，膀胱充盈过度，在外力作用下，还会导致膀胱破裂引起出血休克。

因此，家长和幼儿园老师，对幼儿憋尿切莫大意，应教育孩子养成有尿就排的好习惯。活动、游戏前应让孩子先排尿，活动结束应及时让孩子排尿。及时发现孩子憋尿的前兆，如发现孩子精神紧张、坐立不安、夹紧或抖动双腿时，及时询问孩子是否想排尿。凡幼儿举手要求小便时，应予以同意。如发现幼儿经常憋尿，就要带孩子去医院做检查，查清原因。

2. 学前儿童泌尿系统的卫生保健

（1）每天要适量饮水。

每天适量饮水既可满足身体新陈代谢的需要，又可及时排泄废物。尿液形成后，对输尿管、膀胱、尿道起着冲刷的作用，可以减少泌尿道感染。

（2）养成及时排尿的习惯，教育幼儿不要长时间憋尿。

应注意培养幼儿及时排尿的习惯，不要让幼儿长时间憋尿。从幼儿两岁开始，需逐渐培养其自主排尿的能力。

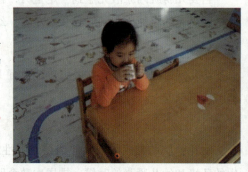

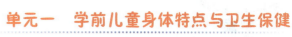

幼儿通常会在3岁之前学会自主控制排尿。

（3）要特别注意清洁卫生。

1岁以后活动自如的幼儿就可穿封裆裤。教育幼儿不要坐地。应及时更换婴幼儿尿不湿，并且清洗外阴部位。教会幼儿大便后擦屁股要从前往后擦，以免粪便中的细菌污染尿道。

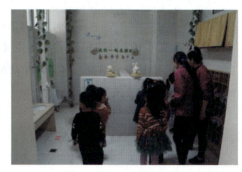

（4）让幼儿养成每晚睡前清洗外阴的习惯。

要有专用毛巾、洗屁股盆，不要用洗脚水洗外阴，毛巾要经常消毒。对于男性婴幼儿，包皮能够翻起来时，需将包皮沟内的污垢清洗干净。

（5）托幼机构照护幼儿时有关泌尿系统的注意事项。

在冬春季节，幼儿园要多备几条幼儿的裤子，对新入学的幼儿要及时和家长沟通，了解幼儿的排尿习惯，在活动前和睡眠前组织幼儿集体排尿。培养幼儿的独自小便的习惯，尽量避免男女幼儿同时如厕。托幼机构的厕所、便盆每天消毒。

【实践链接】

冬天的天气寒冷，对于幼儿园的孩子来说是最难受的季节。

特别是小班的孩子，由于在家里受到过度保护，很多孩子都没有养成正确的排尿习惯。而且在冬天上厕所是非常麻烦的事，前几天张老师在给孩子整理裤子时，发现段子瑞小朋友的裤子湿了，张老师赶紧给他换，放学时又跟他的爸爸讲，明天给孩子带些换洗的裤子来，以防万一。结果第二天，他的裤子又湿了，家长非常恼火，还骂孩子"怎么搞的，老是尿湿裤子"，结果连续几天张老师都发现该幼儿的裤子总是湿湿的。

分析：遇到此类问题，首先要跟家长沟通，在该案例中，段子瑞小朋友是个比较内向的孩子，遇到困难不会寻求帮助，同时家长没给孩子穿合身的衣裤，都是肥大的，每一条裤子都没有小洞，每次上厕所孩子都要把裤子一条条脱下来，因此每次上厕所孩子都会尿在裤子上。因此，建议家长给孩子穿合适的衣裤，要求每一条裤子上都开个小洞；同时教育孩子遇到困难一定要找老师帮忙，告诉幼儿如果尿湿裤子不及时换会生病的；还可以采取一些鼓励的措施，比如一天没有尿裤子可以奖励孩子一朵小红花等来强化幼儿的行为；最后，如果发现很多幼儿都没有养成正确的如厕习惯时，可以借此机会开一个与此相关的主题教育活动。

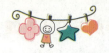

八、生殖系统

生殖系统可分为外生殖器官和内生殖器官。男性外生殖器官包括阴茎和阴囊；内生殖器官包括睾丸、附睾、输精管、精囊、射精管和前列腺等。女性外生殖器官包括阴阜、大阴唇、小阴唇、阴蒂、前庭及前庭大腺，内生殖器官包括阴道、子宫、输卵管及卵巢。

1. 学前儿童生殖系统的特点

（1）幼儿的生殖系统处于雏形，几乎没有什么发育，到了青春期会迅速地发育。

幼儿的生殖系统在幼年时几乎没有什么发育，到了青春期才迅速发育。但要注意幼儿是否有性早熟现象，早发现，早治疗。

（2）男孩子可能有包茎或包皮过长的问题。

男孩子阴茎头部外层的皮肤称为包皮。包皮将阴茎头包没，但是仍能向上翻起，称为包皮过长。包皮口小，不能向上翻起，称为包茎。

包茎和包皮过长，会使污垢长期存留在包皮内，形成包皮垢，刺激包皮，发生包皮炎。包皮充血水肿，阴茎头红肿疼痛，可导致幼儿排尿困难。

【实践链接】

我是从哪来的？

很多幼儿都会问家长这个问题，回答这个问题一定要用最简单、最直接的方式，告诉幼儿"你是妈妈生的"。如果幼儿还追问的话，对3岁以内的幼儿你可以这样告诉他，"你是精子先生和卵子小姐结合后，放在妈妈肚子里经过10个月的历练生出来的"；对于比较大的儿童，就说"人到了一定的年龄就要结婚，结了婚以后就会在妈妈肚子里种一颗种子，种子长大了就是你了，但是这颗种子一定是在结婚以后才可以种的"。总之，回答这类问题宜虚不宜实，避重就轻。目前比较好的性教育读本有《小熊好宝宝》《学会爱自己》系列、《小威向前冲》《小鸡鸡的故事》等。

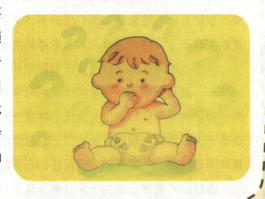

2. 学前儿童生殖系统的卫生保健

（1）婴幼儿期是性心理发育的关键时期，应给幼儿适当的性教育。

3岁左右的幼儿就有了最初的性别意识，能分辨自己是男孩还是女孩了。在幼儿园区域角的设定时，可以考虑设定男孩区域和女孩区域，培养幼儿正确的性别意识。不要有性压抑、性歧视，在生活中涉及性的相关知识，如"男孩为什么站着小便""我是怎么来的"之类的问题，教师要用自然的语气，给予自然的回答，一定要简明地告诉幼儿，千万不要骗他们。教师应注意对幼儿进行科学的、随机的性教育，使幼儿形成正确的性别自我认同，并提高自我保护意识，防范性侵害。

【知识窗】

直面儿童性早熟

近年来，性早熟患儿发病率直线上升，其中女性患儿居多，超过60%。卫生部在《性早熟诊疗指南（试行）》中指出，性早熟定义为男童在9岁前、女童在8岁前呈现第二性征，如生殖器官发育、阴毛腋毛生长、乳房增大、月经来潮等。

性早熟给儿童的身心健康带来不少危害：性早熟儿童虽然在短期内身高突增，但由于骨骼发育过早，骨骺提前闭合，生长周期缩短，导致最终身材矮小，成年后平均身高仅为155~160厘米；过早发育会给心智尚未成熟的性早熟儿童带来严重的心理负担。与周围格格不入的体型，常常会引来同龄人的歧视或排斥，诱发心理疾病；部分儿童性早熟是由于特定疾病造成的，如颅内肿瘤、卵巢肿瘤、睾丸肿瘤等，如不及时诊断和治疗，有可能导致更多严重后果，甚至危及生命。

儿童性早熟重在预防：

首先，避免摄入含有性激素的食物或药物。平时身体健康的孩子不必另加滋补品，平时体弱多病、厌食、盗汗的孩子可在医生的指导下使用适当的补品。此外，避孕类药物应放在孩子拿不到的地方，以免孩子误服。

其次，适当控制饮食，尤其要避免含油脂多的食品，少吃甜食，宜多吃新鲜蔬菜和水果。营养（营养补品）过剩，脂肪过多，易促进性发育。

最后，家长应让孩子熄灯睡觉，避免光照过度。儿童21时前入睡，可以使自身生长激素分泌高峰与生理生长激素分泌高峰相重叠，促进骨骼生长。

（2）保持外生殖器官健康。

让幼儿养成每天清洗外阴部的习惯，要用自己专用的盆和毛巾，用后要注意清洁卫生。注意个别幼儿包皮过长的问题。若幼儿出现玩弄生殖器的现象，或者出现"习惯性阴部摩擦"现象，成人不要责骂、训斥幼儿，要以有趣的事情吸引其注意力。应查明幼儿出现这类行为的诱因，内衣裤过紧、蛲虫病、卧室过暖都可能是诱因。

九、感觉器官

1. 视觉器官——眼睛

眼睛是由眼球和保护眼球的附属器官组成的。眼睛的附属器官包括眼睑、结膜、泪器、眼外肌和眼眶。

眼球包括眼球壁和内容物。眼球壁从外到内依次是：角膜和巩膜——虹膜、晶状体和脉络膜——视网膜。最外层有透明的角膜和坚韧的巩膜（白眼珠），中间层有虹膜（中间是瞳孔）、晶状体，最里层是视网膜（感受光线的刺激）。

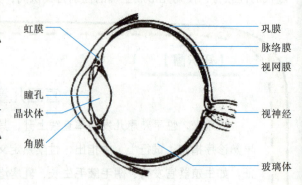

内容物包括房水、晶状体和玻璃体。房水是透明的液体，有营养角膜和晶状体的作用，并保持一定的眼内压，使角膜有一定的曲度和紧张度。晶状体位于瞳孔之后，形状如双凸透镜。玻璃体是透明的胶质，有折光和支撑眼球的作用。

视觉形成的过程：物体光线→通过角膜→房水→（瞳孔）→晶状体→玻璃体→视网膜，在此成像→神经冲动→沿视神经传入大脑，最后在大脑皮层视觉中枢产生视觉。

（1）学前儿童眼睛的生理特点。

①**5岁以前有生理性远视。** 幼儿眼球的前后距离较短，物体往往成像于视网膜的后面，称为生理性远视。随着眼球的发育，眼球前后距离变长，一般到5岁左右，就可发展为正常视力。

②**晶状体有较好的弹性。** 人眼看近物的能力取决于晶状体变凸能力。幼儿的晶状体有较好的弹性，调节范围广，即使近在眼前的物体仍能看清。但是，如果经常视物距离过近，睫状肌持续收缩引起疲劳，易形成近视眼。因此，应培养幼儿良好的用眼卫生习惯。

③**易出现斜视和弱视。** 对视力差的幼儿，应及时查明原因，及时治疗。当两眼向前平视时，两眼的黑眼珠位置不匀称，称为斜视（斜眼）。弱视是指视力低下但查不出眼睛有器质性病变。

（2）学前儿童眼睛的卫生保健。

①**注意科学采光。** 幼儿在画画、写字或看书时，应该有充足的光线。但不要在日光直射下或过暗的地方看书，光线过强或过暗及字小纸暗的书画等都能使眼睛很快疲劳，并影响视力。光线应从左侧射来，以免出现遮光暗影。阳光中的紫外线会损伤眼睛，平时要掌握好面部受到直射的时间。

②**养成良好的用眼卫生习惯。** 3岁之前不建议使用任何电子产品，如手机、平板和电视；3岁之后近距离用眼时间每次不超过20分钟，每天不超过1小时，注意姿势端正。每天户外2小时，一周户外不少于10小时。

幼儿在写字、绘画、看书、看电视等都要保持正确的姿势。坐姿要端正，背直、头正。眼与书的距离保持1尺为宜，看电视要离电视1.5米以上。最远不得超过5米，这样眼睛不需要做紧张的调节

单元一　学前儿童身体特点与卫生保健

工作。正确的姿势与适当高度的桌椅有关，所以要按标准制作。幼儿用眼看书、画与体力活动要交替进行，使眼睛得到休息。看电视的时间也要科学安排，如每周不得超过3次，3~4岁每次最好为10~15分钟，5~7岁每次最好在30分钟左右。室内除发光屏幕外，观看者的后面最好安一个小灯，以减轻视力疲劳。要教育幼儿不要在走路、躺卧、乘车等时间看书、画，以免增加眼球的紧张度，防止近视。

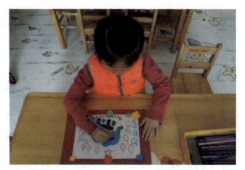

【知识窗】

手机对幼儿眼睛的伤害

随着手机的普及，越来越多的学前儿童开始接触手机，甚至有些家长把手机作为哄孩子的玩具。对于学前儿童而言，手机是新鲜的，并且手机游戏是充满了趣味的。但是，手机对孩子的危害是很大的，尤其是对眼睛的伤害。手机、平板电脑、电脑背景灯等电子产品保留了蓝光，学前儿童长期暴露在蓝光下，容易造成眼睛伤害，特别是引起黄斑部病变，蓝光能穿透晶状体到达视网膜，对眼睛造成光学损害，加速黄斑区细胞的氧化，产生大量自由基，导致白内障，使黄斑区退化。蓝光可直达视网膜，造成近视。蓝光可引发视觉模糊，导致视觉疲劳。此外，蓝光可激发褐色色素，是皮肤产生黄斑、雀斑的重要原因；蓝光能够抑制褪黑素的分泌，打扰睡眠，提高重大疾病的发生率等。因此，应该让学前儿童远离手机，保护好眼睛，保护好其身体的健康。

③**养成良好的保护眼睛的卫生习惯。**教育他们不要用手揉眼，不要用别人的毛巾和手绢，盥洗用品要保持清洁。同时，要组织幼儿认真做眼保健操，预防各种眼病的发生。注意养成良好的饮食和睡眠习惯：少吃甜食，如糖果、蛋糕、饮料等；3岁前需保证每天11小时，3岁后10小时的睡眠时间。

④**注意合理营养，促进眼睛的正常发育。**注意供给幼儿充足的营养，如维生素A、B_1、B_2、D、鱼肝油。

⑤**对视力差的幼儿，应及时查明原因，及时治疗。**3岁以后定期检查眼睛，为幼儿建立屈光档案，对幼儿视力、眼位、远视储备、眼轴发育、眼底情况做全面的监测。幼儿时期，应重点关注斜视、弱视和屈光不正等。发现异常，及时去医院治疗，这个时期是视觉器官发育的关键时期和可塑阶段，年龄越小，治疗效果越好。

> **【知识窗】**
>
> ### 幼儿视觉的发育
>
> 婴幼儿出生时视力极差,只有光感。1个月时眼睛只能聚焦在眼前20~30厘米的东西。2个月时视力为0.01,眼睛会随徐徐移动的物体运动,开始出现保护性的眨眼反射。3个月时视力为0.01~0.02,视野已达180°。4个月时视力为0.02~0.05,手眼协调开始,能看自己的手,有时也能用手去摸所见物体。6个月时视力为0.04~0.08,双眼可较长时间地注视一个物体,手眼协调进一步成熟。3岁时视力为0.6,视力更敏锐,手眼协调更佳。4岁时视力为0.8,喜欢翻阅图画书,能辨别图案的方向。6~7岁时视力为1.0,与正常成人视力相同。

2. 听觉器官——耳

耳由外耳、中耳和内耳三部分组成。外耳的作用是收集声波,外耳包括耳郭、外耳道。外耳道软骨部皮肤具有耵聍腺,其分泌物称为耵聍(俗称耳屎),具有保护外耳道皮肤及黏附灰尘、小虫等异物的作用。耵聍会因种族不同而不同。距外耳道2.5~3.5厘米处是一层薄膜,且厚度只有0.1毫米,将外耳和中耳分开,称为鼓膜。中耳传导声波并转化成振动,由鼓室和听小骨组成。中耳是一个很小的空腔,体积约2毫升,又称鼓室。鼓室内有3块听小骨(锤骨、砧骨、镫骨)。内耳由耳蜗、半规管、前庭组成,内含淋巴液。内耳感受声音,将振动转变为神经冲动。神经冲动是神经系统识别的信号,由听神经传入大脑听觉中枢,产生听觉。

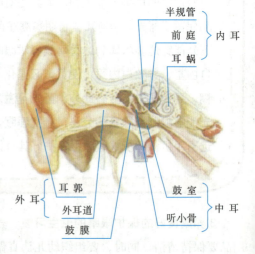

(1) 耳的功能。

耳是平衡器官,内耳的前庭"兼司"平衡的功能。

听觉的产生过程:声波振动鼓膜带动听小骨,听小骨把声音放大并传向内耳,内耳感受声音,将神经冲动由听神经传入大脑听觉中枢,产生听觉。

(2) 学前儿童耳的生理特点与卫生保健。

①**耳郭易生冻疮**。外耳道皮下组织少,血液循环较差,所以易生冻疮。

②**外耳道易生疖**。因眼泪、脏水等流入外耳道,或者因挖耳朵损伤了外耳道,可使外耳道皮肤长疖。禁止用锐利的工具挖取耵聍(耳屎),以免损伤外耳道。

单元一　学前儿童身体特点与卫生保健

③**易患中耳炎。** 幼儿的咽鼓管较成人短、粗、直，呈水平位，鼻咽部的细菌易经耳咽管进入中耳引起中耳炎。因此，要注意保持鼻腔和咽腔的清洁卫生，防止中耳炎的发生。

④**对噪声更敏感。** 50分贝属于比较安静的状态，60分贝就有些吵了，80分贝及以上就属于噪声环境了。幼儿经常处于80分贝以上的噪声环境中，就会引起睡眠不足、烦躁不安、消化不良、记忆力减退及听觉迟钝。所以，成人与幼儿说话的声音、听录音的声音等都要适当，要防止噪声。

⑤**预防幼儿患聋哑症，应提倡优生，开展孕期保健。** 我国听力语言残疾居视力残疾、肢残、智残等五大残疾之首，为2 057万人，占中国人口总数的1.67%，其中600多万是青少年，7岁以下儿童约为80万人。我国聋哑症的发病率约为2‰，按年均人口出生率计算，我国每年有2 000万新生儿出生，其中约有3万是有听力缺陷的聋儿。为了降低聋哑儿的出生率，要加强宣传教育，做好孕期保健，一旦发生耳聋，应积极地配合治疗。

⑥**慎用如链霉素、庆大霉素等耳毒性抗生素之类的药物。** 大多数的耳聋是由后天性的药物等造成的，尤其是家族中有敏感基因的人更要注意慎用一些抗生素类的药物，防止耳聋的发生。

【实践链接】

她们本不应该残疾

中国残疾人艺术团《千手观音》的领舞——聋哑女演员邰丽华来自湖北宜昌，其两岁时因发高烧，注射链霉素失去了听力。

这类后天性聋哑症，不是从母体带来的，他们大多是在10个月前乃至3岁，因为各种急性传染病，使用了各种抗生素所致，虽然疾病得到了缓解和治疗，但这些药物却使孩子们再也听不到世界的声音，再也不能用语言和世界交流，这是多么大的遗憾呀！

据统计，中国有超过2 000万听力言语残疾人，其中约有80万是0~7岁的聋哑儿童。医学证明，2~6周岁是人学习语言的最佳时机。然而，由于制配助听器、植入人工耳蜗等费用高昂，不少贫困家庭的聋儿因而错过了最佳治疗时机，导致终身聋哑。

3. 身兼多职——皮肤

皮肤是人体最大和最重要的器官，总重量约占人体的8%，皮肤内容纳了人体约30%的循环血液和约25%的水分。一般认为，皮肤是由表皮、真皮和皮下组织三部分组成的。

表皮组织： 表皮的厚度为0.03mm~1mm。在表皮组织内，新的皮肤细胞不断形成并最终组成了皮肤表层。同时，沉淀下来的黑色素位于皮肤细胞核的上方，并形成了一层对抗紫外线的防线。肌肤自身免疫系统中最重要的细胞就位于皮肤的表皮层中。在皮肤的表层中，一层包括油脂、水和盐分的酸性保护膜能抵御真菌和细菌的侵袭。

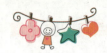

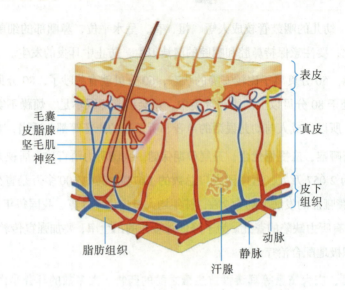

真皮层：真皮位于表皮的下方，它明显比表皮要厚一些（可达 2.4mm）。真皮部分有两层：乳头状突起部分和基础部分。基础部分让皮肤有力量并柔软；其网状层含胶原质和弹性纤维，能吸收大量的水分，保持皮肤年轻、有弹性。

皮下组织：皮下组织是皮肤中最下面的一层，它的厚度从几毫米到几厘米不等。它为身体储藏了热量和能量。

皮肤的附属器官有汗腺、皮脂腺、毛发和指甲。根据汗腺分泌物的不同，分为小汗腺和大汗腺两种。皮脂腺分布很广，除手、脚掌外遍布全身，以头面、胸骨附近及肩胛间皮肤最多。毛发可分为长毛、短毛、毫毛 3 种，它的主要成分是角蛋白。指（趾）甲呈半透明状，它的主要成分是硬性角质蛋白，指（趾）甲内不含神经和血管，位于指（趾）末端，起保护作用。

（1）皮肤的功能。

①**皮肤是重要的感觉器官**。在皮肤里广泛分布着各种感觉神经末梢，可以分别感受触觉、压觉、痛觉、温觉、冷觉等。

②**皮肤有保护机体的作用**。皮肤覆盖在人体表面，柔韧而具有弹性，是保护人体的一道防线。

③**皮肤有调节体温的作用**。皮肤受到冷的刺激，血管收缩，减少散热；受到热的刺激，血管舒张，汗腺分泌增加，可以多散热。例如，人打寒战，通过竖毛肌的收缩和骨骼肌的不自主战栗，增加皮肤的产热能力。

④**皮肤还是排泄器官**。随着汗液的分泌，一些代谢的废物被排出体外。

（2）学前儿童皮肤的特点与卫生保健。

①**皮肤的保护功能差**。幼儿皮肤薄嫩，保护功能较差，对外界冲击的对抗能力较差，容易受损伤和感染。若不注意皮肤清洁，就很容易生疮长疖。因此，要常洗澡、洗头，勤剪指甲。选购质地柔软、吸水性强、不掉色的衣料做内衣。不要化妆，不戴各种金属饰物。

②**皮肤调节体温的功能差**。幼儿皮肤的散热和保温功能都不及成人。环境温度

学前儿童皮肤的保育要点

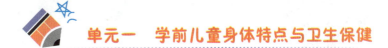

单元一　学前儿童身体特点与卫生保健

过低，皮肤散热多，容易受凉或生冻疮；环境温度过热，易受热中暑。因此，经常带幼儿在户外活动，可以改善皮肤的血液循环，增强体温调节能力。夏天可以用冷水洗脸、洗手。冬天，早上仍坚持用冷水洗脸，晚上用温水洗脸可以更好地清洁皮肤。

③**皮肤的渗透作用强**。幼儿皮肤薄嫩，皮肤血管丰富，有较强的吸收和渗透能力。因此，应该避免让幼儿接触到有毒物品或涂抹浓度超量的药物，防止皮肤受到损伤。

【知识窗】

"三浴"锻炼强身体

孩子皮肤内血管丰富，有大量的末梢神经，可感受外界的刺激，从小就应带孩子去户外活动，充分利用大自然赋予人类的三件宝——空气、阳光、水进行"三浴"锻炼，增强抵抗力，减少疾病的发生。

空气浴可使孩子增强呼吸道黏膜、皮肤及神经系统对寒冷刺激的适应能力。首先，可以开窗睡觉，新鲜空气既可起到空气浴的作用，又可以增进睡眠，但要避免对流风，以免受凉。其次，可多做户外活动，夏季可选在早晚、树荫下进行，冬季可选择中午阳光充足、气温较高时进行。每次外出时间从5~10分钟增加到每天2小时。

水浴时要通过水温和水的机械作用给人以刺激，达到锻炼的目的。我们可降低日常用水温度，洗澡、洗脸、洗脚水温均为35~40℃，1~3个月的婴儿洗澡时室温应为20~22℃，同时还应锻炼常年喝温开水。

日光浴要科学进行。阳光不可直射婴幼儿眼睛，夏季戴帽保护眼睛。裸露的皮肤也不可在阳光下晒太久。如果婴幼儿生病就要暂停。日光浴后要多喂温水。

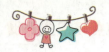

第二节 学前儿童的生长发育

【案例呈现】

刘佳是一名中（二）班的保育员，最近她发现一个很有趣的现象：托班女孩子的身高明显高于男孩子，而且比男孩子要成熟懂事一些。两年过去了，这种差距好像变小些了。这是怎么回事呢？男孩和女孩的生长发育情况是不一样的吗？

一、生长发育的概念

人的生命来自一个小小的受精卵细胞，经过胚胎发育约 280 天以后，由阴道分娩产出即为婴儿。从受精卵到发育成熟，一个人经历了约 20 年的生长时间。

生长是指整个身体和器官可以用度量衡测量出来的变化，即身体在量上的变化，如身高和体重的增加、大脑重量的增加等。

发育是指细胞、组织、器官和系统的功能上的成熟，即身体上质的变化，如大脑记忆、思维、分析功能的不断完善。

生长发育到了比较完备的阶段，即个体在形态、生理、心理方面都已达到成人的水平，称为成熟。

学前儿童的生长发育是由不显露的细小量变发展到质变的复杂动态过程。不但是身高的增长、体重的增加，而且是每个器官在结构上逐渐分化，在机能方面逐渐成熟。量变和质变经常是同时进行的，但各有一定的缓急阶段。例如，消化系统的发育，从婴儿到成人有着复杂的变化过程。在新生儿期只能接受少量流质食物，随着年龄的增加、消化机能的成熟，才能逐渐完善地消化多种固体食物。又如，随着大脑重量的增加，脑细胞之间的联系加强，人的记忆、思维、分析能力也在不断地发展，使幼儿的智力、活动能力逐步发展。学前儿童正处于迅速生长发育的重要时期，他们虽然已经具有人体的基本结构，但是各组织、各器官及各系统尚未发育完全，与成人之间差异较大。认识和掌握学前儿童身体生长发育的特点和规律，有利于开展并做好保健工作。

【知识窗】

新陈代谢是指机体与外界环境进行物质交换，以及体内的物质和能量的转换过程，是生物与非生物的本质区别。人体的新陈代谢分为同化作用和异化作用两方面。人体从外界摄取养料并储存能量，称为同化作用。体内部分物质氧化分解、产生能量，以供人体各种生理活动需要，并排出废物，称为异化作用。同化作用和异化作用是新陈代谢密不可分的两个方面，并且同时进行。婴幼儿生长发育迅速，同化作用相对较强。

二、生长发育的规律

人体的生长发育同其他事物一样，有着自身的客观规律。这个规律是正常人体在一定的生活条件下必然的趋势和内在的本质联系。认识和掌握幼儿生长发育的规律，就可以积极创造各种有利的条件，以促进幼儿身心健康成长。

1. 生长发育的速度是不均衡性的，呈波浪式上升

幼儿的生长发育不是直线上升的，而是时快时慢，呈波浪式状态。以身高（3岁以下为身长）和体重为例，胎儿期是婴幼儿身高体重增长的第一个高峰期，出生后头两年婴幼儿的身长增长速度比后几年快，第一年增长20~25厘米，增长值为出生时身长（50厘米）的50%；体重增加6~7千克，为出生时体重（3千克）的2倍。身长和体重的增长在出生后第一年都是最快的。第二年内，身长增加10厘米，体重增加2.5~3.5千克，速度也是较快的。2岁以后，增长速度急剧下降，身长每年平均增加4~5厘米；体重每年增加1.5~2千克，保持相对平稳、较慢的速度，直到青春发育期再出现第二次突增。

人体的生长发育普遍遵循头尾律和向心律。

①头尾律：胎儿时期的生长发育遵循此规律，即胎儿的发育是由头至下肢。

②向心律：幼儿自出生以后，其生长发育便遵循着向心规律发展。人体各部分发育的顺序是：足→小腿→下肢→手→上肢，即自下而上，由四肢的远端向躯干，所以被称为生长发育的"向心律"。向心律正好适应了人体功能的需要。而各部分的发育也不是直线式的。在第一次突增时，胎儿从一个特大的头颅、较长的身躯及短小的两腿发育到儿童期的各部分匀称的比例。相反地，在第二次突增时，不是头，而是下肢迅速发育，再向上到躯干，最后达到与成人接近的较小的头颅，较短的躯干及长腿的形态。从出生到成人，头部增加1倍，躯干增加2倍，上肢增加3倍，下肢增加4倍。

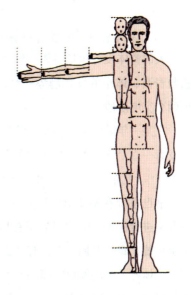

2. 生长发育既有连续性又有阶段性

学前儿童生长发育的过程有一定的程序，既有连续性，又有阶段性。每一个阶段都具有一定的特点，且前后阶段彼此相交替、衔接，前一阶段的发展状况将对下一阶段产生直接的影响。若某一阶段的发育发生障碍，将会影响后一阶段的发育。例如，幼儿学走路以前，一定要先学会站，学站以前一定要学会坐，学坐以前要先会抬头。幼儿的动作发育按照抬头、坐、站、走的顺序。所以，学前儿童动作的发展遵循着"头尾发展规律"，即先是头部运动——抬头、转头，然后是上肢活动——取物，再是躯干活动——翻转、直坐，最后是下肢活动——两腿站立、行走。动作的发展就是按照这样的程序连续地进行的，同时，从一个动作到另外一个新的动作的飞跃，存在一定的阶段性，如6~7个月会坐、7~8个月会爬、11~12个月会站、1岁左右会走。

为此，教育者必须按照学前儿童各阶段发育的顺序和生理特点，为幼儿各阶段发育需要创设必要的环境条件，给予适当的条件刺激和锻炼，引导他们有规律地从一个阶段向更高阶段发育。

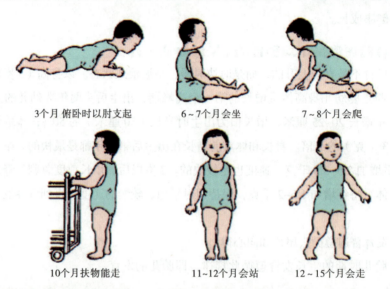

3个月 俯卧时以肘支起　　6~7个月会坐　　7~8个月会爬

10个月扶物能走　　11~12个月会站　　12~15个月会走

3. 身体各系统的发育是不均衡的，但又是协调统一的

人的整体发育包括身体外形及内脏各系统（如呼吸系统、消化系统、泌尿系统、肌肉等）的发育，它与身高、体重的发育趋势一致，故可以用身高、体重的发展趋势作代表，这一趋势呈波浪形，出现两个突增阶段。

在某一年龄阶段，各系统的发育也是不均衡的。幼儿的神经系统，尤其是大脑，在出生后和胎儿期发育一直是领先的。出生时脑重约350克，相当于成人脑重的25%；6岁时，脑重已相当于成人脑重的90%。儿童在这五六年中，由于大脑发育迅速，各种生理机能、语言发展和动作发展也是比较快的。

淋巴系统在胎儿出生后的发育特别迅速，这是因为儿童时期机体对疾病的抵抗力弱，需要淋巴系统来进行保护。10岁以后随着其他各系统的逐渐成熟和对疾病抵抗力的增强，淋巴系统逐渐退缩。生殖系统在童年时期几乎没有什么发展。

身体各系统的发育时间和速度虽然各有不同，但机体是统一的整体，各系统的发育是相互联系、相互影响、相互制约的。例如，体育锻炼不仅能促进肌肉、骨骼的发育，还可以更好地协调运动系统

单元一　学前儿童身体特点与卫生保健

4. 生理和心理的发展是密切联系的

生理和心理的发育在儿童身上是统一的，生理的发展是心理发展的基础，而心理的发展也同样直接影响生理机能，两者相辅相成。例如，幼儿不吃早餐到幼儿园，由于饥饿，精神不能集中，容易发脾气，这就是生理的不适对心理的影响。又如，生理上有缺陷的儿童，如患斜视、耳聋疾病，或者长得矮小体弱等儿童，容易产生自卑感及不爱参加集体活动等不正常的心理状态。相反，心理发展不正常的幼儿同样也影响生理的发育。例如，父母离异家庭的孩子，由于缺乏父母的爱，往往出现孤僻、自卑的心理，这类幼儿有的体弱多病，有的消化系统、呼吸系统等方面出现障碍，这种被称为身心疾病，多为不良的心理引起的。因此，幼儿教育工作者要十分重视幼儿生理与心理的协调发展。

5. 每个儿童的生长发育有其自己的特点

由于先天遗传及后天环境条件的差异，个体发育不可能一致，必然呈现高矮、胖瘦、强弱及智力的不同。先天决定一个孩子发育的可能性，后天决定发育的现实性。因此，在研究评价一个孩子的发育时，不能机械地以其身高或体重同标准均值作比较而做出片面的评定，而应将其以往情况与现在的发育情况进行比较，观察其发育动态，这样才更有实际意义。

每个幼儿有自己发育的速度和特点，这不仅在发育各阶段表现出来，就是达到成熟期也各具特征。但是，总的情况是呈现生物学上的常态分布。因此，不可能强求儿童发育都是一个样子。教育者的任务是要尽可能充分发挥他们遗传的潜力，使学前儿童在生长发育的过程中得到全面的发展。

三、学前儿童生长发育的评价

评价儿童的生长发育，常用的指标有形态指标与生理功能指标两类。形态指标是指身体及其各部位在形态上可测出的各种量度（如长、宽、围度及重量等）。最重要和常用的形态指标为身高和体重。此外，代表长度的还有坐高、手长、足长、上肢长、下肢长；代表横径的有肩宽、骨盆宽、胸廓横径、胸廓前后径；代表周径的有头围、胸围、上臂围、大腿围、小腿围；代表营养状况的有皮褶厚度等。

生理功能指标是指身体各系统、各器官在生理功能上可测出的各种量度。常用的有握力和背肌力，这是骨骼肌肉系统的基本指标；肺活量是呼吸系统的基本指标；脉搏和血压是心血管系统的基本指标。

常用的评价方法：评价儿童的身高、体重，需要有科学的"尺度"，这就是"标准"。粗略的评价方法如下。

1. 体重

（1）按体重增长的倍数来计算：

年龄（岁）	0.5岁	1岁	2岁	3岁
为出生时（3千克）体重的倍数	约2倍	约3倍	约4倍	约4.6倍

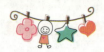

（2）按体重增长的速度来计算：

时间（月）	0~3	3~6	6~9	9~12
每周体重增加数（克）	180~200	150~180	90~120	60~90

（3）按公式推算，出生体重按 3 千克计算：

6 个月以内体重 ≈ 出生体重 + 月龄 ×0.6（千克）

7 个月 ~1 岁体重 ≈ 出生体重 + 月龄 ×0.5（千克）

2~7 岁体重 ≈ 年龄 ×2+8（千克）

2. 身高（3 岁以下为身长）

（1）按身高增长的倍数来计算：

年龄（岁）	1	4
为出生身长（50cm）的倍数	1.5	2

（2）按身高增长的速度来计算：

年龄	1~6 个月	7~12 个月	1 岁	2 岁
平均每月增长数或已达到数（cm）	增长 2.5	增长 1.5	达 75	达 85

（3）按公式推算：

儿童 2 岁以后，平均每年身高长 5 厘米。

2~7 岁身高 ≈ 年龄 ×5+75（厘米）

3. 头围

时间	新生儿	周岁时	2 岁时	3、4 岁	以后
变化情况	平均头围 34cm	45cm	47cm	两年共长 1.5cm	增长更少

4. 胸围

时间	0~1 岁	1~2 岁	以后每年	以后
增长值	12cm	3cm	1cm	增长更少

5. 测量方法

（1）身高（身长）。

身高是生长长度的重要指标，也是正确估计身体发育特征和评价生长速度时所不可缺少的依据。

身长或身高的测量：3 岁以内幼儿量卧位身长。脱去帽鞋袜，穿单衣仰卧于量床底板中线上。助手将幼儿头扶正，头顶接触头板，幼儿面向上。测量者位于幼儿右侧，左手握住幼儿双膝，使腿伸直，右手移动足板使其接触两侧足跟。如果刻度在量床双侧，则应注意量床两侧的读数应该一致，然后读刻度，记录精确到 0.1 厘米。

3岁以上幼儿量身高时，要取立正姿势，两眼直视正前方，胸部稍挺起，腹部微后收，两臂自然下垂，手指并拢，脚跟靠拢，脚尖分开约60°，脚跟、臀部和两肩中间几个点同时靠着立柱，头部保持正直位置，然后测量。让底板与颅顶点接触，同时观察被测者姿势是否正确，然后读立柱上数字，记录精确到0.1厘米。

（2）体重。

体重是指人体总重量，在一定程度上代表儿童的骨骼、肌肉、皮下脂肪和内脏重量及其增长的综合情况。从体重、身高可以推测儿童的营养状况。

体重的测量：给新生儿称体重要求用婴儿磅秤或特别的杠杆秤，最大载重为10千克。1个月至7岁用的磅秤（杠杆秤）最大载重为50千克，准确读数不超过50克。

测量前均应检查磅秤的零点。被测者应脱去外衣、袜和帽子。年长儿童应排空小便，这样秤得的数值较为准确可靠。如果不能只剩衬衣、衬裤，则应扣除衣服重量。称体重时，婴儿可取卧位，1~3岁可取坐位，3岁以上可取站位，两手自然下垂。

称重前应先熟悉磅秤的读数砝码、游锤或秤锤，将它放置于与儿童年龄相当的体重附近。称时迅速调整游锤至杠杆正中水平，所示读数记录以千克为单位，至小数点后两位。

总结：本节学习了评价儿童生长发育的几项常用指标及其评价方法，这些方法中，有些方法还可以用作集体发育评价。但从目前来看，还没有一种方法能满足全面评价的要求。因此，要结合评价的目的，灵活选择适宜的方法，当然，无论采用哪种方法进行评价，都要考虑儿童的个体差异性，必须要联系儿童的生活环境、健康状况、疾病史等进行综合的分析，才能做出科学的评价，给予全面的指导。

【知识窗】

3~4岁	4~5岁	5~6岁
1. 身高、体重适宜参考标准： 男孩身高：94.9~111.7厘米 体重：12.7~21.2千克 女孩身高：94.1~111.3厘米 体重：12.3~21.5千克 2. 在提醒下能自然坐直、站立	1. 身高、体重适宜参考标准： 男孩身高：100.7~119.2厘米 体重：14.1~24.2千克 女孩身高：99.9~118.9厘米 体重：13.7~24.9千克 2. 在提醒下能保持正确的站、坐和行走姿势	1. 身高、体重适宜参考标准： 男孩身高：106.1~125.8厘米 体重：15.9~27.1千克 女孩身高：104.9~125.4厘米 体重：15.3~27.8千克 2. 经常保持正确的站、坐和行走姿势

注：身高和体重数据来源于《2006年世界卫生组织儿童生长标准》4、5、6周岁儿童身高和体重的参考数据。

【实践链接】

生理指标脉搏的测定

设计意图：脉搏是幼儿常用的生理指标。脉搏的快慢可以反映幼儿的身体状况。幼儿的脉搏特点是年龄越小，脉搏越快。通过组织学生实际测量，知道幼儿的脉搏次数高于成人，从而更深刻地理解幼儿呼吸系统和血液循环系统的特点。

设计目标：

（1）掌握测脉搏的方法。

（2）了解幼儿的脉搏高于成人的原因。

活动准备：

（1）幼儿处于安静状态。

（2）计时器。

活动过程：

（1）位于浅表部位的桡动脉、颈动脉等容易从体表摸到其搏动，测量时常常采用腕部的桡动脉。

（2）测量时，以左手握持幼儿之手，取手掌上位，以右手的食指、中指和无名指按其桡侧腕屈肌腱外侧，计每分钟搏动数。

（3）先连续测3次10秒的脉搏数，其中两次相同并与另一次相差不超过一次脉跳时，可认为幼儿已处于安静状态，然后连续测一分钟的脉搏数。

（4）测完数据后，请学生们以小组为单位分析数据，并且归纳总结幼儿脉搏的特点。

单元一　学前儿童身体特点与卫生保健

第三节　学前儿童的健康与保育

【案例呈现】

冯宇杰是小（二）班的小男孩，他学东西很快，记忆力也很好。但是，张老师却发现他在人际交往方面存在一些和其他小朋友不一样的地方：在幼儿园和小朋友交往很少，不爱跟大家说话，自己坐一边，不肯参加班里的活动；大家玩玩具，他想玩，却不敢跟大家在一起；小朋友不小心碰了他，就放声大哭；小朋友跟他开玩笑，说姥姥不来接他，他也哭。张老师意识到可能是因为冯宇杰从小由姥姥带大，姥姥对他百依百顺，父母工作忙又疏于管教，导致孩子出现了一些心理方面的问题。张老师采取了一些措施：及时和家长沟通；鼓励他和小朋友一起玩，教给他一些交往技能；发扬其长处，帮助他树立信心。过了一段时间，冯宇杰有了明显的进步。

冯宇杰的心理健康出现了问题，在老师和家长的帮助下，及时得到解决，促进了孩子的健康成长。《幼儿园教育指导纲要（试行）》指出："幼儿园必须把保护幼儿的生命和促进幼儿的健康放在工作的首位。树立正确的健康观念，在重视幼儿身体健康的同时，要高度重视幼儿的心理健康。"保育和教育相互结合又密不可分，在一定意义上讲，保育先于教育，如果幼儿没有一个健康的身体，又何来教育呢？幼儿时期是人生发展的最初阶段。在这一阶段，身心是否得到健康发展，对其一生的发展都有重要的影响。对于每个人来说，健康都是非常宝贵的财富，是一个人最基本的需求。学习并了解健康的概念，有助于合理地开展保育工作，维护和促进学前儿童健康成长。

一、健康的概念

你健康吗？你的依据是什么？健康是医学哲学最基本的概念之一，也是最难阐明的概念。许多年来，人们常常把"健康"看作没有疾病，把"疾病"看成"不健康"，这种认识是片面的。健康和疾病并非如同硬币的正反面，而是人的生命状态的两个端点，它们之间存在着不同的状态。

美国社会学家帕森斯认为："健康可以解释为社会化的个人完成角色和任务的能力处于最适当的状态。"美国学者坎布斯认为："健康的人应该具有积极的自我观念；恰当地认同他人；面对和接受现实；主观经验丰富，可供利用。"现在，人们越来越清楚地认识到，健康的范畴应该包括生物学、心理学和社会学3个维度。这3个方面是相互影响和相互制约的。《3~6岁儿童学习与发展指南》指出：

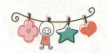

"发育良好的身体、愉快的情绪、强健的体质、协调的动作、良好的生活习惯和基本生活能力是幼儿身心健康的重要标志,也是其他领域学习与发展的基础。"WHO(世界卫生组织)在其宪章中提出,健康是指身体、心理和社会适应的健全状态,而不只是没有疾病或虚弱现象。随着时代的进步,WHO对健康的概念进行了补充。新概念下的健康包括生理健康、心理健康、社会适应良好和道德健康等4个方面。这种广义的健康概念,是这个社会共同努力争取的目标。

【知识窗】

健康十标准

1. 有充沛的精力,能从容不迫地担负日常生活劳动和繁重工作,而且不感到过分紧张疲劳。
2. 处事乐观,态度积极,乐于承担责任,事无巨细,不挑剔。
3. 善于休息,睡眠好。
4. 应变能力强,能适应外界环境的各种变化。
5. 能够抵抗一般性感冒和传染病。
6. 眼睛明亮,反应敏锐。
7. 牙齿清洁,无龋齿,不疼痛,牙龈颜色正常,无出血现象。
8. 体重适当,身材匀称,站立时,头肩臂位置协调。
9. 头发有光泽,无头屑。
10. 肌肉丰满,皮肤富有弹性。

生理健康是健康的基础,是指人体结构完整,生理功能正常。

心理健康的主要指标为具有同情心和爱心,情绪稳定,积极向上,具有责任心和自信心,热爱生活,与人和睦共处,善于交往,有较强的社会适应能力,知足常乐等。

社会适应良好,能胜任各种社会和生活角色。

道德健康的最低标准是不损害他人。

促进幼儿的健康成长应注意下几个方面。

1. 培养儿童生理健康

学前儿童进行科学合理的体育锻炼,可以使骨骼变得更加粗壮和坚固;可以使关节伸展性增加,关节活动范围加大,灵活而牢固;能使心血管系统的机能得到明显提高;可以使呼吸肌增强,因而胸围增大,也可以增大肺活量,还能使呼吸深而缓慢,因此活动耐力持久,不易疲劳。

学前儿童要养成良好的个人生活卫生习惯:早晚洗脸、刷牙;饭前便后要洗手;睡前洗脚;勤洗头、洗澡、剪指甲;生吃瓜果要洗净;不喝生水;不吃腐烂变质的食物等。

学前儿童体健标准

单元一 学前儿童身体特点与卫生保健

2. 培养儿童心理健康

一个人的心理是否健康,目前尚无统一测量标准。一般认为应具备以下 6 个心理品质:智力发育正常;稳定的情绪;能正确认识自己;有良好的人际关系;稳定、协调的个性;热爱生活。

3. 注意促进学前儿童的社会适应健康

学前儿童生活的社会场所主要是家庭和托幼机构。在学前儿童适应家庭生活后,要进入托幼机构时需注意对学前儿童的正确引导,提高学前儿童的社会适应性,使他们具有良好的人际交往能力和与人合作的能力,懂得分享,具有一定的抗挫能力,保持积极向上的心态。

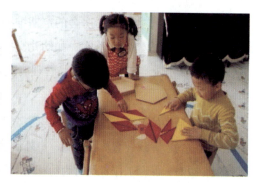

例如,游戏时要玩具共享,不能抢夺;不小心碰倒别人时,应赶紧把他(她)扶起来,并说"对不起";而当自己被人撞时,也别得理不饶人,更不能因此去打别人;相互间交往时应习惯说"请""谢谢""对不起"等用语。鼓励缺乏交往技能或过分害羞的幼儿积极参与到班级活动中来,并通过鼓励其他幼儿与其交往,使其得到更多的交往成功的愉快感,以增强其自信心和积极、愉快的情感,这是帮助幼儿产生各种亲社会行为的极为重要的基础。

4. 注重学前儿童的道德健康教育

道德是一种意识形态,是人们共同生活和行为的准则和规范。道德决定做人的方向,决定人性的美好。道德是做人、做事的底线,它要求且帮助我们在生活中无形地约束我们的行为。学前儿童的道德观念还没有建立,容易受外界的影响。在家庭生活和幼儿园的教育中要正确引导,帮助学前儿童建立正确的道德观,如友善、诚信、尽责、担当等。家庭是进行道德教育的首要场所,父母要注重学前儿童的道德情感教育,给予学前儿童足够的关爱,积极回应其情绪反应。在幼儿园生活中,教师要注意自身的影响,教师的道德取向直接影响学前儿童的道德标准。在教育教学活动中,要注意培养学前儿童合理地表达自己的情绪情感,懂得移情教育,学习与人交往的技巧。

二、维护和增进学前儿童健康的保育措施

托幼机构的保育措施,涉及幼儿生活的各个方面,如运动、进餐、游戏和睡眠等,对幼儿的健康成长起着非常重要的作用,是维护和增进学前儿童健康的重要保证,其主要包括对学前儿童身体保育和心理保育两方面。

学前儿童卫生与保育的主要任务

1. 身体保育方面

所谓身体保育,是指对学前儿童身体及其机能的保护与促进。它既包括对学前儿童身体的照顾和看护,保护其不受伤害,能正常发育,又包括采取各种保健措施,促进学前儿童身体机能的发展和完善。

(1) 为学前儿童提供良好的生活环境。

良好的生活环境主要包括良好的、符合卫生标准的房舍、户外活动场所、餐厅等。

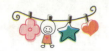

（2）做好学前儿童的卫生保健工作。

卫生保健工作主要包括每日对学前儿童进行晨午晚检、定期对学前儿童进行体检、幼儿园的日常消毒工作等。

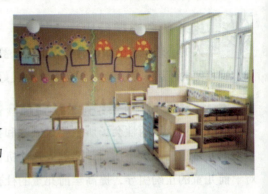

（3）做好安全管理工作。

安全管理工作主要包括房舍的定期维护与检查，各种安全管理制度的制定与落实，如幼儿交接班制度、幼儿饮食安全制度、学前儿童的药品管理制度等。

（4）做好日常生活中的保育工作。

日常生活中的保育工作主要指科学、合理地安排一日生活，如对学前儿童的进餐、睡眠、盥洗、如厕、户外活动等进行精心地照顾。当外界气温变暖时，保育工作者及时为幼儿换上薄一些的衣服，防止学前儿童户外运动时大量出汗；幼儿园根据学前儿童的消化系统特点，为其提供"三餐两点"，注重营养丰富、搭配合理；学前儿童午睡时保育工作者及时帮助幼儿正确地穿脱衣服，睡眠时及时为幼儿盖好被子等。

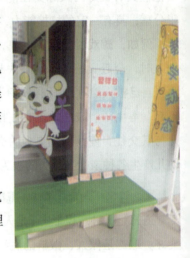

2. 心理保育方面

所谓心理保育，是指对学前儿童心理及其机能的保护与增进。它包括对学前儿童心理的保护，使其不受伤害，也包括对学前儿童心理能力的培养，以增强学前儿童的心理承受力。

（1）为学前儿童提供良好的心理生活环境。

良好的心理生活环境主要包括托幼园所色彩鲜艳、明快的装饰，以及各式各样的玩教具，使学前儿童感到愉悦，产生良好的情绪情感。

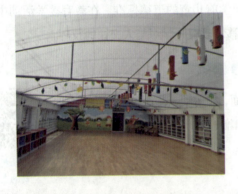 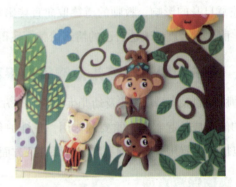

（2）增强保教人员的心理保育意识。

为学前儿童建立心理健康档案和个案追踪。对学前儿童进行全面的心理保育，为其创设良好的心理环境，使学前儿童在活动中获得积极的情感体验，形成良好的个性品质，促进其认知过程和语言的发展，为其以后的发展提供便利条件。

例如，当学前儿童在游戏活动中受到挫折而表现出伤心或退缩时，保教工作者应及时对其表现出关心和理解。同时，注意帮助该儿童学习调节自己的情绪情感，使情绪能逐渐稳定下来，合理地表达自己的情感，并且鼓励该儿童愉快地、充满信心地投入到游戏活动中。

特别需要注意的是，学前儿童的身体和心理是相互关联的，在对学前儿童进行身体保育的同时还要考虑对其心理的保育，将二者有机地结合到一起。

例如，在学前儿童进餐的过程中，保教工作者为他们提供营养丰富的膳食，引导其吃完一定量的食物，以满足其生长发育的需求，这是对学前儿童身体的保育。但是，在保育过程中如果单纯为了完成这一任务而强迫学前儿童吃饭，面对学前儿童的挑食、厌食现象而采取消极的做法，则会使其对进餐产生消极的情绪情感，甚至会产生神经性厌食，导致其生长发育受到影响。因此，保教工作者在对学前儿童身体保育的同时一定要重视其心理的保育，应该为学前儿童提供一个轻松愉快的进餐环境，在学前儿童实在不想吃的情况下，保教工作者应积极引导，了解该儿童的身体状况，尊重该儿童的选择，不能强迫学前儿童进餐。

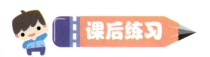

一、判断正误，并说明理由

1. 幼儿骨骼比较柔软，易发生青枝骨折。
2. 适量接受阳光的照射，可使身体产生维生素 C，预防佝偻病。
3. 幼儿心脏血液排出量少，所以幼儿心脏每分钟跳动的次数比成人少。
4. 消化系统由消化道和消化腺组成。
5. 幼儿 3 岁之前为"无约束"排尿，原因是幼儿的肾还没有发育完善。
6. 5 岁之前幼儿有生理性远视。
7. 可以让幼儿一边晒太阳，一边看自己喜欢的书。
8. 身高和体重是幼儿常用的形态指标。

二、简答题

1. 幼儿神经系统有哪些特点？
2. 儿童骨骼系统有哪些特点？在安排幼儿活动时有哪些要求？
3. 幼儿呼吸系统的卫生保健有什么特点？
4. 幼儿血液循环系统有什么特点？在卫生保健方面应注意哪些问题？
5. 为什么要保护好乳牙？怎样使孩子有一口健康的乳牙？
6. 幼儿泌尿系统有什么特点？应如何做好这方面的卫生保健工作？
7. 幼儿眼、耳、皮肤有哪些特点？如何做好幼儿卫生保健工作？
8. 幼儿生长发育的规律有哪些？
9. 什么是健康？包括哪几方面？如何促进幼儿的健康？

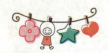

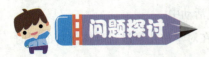

1. 幼儿园为什么要制定一日生活制度？如何利用幼儿的生理活动特点来进行教学？
2. 幼儿过早学写字、从高处往硬地上跳、睡席梦思床、单肩背书包会造成什么危害？为什么？

单元二　学前儿童营养卫生

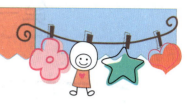

单元导读

　　营养素是幼儿生长发育的物质基础，随着人民生活水平的提高，可供幼儿选择的食物种类名目繁多。在现实生活中，幼儿营养的摄取缺乏科学的指导，存在一些问题，从而造成幼儿肥胖或营养不良等。本单元从营养卫生知识、技能、实践 3 个方面阐述了幼儿营养的基本知识、幼儿食谱编制、幼儿进餐保育等方面的内容。

学习目标

（1）了解营养学基础知识，树立科学的营养观。

（2）了解幼儿的膳食特点和饮食卫生。

（3）掌握幼儿膳食的配制原则，能独立为幼儿制定食谱。

（4）学会并能配合家长培养幼儿良好的饮食习惯。

（5）掌握幼儿进餐的保育知识。

知识导图

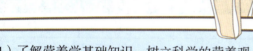

学前儿童营养卫生
- 营养学基础知识
  - 营养与营养素的含义
  - 能量
  - 营养素的功能
    - 水
    - 矿物质（无机盐）
    - 糖类（碳水化合物）
    - 脂类
    - 蛋白质
    - 维生素
- 幼儿膳食
  - 幼儿膳食配制原则
  - 《中国居民膳食指南》介绍
  - 幼儿食谱的编制
  - 托幼机构的膳食卫生

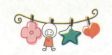

第一节 营养学基础知识

【案例呈现】

王婷是一名中职三年级的学生。学校安排学生到幼儿园实习,王婷被分到了中班,到幼儿园之前,学校教幼儿卫生课的陈老师交给王婷一项任务,让她调查一下中班幼儿的体重情况。下面是王婷调查的数据。

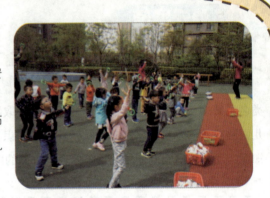

×××幼儿园中班幼儿体重情况调查

2016.12

班级数量/个	幼儿数量/人	体重正常/人	体重偏胖/人	体重较轻/人
3	60	33	15	12

结果出来后,王婷有点想不明白了,现在生活水平提高了,怎么还有这么多体重偏轻、营养不良的孩子呢?

幼儿处在生长发育的关键时期,每天必须从膳食中摄取足够的营养物质,才能满足机体发育、维持体内各种生理活动的需要。食物的种类很多,不同食物中所含营养素的质和量不同,这就需要按幼儿的生理需要合理调配。《幼儿园工作规程》明确提出,托幼机构要为幼儿提供安全卫生的食品及合理营养,编制营养平衡的幼儿食谱。合理而平衡的营养能保证幼儿的生长发育同化过程大于异化过程,是促进其健康成长的前提。

当然,体育锻炼也是促进幼儿健康成长的重要途径,是幼儿园卫生保健工作的重要内容。"要充分利用日光、空气、水等自然因素,以及本地自然环境,有计划地锻炼幼儿肌体,增强其身体的适应和抵抗能力。"良好的体质是幼儿全面发展的物质基础,也是关系到人口素质、民族兴旺的大事。

一、营养与营养素的含义

营养是指机体摄取营养物质,经过消化、吸收,利用食物中的营养成分构建组织器官、调节各种生理功能,维持正常生长、发育的过程。

单元二　学前儿童营养卫生

食物中所含的维持身体健康、促进机体生长发育的营养成分称为营养素。

营养素通常分为无机物和有机物，无机物包括水和无机盐；有机物包括蛋白质、脂类、碳水化合物、维生素和膳食纤维。

营养素对人体的作用主要体现在 3 个方面。

（1）提供能量，维持体温，保证人体生理活动及从事各种活动所需的能量供应。

（2）构成机体，修复组织，更新人体组织细胞，促进生长发育。

（3）调节功能，调节人体生理机能，使机体各组织器官正常协调地运转。例如，合成激素、抗体等重要物质，促进发育，增强免疫能力。

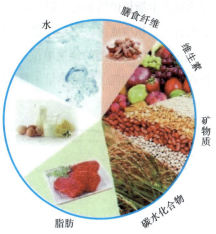

【知识窗】

营养素供给量（RDA）：为了满足幼儿生长发育的需要，每天必须通过膳食供给为幼儿提供一定数量的各种营养素。这一数量被称为每日膳食中的营养素供给量。

供给量是在满足机体正常生理需要的基础上，根据饮食习惯和食物供应情况确定的最适宜的数量，一般比需要量充裕。

营养素推荐摄入量（RNI）：RNI 相当于传统的推荐膳食供给量（RDA），是可以满足某一特定年龄及生理状况中绝大多数（97%~98%）个体需要量的摄入水平，是健康个体膳食营养素摄入量的目标值。

营养素适宜摄入量（AI）：当个体需要量的研究资料不足以确定 RNI 时，可设定适宜摄入量（AI）来代替 RNI，AI 是通过观察或实验获得的健康人群某种营养素的摄入量。AI 的主要用途是作为个体营养素摄入量的目标。

营养素需要量：指维持身体正常生理功能所必需的最低的基本数量。低于这个数量，机体就不能保持健康，有时也称为"生理需要量"。

二、能量

1. 热能的单位

为了保证幼儿正常的生长发育，需要大量的能量。这些能量是由食物中的产热营养素即蛋白质、

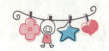

脂肪和碳水化合物来提供的。食物的其他成分（水、无机盐、维生素等）都不能产生热量。一般来说，如果膳食中能量供给不足，则会消瘦，抵抗力下降；能量供给过多，多余的物质变成脂肪储存起来，天长日久，积少成多，会导致超重和肥胖。

在营养学中常用的能量单位是千卡。1千卡是1千克水在一个大气压下升高1℃所需要的热量。现在所有形式的能（包括热量）都应以"焦耳"为单位。1 000焦耳等于1千焦耳。

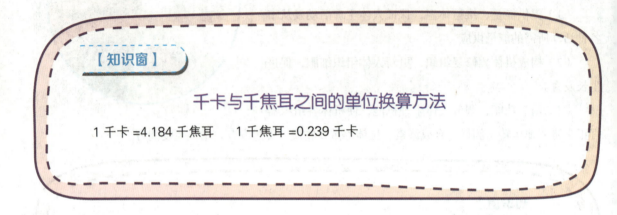

【知识窗】

千卡与千焦耳之间的单位换算方法

1千卡=4.184千焦耳　　1千焦耳=0.239千卡

2. 幼儿对热能的消耗

幼儿所需热能包括以下5个方面。

（1）基础代谢。

人体在空腹、清醒和安静的状态下，在适宜的气温（18~25℃）环境中维持基本生命活动时的热能需要量称为基础代谢。这些能量的消耗主要用于维持体温、肌肉张力、呼吸、循环及腺体活动等最基本的生理机能。这种维持生命活动最基本的能量，正常成人每天为1 600千卡左右，但因性别、年龄、气候、体表面积（从身高和体重推算）及各种内分泌腺的功能状况而有所差异。儿童基础代谢率较成人高出10%~15%，基础代谢约占总能量的50%。

（2）食物的特殊动力作用。

机体由于摄取食物而引起体内热能消耗增加的现象，即食物的特殊动力作用。摄取普通混合膳食时，食物的特殊动力作用约为人体每日基础代谢的10%。

（3）生长发育。

儿童正值生长发育阶段，身体生长所需要的热量与生长的速度成正比。这部分热能消耗为幼儿所特有，所需热能与生长的速度成正比。幼儿生长迅速，生长所需热能占总热能的25%~30%，以后逐渐减少。成人已发育成熟，就省去了这项热量消耗。

（4）从事劳动和活动。

从事劳动和活动是人体能量消耗中最主要的一项支出。活动的强度和时间不同，所消耗的能量也不同。活泼好动的孩子，比不好动、不喜欢锻炼的儿童能量消耗要大得多。若热能供给不足，他们易感疲乏，逐渐变得不爱活动。

（5）排泄的消耗。

摄入的部分食物未被吸收而随粪便排出，排泄所消耗的热能通常相当于人体每日基础代谢热能的10%。

3. 幼儿所需热能

人体每日所需的热能包括基础代谢、生长、运动、食物的特殊动力作用及排泄所需要热量。婴幼儿每日膳食的热量供给见下表。

婴幼儿每日膳食的热量供应情况

年龄（岁）生理阶段	能量（kcal/d）					
	轻体力活动水平		中体力活动水平		重体力活动水平	
	男	女	男	女	男	女
初生~6个月	—	—	90kcal/（kg.d）		—	—
7~12个月	—	—	80kcal/（kg.d）		—	—
1岁~	—	—	900	800	—	—
2岁~	—	—	1100	1000	—	—
3岁~	—	—	1250	1200	—	—
4岁~	—	—	1300	1250	—	—
5岁~	—	—	1400	1300	—	—
6岁~	1400	1250	1600	1450	1800	1650

注：（1）引自2013年中国营养学会《中国居民膳食营养素参考摄入量》。
（2）未制定参考值者用"－"表示；1kcal=4.184KJ

在幼儿膳食中，蛋白质、脂肪、糖的供给量分别占总热量的10%~15%、25%~35%、50%~60%。如果较长时间总需热量供给不足，可导致幼儿发育迟缓，体重不足；反之，长期供给过多的热量可使幼儿患肥胖症。

碳水化合物应作为热量的主要来源。碳水化合物在体内分解成葡萄糖，葡萄糖氧化释放出热量，供人体之需，尤其是中枢神经系统所需的热量，完全要靠葡萄糖来提供。当膳食中碳水化合物充足时，可以减少蛋白质作为热量来源的消耗。不能被消化吸收的碳水化合物称为纤维素（粗纤维），纤维素能促进肠蠕动，增加粪便量，冲淡肠内的毒素，其虽不能提供热量，却是人体不可缺少的物质。

因肠道吸收不全，碳水化合物吸收率为98%，脂肪为95%，蛋白质为92%，因此，1克蛋白质或1克碳水化合物均能提供热能16.8千焦，1克脂肪提供热能37.8千焦。

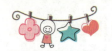

三、营养素的功能

1. 水

水是人体中含量最多的物质，也是维持人体正常活动的重要物质。机体丢失 20% 的水就不能维持生命，因此人体内应不断补充水分。儿童体内水的比例随着年龄增长而减少。

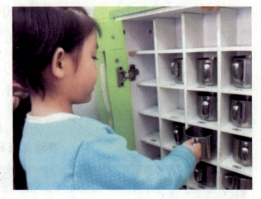

(1) 生理功能。

①水是构成细胞的主要成分。细胞内液约占体重的 40%，细胞外液约占体重的 20%。

②水是代谢反应的基础。水是机体物质代谢所必不可少的溶液媒介。机体内一切化学反应都必须有水参加。

③调节体温。人体通过血液循环，将体内代谢产生的热运送到体表散发，保持体温的相对恒定。

④水是载体。各种物质的吸收、运输、排泄都借助于水。水是血液、尿液的主要成分，可维持血液输送营养物质的功能和正常的排泄功能。

⑤润滑作用。例如泪腺分泌眼泪，避免角膜干燥，关节腔里有滑液，避免骨与骨之间的摩擦。

(2) 幼儿对水的需要量。

人是一个需要水的生命体，年龄越小，体内水分所占的比例越高，新生儿约占体重的 80%；婴儿约占 70%；幼儿约占 65%；成人约占 60%。年龄越小，水的需要量相对越多。幼儿新陈代谢旺盛，体表面积相对较大，水分蒸发多，所以对水的需要量多。若按每天每千克体重计算，0~1 岁的幼儿，每千克体重需水量为 120~160 毫升；2~3 岁的幼儿每千克体重需要 100~140 毫升；4~7 岁的幼儿每千克体重需要 90~110 毫升。

此外，水的需要量与幼儿的活动量、气温和食物的种类有关。活动量大、气温高、多食蛋白质和无机盐时，水的需要量增加。如果饮水不足，会造成体内物质代谢紊乱，水盐代谢失衡。因此，幼儿每日要定时饮水、喝汤以补充体内所需的水分。婴幼儿每日每千克体重需 120~150 毫升水。

要为孩子准备可口、洁净的饮水，还要教育他们勿暴饮、勿喝生水，讲究饮水卫生。

【知识窗】

不能用汽水代替开水

目前市场上常见的饮料大致分为：碳酸饮料（汽水）、果汁及蔬菜汁型饮料、含乳饮料、植物蛋白饮料、茶饮料。如果将喝饮料等同于喝水，甚至认为饮料具备更多的营养而优于水，则大错特错了。常喝饮料，甚至以此代替喝水，将带来以下危害。

（1）能量过剩。

很多饮料含有较高的糖分，无形中导致能量摄入增加。在每100毫升含糖饮料中，能量有20~100千卡。如果长期饮用，势必造成能量摄入过多，导致肥胖。

（2）营养缺乏。

多数饮料（如碳酸饮料）除了水之外，其主要成分为糖、色素、香精、碳酸水等，几乎不含什么营养。部分所谓果味型碳酸饮料，实际上是用香精配制而成的。

（3）损害牙齿。

饮料的pH值多为2~4，即呈酸性，常喝饮料能给口腔细菌提供良好的繁殖条件，逐渐溶解牙表面的珐琅质，增加患龋齿的危险。即使饮用无糖型碳酸饮料，其酸性仍很强，同样可能导致齿质损害。

（4）影响消化。

碳酸饮料中含有大量二氧化碳，对饮料中的细菌可产生一定的抑制作用，但同时也会抑制人体内的有益菌，从而对人体的消化功能产生不利影响。

（5）导致骨质疏松。

碳酸饮料含有磷酸，如果大量、长期饮用，会造成磷酸摄入过多，引起钙、磷比例失调，影响钙质吸收，甚至导致骨质疏松。

（6）影响幼儿大脑发育。

很多饮料添加了香精、色素和防腐剂，大量饮用对人体不利。有研究表示，大量饮用饮料，可对幼儿大脑发育产生影响，可能诱发儿童多动症。

（3）正确喝水。

①**主动饮水。**很多人饮水的唯一原因是感觉口渴。然而，口渴这个生理反应与机体的缺水状态并不同步——"渴"相对滞后。当人感到口渴的时候，机体部分细胞已经处于脱水状态了。此时，即使喝水，也为时已晚。所以，把口渴时喝水称为被动饮水。如果长期被动饮水，人体长期处于缺水状态，不利于人体的正常代谢。主动饮水不仅有利于机体代谢，还能起到"内洗涤"的作用，有利于改善内分泌及内脏功能，提高机体免疫力。

②**定时饮水。**不同年龄段对水分的需要量各有不同，要根据儿童的需水量定时饮水，如果天气热，儿童活动量大、出汗较多的话，还可以适量增加。喝奶的幼儿在喝奶后补充点水分，还有助于清洁口腔。

③**制订饮水时间表。**要根据幼儿园一日常规，制定科学合理的饮水时间表，并持之以恒。

④**饭前一小时饮水。**此时适量饮水，水能随着血液循环补充到全身的组织细胞中，到进餐时，体内便能产生充足的消化液。

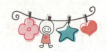

⑤控制饮水的温度。温度过高或过低的水都不适于饮用。过热的水容易灼伤口腔、食道和胃黏膜，这已被证实是导致上消化道癌症的一个物理因素；而冰水则容易引发胃肠道痉挛。适宜的水温为：将水烧沸3分钟，待自然冷却至20~25℃。此时，水中的气体减少，内聚力增大，与人体细胞的亲和性增强。

⑥不喝生水。未经有效措施处理的生水可能存在氯气、细菌、虫卵、残留有机物质等，可对人体健康构成潜在的威胁，导致急性胃肠炎和部分传染病。因此，不喝生水应成为人人遵守的饮水安全准则。

⑦不喝陈水。在空气中暴露4小时以上的白开水很容易受到细菌和杂质的污染，水的生物活性可丧失70%以上。在室温下存放3天的水，每升水可产生0.914毫克亚硝酸盐。常喝这样的陈水，不仅能使血液丧失输氧能力，还存在潜在的致癌风险。水垢是以碳酸钙为主的多种重金属（包括镉、铅、砷等）和盐类的混合物，这些物质对身体有害。所以，应设法对水壶里的水进行除垢，并及时倒掉瓶底的水。

⑧不喝反复煮沸的水。沸腾了很长时间的水，以及在电热水器中反复煮沸的水，被人们称为"千滚水"。这种水中的硝酸盐可转变为亚硝酸盐，水中的重金属含量也会增高。长期饮用这种水，不仅干扰胃肠功能，引起腹泻、腹胀，还存在潜在的致癌风险。

2. 矿物质（无机盐）

矿物质存在于机体的各种元素中，除碳、氢、氧和氮主要以有机化合物形式出现外，还有20余种必需的矿物质元素（又称无机盐）。其中含量较多、与人体关系最密切的有钙、镁、钾、钠、硫和磷6种，被称为"常量元素"或"宏量元素"。其他一些含量甚微的元素，称为微量元素，它们在人体内存在数量很少，但对人体也是十分重要的。目前已知有14种微量元素是人体所必需的，如铁、氟、锰、铬、铜、锌、硒、钴、钼和镍等。

体内的微量元素与人的健康息息相关，过多或过少都可能会引起疾病。

(1) 矿物质的生理功能。

①矿物质是构成机体组织的重要原料。如钙、磷、镁是骨骼和牙齿的重要成分，磷、硫是组织蛋白质的成分。

②参与调节体液的渗透压和酸碱度。溶质指溶解在体液里的离子，溶质对水的吸引力就是渗透压。矿物质溶解在体液中，可以维持体液的正常分布，保持pH为7.35~7.45。

③构成某些具有特殊生理功能的重要物质。如铁是构成血红蛋白的成分，碘是甲状腺素的构成成分，锌是胰岛素的构成成分等。

④矿物质离子是很多种酶的活化剂。如盐酸对胃蛋白酶有激活作用，氯离子对唾液淀粉酶有激活作用，因为只有被激活的酶才有生理功能。

(2) 幼儿较易缺乏的矿物质。

①钙。

- **生理功能**。钙是人体含量最多且极为重要的矿物质，尤其是儿童需要量很大。目前我国儿童中有缺钙的现象，直接影响着他们的生长发育和健康。

第一，钙是构成人体骨骼和牙齿的主要成分。人体中的钙99%存在于骨骼、牙齿之中。若幼儿钙的摄取不足，会引起牙齿发育不良，易患龋齿，同时也会影响幼儿骨骼的发育，易患佝偻病。

第二，调节神经兴奋性，促使血液凝固等。例如，血浆中钙离子若明显下降，则神经、肌肉兴奋性增强，可引起手足抽搐。

•**钙的食物来源**。在含钙丰富的食物中，以牛奶为最佳，牛奶不仅含钙量高，而且其中的钙极易被人体吸收利用。

豆制品：大豆是高蛋白食物，含钙量也很高。500克豆浆含钙120毫克，150克豆腐含钙就高达500毫克，其他豆制品也是补钙的良品。

蔬菜：蔬菜中也有许多高钙的品种。小白菜、油菜、茴香、芹菜等每100克钙含量也在150毫克左右。其他还有腐竹、胡萝卜、萝卜缨、香菜、芝麻、黑木耳、蘑菇等。

水果和干果类：柠檬、枇杷、苹果、黑枣、杏仁、山楂、葡萄干、胡桃、西瓜子、南瓜子、桑葚、花生、莲子、芡实等。

海产品：虾皮、小鱼干、紫菜、海带等均是富含钙的食物。

常见食物中的钙含量见下表。

常见食物中的钙含量（mg/100g 可食部分）

食物名称	钙含量	食物名称	钙含量	食物名称	钙含量
芝麻酱	1 170	河虾	325	酸菜	118
豆腐干（小香干）	1 019	薄豆皮	313	油菜	108
虾皮	991	芥菜（雪里蕻）	230	牛奶	104
榛子	815	黑大豆	224	杏仁	97
奶酪（干酪）	799	豆腐丝	204	小白菜	90
豆腐干（卤干）	731	黄豆	191	腐竹	77
苜蓿	713	沙丁鱼	184	大白菜	50
酸枣	435	豆腐（北）	138	豆腐	17
芸豆（带皮）	349	豆腐（南）	116	豆浆	10

注：引自《中国食物成分表》。

•**钙的吸收**。膳食中的钙在肠道中被吸收的只有20%~30%，影响钙吸收的因素很多，如果膳食中的草酸含量较高，就会形成不溶性钙盐，影响钙的吸收，例如，未经处理的菠菜、苋菜等含有草酸等，脂肪摄入过多也会影响钙的吸收。

幼儿生长发育旺盛，对钙的需求量较大，维生素D能促进钙和磷在肠道的吸收。食物中富含维生素D的有鱼肝油、鸡蛋黄、黄油、肝、奶等，人的皮肤中含有7-脱氢胆固醇，经紫外线或阳光照

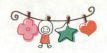

射后转变为维生素D，因此，儿童经常晒太阳，可以促进钙的吸收，促进骨骼发育。此外，适宜的钙、磷比值可促进钙吸收。一般认为钙、磷比值在2∶1益于钙吸收。有的营养学家推荐，婴儿时期的钙、磷比值以1.5∶1为宜，1岁以后钙、磷比值维持在1∶1为宜。

· 钙的需要量。

每日膳食中钙的适宜摄入量见下表。

中国营养学会2013年修订的每日膳食中钙的适宜摄入量

年龄（岁）	钙摄入量（mg/d）
0~	200(AI)
0.5~	250(AI)
1~	600
4~	800
7~	1000
11~	1 000

【知识窗】

家长如何判断婴幼儿是否缺钙？

婴幼儿缺钙初期可表现为易惊、多汗、倦怠、睡眠不安、夜惊、夜啼，体征上可出现颅骨软化、方颅、出牙延迟、囟门晚闭、枕秃、鸡胸、下肢畸形、"O"形腿或"X"形腿等。因此，细心的家长如果发现孩子有夜惊、夜啼等表现，应及早给予补钙治疗。

②铁。

· 生理功能。铁是人体必需的微量元素中含量最多的一种元素，它是合成血红蛋白的重要原料，参与氧的转运、交换和组织呼吸过程。在饮食中摄入的铁不足，可导致缺铁性贫血。铁还是肌红蛋白、色素和一些酶的组成成分。这部分铁约占体内总铁含量的70%，其余30%主要储存在肝、脾和骨髓中。缺铁对人体的危害是多方面的，如影响智力的发展，造成免疫力低下，保持体温恒定的能力弱，还增加机体对铅的吸收，以及容易造成妊娠早期流产或早产等。

· 食物中铁的吸收率及来源。在正常情况下，人体内的铁主要来自食物。多数食物中都含有少量铁。食物中铁含量最高者为黑木耳、海带、花菜、紫菜、香菇、猪肝等，其次为豆类、肉类、血、禽蛋等。人体对各种食物中的铁吸收量是不同的。动物的肝、瘦肉、血和黄豆等食物中能被吸收的铁可达15%~20%，而谷物、蔬菜或水果则为1.7%~7.9%。用铁锅做饭菜也能得到相当量的无机铁。人体从食物中补充的铁只有极小的一部分，而大部分来自红细胞破坏后，从血红蛋白中分解出来的铁的再利用。胎儿体内需要的铁全部来自母体。在病理情况下，铁可以从输血中获得。

常见食物中的铁含量见下表。

常见食物中的铁含量（mg/100g 可食部分）

食物名称	铁含量	食物名称	铁含量	食物名称	铁含量
鸭血	31.8	鸡血	25.0	猪血	8.7
鸭肝	35.1	猪肝	22.6	鸡肝	12.0
蛏	33.6	河蚌	26.6	蛤蜊	22.0
肉干	15.6	羊肉	13.7	猪肉（瘦）	3.0
木耳（干）	97.4	紫菜（干）	54.9	蘑菇（干）	51.3
葡萄干	9.1	桂圆肉	3.9	红枣	2.3
黄花菜	8.1	油菜	5.9	豌豆	5.1
芥菜	3.2	菠菜	2.9	白菜	2.8

注：引自《中国食物成分表 2002》。

· **铁的供给量**。铁在体内可被反复利用，排出体外的铁数量很少。中国营养学会推荐，从新生儿到学龄前儿童的每日膳食中铁的供应量为 10 毫克。如果铁的供给量不足，一般表现为缺铁性贫血。目前我国学前儿童缺铁的患病率较高，与膳食中供铁不足及儿童偏食有关。特别要提出的是乳类，乳类含铁极少，每 100 毫升乳类制品含铁仅为 0.1~0.5 毫克。以乳类为主食的婴儿要注意补充铁元素。

③ 碘。

· **生理功能**。碘有"智力元素"的美誉，它在人体内的含量仅有 25~50 毫克（平均 35 毫克），为身体重量的两百万分之一，却有着极其重要的生理功能。碘是构成甲状腺素的重要成分，能促进人体生长发育，碘还具有调节蛋白质合成和分解、促进糖和脂肪代谢的功能。

· **碘的食物来源**。机体所需的碘，可以从水、食物和食盐中获得。海带、海鱼等海生动植物碘含量较大。由于我国许多地区的土壤和水中缺碘，因而那里生产的粮、菜、肉、蛋中含碘很少，长期生活在这样的环境中，就会发生"碘缺乏病"。我国约有 4.25 亿人口缺碘，占世界缺碘人口的 25%。1994 年推行全民食用加碘盐，这作为一项国策在全国范围内强制推行。当时国家颁布《食盐加碘消除碘缺乏危害管理条例》，除了北京、河北、山西、江苏、安徽、福建、山东和河南是全国八个高碘省市，可无须强制推行加碘盐，其余省区食用盐均强制加碘。

· **碘的供给量**。幼儿每日需要 80~90 微克碘。如长期缺碘，易得"碘缺乏病"。"碘缺乏病"这一概念是 1983 年澳大利亚的赫特泽教授首次提出的，它是指由于缺碘而对机体造成的危害，包括甲状腺肿大、死产、早产、流产、新生儿及青少年甲状腺素不足、侏儒、智力缺陷、聋哑、无力和痉挛性瘫痪，以及不同程度的身体和智力功能低下。这改变了长期以来人们以为缺碘仅仅就是得"大脖子病"的认识，使人们清楚地了解到：缺碘是世界上已知的导致人类智力损害的主要原因。胎儿期和婴儿期是大脑发育的关键时期，一旦缺碘就会损害大脑发育，这是后天无法逆转的。在我国智力残疾人群中，有 80% 的人是由于缺碘引起的。因此，必须引起全民的高度重视。

每日碘的推荐摄入量见下表。

中国营养会学 2013 年修订的每日膳食中碘的适宜摄入量

年龄（岁）	碘摄入量（μg/d）
0~	85(AI)
0.5~	115(AI)
1~	90
4~	90
7~11	90

注：引自《中国居民膳食营养素参考摄入量》2013 年版。

④锌。

- **生理功能**。锌是人体必需的微量元素之一。人体几乎所有器官中都含锌，其中 60% 存在于肌肉中，30% 存在于骨骼中，另有少量存在于皮肤（包括头发）和内脏中。

锌的主要生理功能是参与体内多种酶的合成，锌是体内数十种酶的主要成分。美国一个大学研究发现，聪明、学习好的青少年，体内含锌量均比愚钝者高。锌还有促进淋巴细胞增殖和提高其活动能力的作用，对维持上皮和黏膜组织正常功能，防御细菌、病毒侵入，促进伤口愈合，减少痤疮等皮肤病变及校正味觉失灵等均有较好的作用。锌还参与核酸和蛋白质的代谢作用，因此，锌在维持机体正常代谢中起着重要作用。

- **锌的食物来源**。锌的食物来源主要是动物性食品，动物性食品如鱼、肉、蛋、奶及贝类食品，有效锌的含量均较丰富，缺锌者可在膳食中合理搭配。

- **锌的供给量**。通常蛋白质和热量不缺乏则不会缺锌。体内缺锌主要表现为异嗜癖，另外也会出现食欲不振，口味异常、偏食，儿童生长障碍，性腺发育不良，味觉、嗅觉减退，体虚多汗，皮肤粗糙，伤口不易愈合，大脑发育不良和智力低下，生长发育迟缓等症状。我国膳食以植物性食物为主，如幼儿长期不吃肉、鱼类，则易缺锌。

每日锌的推荐摄入量见下表。

中国营养会学 2013 年修订的每日膳食中锌的适宜摄入量

年龄（岁）	锌摄入量（mg/d）
0~	2.0(AI)
0.5~	3.5
1~	4.0
4~	5.5
7~	7.0

注：引自《中国居民膳食营养素参考摄入量》2013 年版。

3. 糖类（碳水化合物）

糖类由碳、氢、氧三元素组成，因为所含氢和氧的比例与水相同，故又称为碳水化合物。根据糖类的分子结构可分为：单糖（葡萄糖和果糖）、双糖（蔗糖、麦芽糖和乳糖）和多糖（淀粉、纤维素和果胶等）。

（1）生理功能。

①**糖类是人体热能的主要来源**。富含碳水化合物的食物种类较多，价格较低廉。糖类能迅速地释放和供给热能，满足肌肉、心脏、神经系统活动的需要，是人体最经济、最主要的热能来源。每克糖产热4.3千卡，一个普通成人糖的供给量占总热量的60%~70%或者更多，儿童占50%~60%。由此可见人体2/3的能量由糖供给。

②**糖类是构成细胞和人体的重要成分**。糖类参与很多生命过程，如糖蛋白是细胞膜的成分之一，糖蛋白是结缔组织的重要成分，核糖和脱氧核糖参与核酸的组成。

③**糖类能维持心脏和神经系统的正常功能**。心脏活动主要靠磷酸葡萄糖和糖原供给热量，神经系统只能由葡萄糖供给热能。血糖过低可导致昏迷、休克或死亡。

④**糖类能调整蛋白质的消耗**。糖与蛋白质一起被摄入机体时，氮在体内的储留量增加，有利于蛋白质的合成。

⑤**糖类促进消化与排泄**。糖类中的食物纤维，包括纤维素和果胶等，不能被人体吸收，但纤维素和果胶有促进肠蠕动、抑制肠内细菌繁殖、增加大便量、冲淡肠内毒素的作用。研究还证明，食物纤维还具有预防结肠炎、结肠癌、胆结石、动脉粥样硬化和降低胆固醇的作用。

⑥**糖类有解毒作用**。摄入充足的糖类，可增加肝脏内肝糖原的储存量，进而可增强肝脏的功能。葡萄糖醛酸直接参与肝脏的解毒作用，使有害物质变成无害物质而排出体外。

（2）糖类的供给量与食物来源。

若以三大供热营养素供给热能的比例考虑，幼儿每千克体重大约需要12克碳水化合物，占总热量的55%~60%为宜（成人为60%~70%）。膳食中糖的供应过多，会促使幼儿发生龋齿、肥胖等；若摄入糖类过量，而蛋白质供给不足，会使脂肪积存较多，从而影响肌肉的正常发育，出现虚胖。如供应不足，可增加体内蛋白质消耗，减轻体重，甚至发生营养不良症。

糖类主要来源于植物性食物，其中，最主要的是含有大量淀粉和少量单糖和双糖的谷类和根茎类食品，如各种粮食和薯类；其次是各种食用糖，如蔗糖、麦芽糖；蔬菜水果中也含少量单糖。

4. 脂类

脂类是脂肪和类脂的总称，是一类难溶于水而易溶于有机溶剂的有机化合物。

（1）生理功能。

①**脂类是组成人体细胞的重要成分**。它是神经组织、脑、心、肝、肾等组织的组成物质，特别是脑和神经组织都含有磷脂，是合成髓鞘的要素。磷脂还能促进体内胆固醇的运转，对降低体内胆

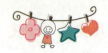

固醇有良好作用。机体储备的脂肪一方面在需要时可被使用，参加脂肪代谢并供给热能，同时还能保持体温、保护内脏、保护血管和神经。

②**脂类能促进脂溶性维生素的吸收**。脂肪是良好的溶剂，维生素 A、D、E、K 等不溶于水而溶于脂肪。膳食中有适量脂肪存在，有利于脂溶性维生素的吸收。

③**脂类是储存能量、供给热量的重要物质**。人体自身能量的储存形式为脂肪。因为脂肪的产热量大，所占空间小，可在皮下、腹腔等处储存。人在饥饿时首先使用体脂，以避免消耗蛋白质。脂肪发热量高，是高热量的营养素，每克脂肪氧化可供给 37.66 千焦的热量，是每克碳水化合物或每克蛋白质产生热量的 2.25 倍，是人体供热的"燃料库"。

④**脂类有保暖和保护作用**。脂肪层如同软垫，可以保护和固定器官，使器官免受撞击和振动的损伤。另外，脂肪不易导热，皮肤下及肠系膜储存的脂肪，除对器官有保护作用外，还能使热量缓慢释放，起保暖作用。

⑤**增进食欲**。在烹调食物时，添加脂肪类食物，可增加食物的色香味，促进食欲。此外，脂肪在消化道内停留的时间较长，能延迟胃的排空，增加饱腹感，使人不易感到饥饿。

⑥**提供必需脂肪酸**。必需脂肪酸不能在人体内合成，必须由食物脂肪供给。

（2）脂肪的组成。

脂肪是由甘油和脂肪酸组成的。它的分子组成主要有碳、氢、氧三种元素。

脂肪酸有多种，包括饱和脂肪酸和不饱和脂肪酸。饱和脂肪酸可使血液胆固醇增高，促成动脉硬化；不饱和脂肪酸可降低胆固醇含量，防止动脉硬化，不饱和脂肪酸在体内可形成 DHA，对视网膜和大脑神经细胞的发育有促进作用。脂肪如果以不饱和脂肪酸为主，那么在室温中呈液体状态，如各种植物油；如果以饱和脂肪酸为主，那么在室温中呈固体状态，如动物油脂。

动物性油脂，如猪油、牛油、羊油、奶油等含饱和脂肪酸多。植物油，如芝麻油、豆油、花生油、菜籽油、玉米油、葵花籽油等含不饱和脂肪酸多，但椰子油例外，含饱和脂肪酸多。为预防动脉硬化，应多选用植物油。

有些脂肪酸在人体内不能合成，必须从食物中获得，称为必需脂肪酸。人体所需要的必需脂肪酸主要有三种：亚油酸、亚麻油酸、花生四烯酸，均为不饱和脂肪酸。

【知识窗】

必需脂肪酸的作用

必需脂肪酸是指体内不能合成，必须由食物提供的不饱和脂肪酸，如亚油酸等。必需脂肪酸有以下生理功能。

单元二 学前儿童营养卫生

（1）为婴幼儿生长发育所必需。膳食缺乏亚油酸可致生长发育迟缓，可损伤发育中的中枢神经系统。

（2）维护皮肤的屏障功能。缺乏时皮肤干燥、脱屑、变厚，毛发稀疏，由于皮肤通透性增加，易被病原体侵入而发生感染。

（3）有减少血栓形成的作用。

（4）有降低胆固醇和甘油三酯的作用。胆固醇和甘油三酯与动脉硬化的形成有密切的关系。必需脂肪酸在植物油中含量较高，在动物性油脂中含量较少。

（3）脂肪的供给量和来源。

脂肪可从动物性食物和植物性食物中获得。必需脂肪酸的最好来源是植物油类。

在动物性食物中，主要来源于猪油、牛油、肥肉及乳类、蛋黄等。这些脂肪中，含饱和脂肪酸多。只有鱼类的脂肪例外，含不饱和脂肪酸较多。

在植物性食物中，主要来源于豆油、玉米油、花生油、菜籽油，芝麻油也含有较丰富的脂肪。

一般认为在幼儿膳食中，脂肪提供的热能应占总热能的35%左右，必需脂肪酸每日至少需要8克左右。若脂肪供应量太少，幼儿体重下降，皮肤干燥，并可发生脂溶性维生素缺乏症的症状。若脂肪供给太多，可导致肥胖症。

常见食用油中不饱和脂肪酸的含量比较，见下表。

常见食用油中不饱和脂肪酸的含量比较

种类	不饱和脂肪酸量（克/100克）	备注	种类	不饱和脂肪酸量（克/100克）	备注
橄榄油	90	推荐食用	菜籽油	79.9	
茶油	85.9	推荐食用	豆油	79.4	
葵花籽油	83.6	推荐食用	花生油	75.6	
色拉油	82.3	反式脂肪酸高，不推荐	棉籽油	68.4	
芝麻油	81.8		猪油	54.1	
玉米油	80.4		棕榈油	54	

【知识窗】

走近宝宝的"美食"——反式脂肪酸

孩子爱吃的生日蛋糕用的奶油到底是动物奶油还是植物奶油，也许你从来没有关注过，

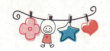

也许当你看到这个问题的时候,会选择植物奶油,因为人们通常认为植物的是好的,但植物奶油真的好吗?

自从查出炸薯条中含有反式脂肪酸之后,人们像害怕苏丹红一样害怕含有反式脂肪酸的食物。日常生活中,含有反式脂肪酸的食品很多,如蛋糕、糕点、饼干、面包、印度抛饼、沙拉酱、炸薯条、炸薯片、爆米花、巧克力、冰淇淋、蛋黄派等。凡是松软香甜,口味独特的含油(植物奶油、人造黄油等)食品,都含有反式脂肪酸。原因是,用植物油催化加氢制取脂肪时,反式脂肪酸也同时生成了。

反式脂肪酸对健康的负面影响不可掉以轻心。它对人体主要有以下危害。

第一,增加动脉硬化的风险。

第二,增加血液黏稠度,容易导致血栓形成。

第三,对婴幼儿来说,反式脂肪酸还会影响生长发育,并对中枢神经系统发育产生不良影响。

研究证明,反式脂肪酸的摄入量越高,患心脏病的风险就越大。

目前我国食品法还没有规定不准使用氢化植物奶油。此前曾有不少食品厂以使用植物奶油使食品口感好、保质期长为卖点,信誉较好的食品生产厂家在配料中注明"氢化植物油""植物奶油""起酥油""人造黄油"等字样,这样的食品含有反式脂肪酸。现在诸多食品使用"植物奶油",但不明说,使人们不经意就吃下了反式脂肪酸。所以,日常生活中对含固态或半固态脂肪的食品,最好敬而远之。

5. 蛋白质

(1) 生理功能。

①构成、修补细胞和组织。蛋白质是构成一切细胞和组织的基本物质,人体的任何一个细胞、组织和器官中都含有蛋白质。若不计水分,肌肉组织的3/4是蛋白质。人脑中的蛋白质占总量的50%,人脑功能越复杂的部位蛋白质含量越高。皮肤、毛发、韧带、血液等都以蛋白质为主要成分。就是骨骼中也含有蛋白质。儿童正值生长发育的关键时期,要不断增加新的细胞、新的组织,需要大量蛋白质作为原料。人体每天都有一定的蛋白质被分解,排出体外,因此,体内的蛋白质在更新,需要不断补充蛋白质;人体的组织修复也需要蛋白质。膳食中长期缺乏蛋白质,就会影响幼儿身体发育和智力发展。但是,摄入的蛋白质并非越多越好,蛋白质含氮,其代谢产物须从肾脏排出,蛋白质过多会增加肾脏的负担。

单元二 学前儿童营养卫生

【知识窗】

2003年夏季，刘晓琳经历了第一次严峻考验，她所在的阜阳市人民医院儿科陆续收治了一批营养不良的儿童：头颅硕大、四肢短小、面部浮肿、神情萎靡，而化验结果显示他们都有明显的低蛋白血症。

她敏锐地察觉到这并不是偶发性的病例，这么多"大头娃娃"的背后肯定有着相同的"罪魁祸首"。经过与家长细致沟通，她发现这些孩子都是由爷爷奶奶在家用奶粉喂养的"留守儿童"，而所用奶粉价格都只有正常奶粉价格的一半。

问题是不是出在奶粉上？刘晓琳和医务人员迅速动员家长们将奶粉送检，结果令她大吃一惊：蛋白质含量只有2%，仅为国家规定的12.5%！于是他们立即将情况告知市防疫站，并通过电视台专题节目向家长宣传劣质奶粉的危害。

幼儿期的营养状况不仅影响幼儿近期的体格生长、智力发育、学习能力和疾病抵抗力，而且对其成年以后的健康会产生深远的影响。随着人们生活水平的提高，幼儿得到了很好的照顾，在现实生活中，在婴幼儿喂养方面还存在一些误区，只有树立正确的营养观和实行科学的、合理的营养搭配才能维护和促进婴幼儿的健康。

②调节生理功能。蛋白质是构成酶、激素、抗体等的基本物质，并且这些物质都具有调节生理功能的作用。例如，人体内的各种化学反应几乎都是在生物催化剂——酶的参与下进行的。迄今已知的酶有1 000余种，正是由于各种酶的催化作用，新陈代谢才能沿着一定的途径正常进行；胰岛素是蛋白质类激素，具有降血糖的功能，胰岛素缺乏会导致高血糖症；抗体是一种球蛋白，具有保护机体免受细菌和病毒侵害，提高机体抵抗力的作用。

【知识窗】

酶的本质

酶的化学本质是20世纪初酶学研究和争论的中心问题。人们对酶的化学本质的认识经历了将近一个世纪的时间。

在1920年，由于当时实验技术的局限，德国科学家维尔斯塔特提出，酶既不是蛋白质，也不是糖类，它是活性基团附着在无活性的蛋白质上的一种物质。由于他在学术界的崇高威望,他的这个观点极大地阻碍了后来的科学家对酶的认识。

　　1926年,美国生化学家萨姆纳在研究刀豆时提取了脲酶结晶,并进一步肯定脲酶是一种蛋白质。然而,他的发现并没有引起人们的重视。

　　1930年,另一位美国生化学家诺索普宣布,他和他的同事们一起获得了胃蛋白酶、胰蛋白酶和糜蛋白酶等多种结晶,并证明这些结晶都是蛋白质,这才推翻了维尔斯塔特的观点。

　　20世纪80年代以来,美国科学家切赫和奥特曼发现,少数RNA也具有生物催化作用。

　　③**供给能量**。蛋白质可提供能量。每克蛋白质在人体内可产生17.22千焦热量。但用蛋白质作为人体能量的主要来源是不经济的,故蛋白质不是能量的主要来源。

(2) 蛋白质的组成与分类。

　　无论哪种蛋白质,分解后的最终产物都是氨基酸。氨基酸是组成蛋白质的基本组件,共20多种。氨基酸主要由四种元素:C、H、O、N组成,此外还含有少量S元素等,是人体氮的唯一来源。蛋白质是由几十个乃至几万个氨基酸"手拉手"地按一定顺序排起队来,并在空间上盘曲折叠而形成,且形成形形色色的蛋白质。人必须从食物中摄取蛋白质,经过消化,分解为氨基酸,再组合成人体需要的多种多样的蛋白质。根据能否在人体中自行合成,氨基酸可以分为必需氨基酸和非必需氨基酸。

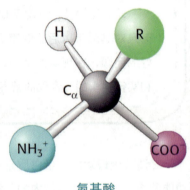

氨基酸

　　①**必需氨基酸**。必需氨基酸是指人体需要但不能自行合成或合成的速度远不能适应机体的需要,必须由食物中的蛋白质来提供的氨基酸。人体必须从食物中得到的必需氨基酸共有8种,即异亮氨酸、亮氨酸、赖氨酸、蛋氨酸、苯丙氨酸、苏氨酸、色氨酸和缬氨酸。

　　②**非必需氨基酸**。非必需氨基酸是指人体内可以合成或可由别的氨基酸转化而成,并非人体不需要它们。在体内代谢过程中可由糖、脂肪或其他氨基酸转变而来,可不从食物中获取的氨基酸。

　　蛋白质的质量如何,是由必需氨基酸的种类是否齐全、比例是否恰当,以及消化率的高低来决定的。一般来说,动物食品中的蛋白质所含的必需氨基酸种类比较齐全,比例适当,消化率也高于植物性食品,其蛋白质的营养价值比植物蛋白质高。

　　评定蛋白质的营养价值,主要看它所含的8种必需氨基酸是否齐全,配比是否平衡,含量是否丰富。根据效能的高低可将蛋白质分为以下三类。

　　· **完全蛋白质**:凡氨基酸组成齐全、数量充足、比例适当的食物蛋白质称为完全蛋白质。完全蛋白质是一种质量优良、营养价值高的蛋白质,如乳品、禽蛋、鱼肉、大豆等,它含有人体必需氨基酸,其成分与人体蛋白相似,能够维持人体的生命和健康,促进幼儿的生长发育。若用完全蛋白质作为膳食蛋白质的唯一来源,不但能维持生命,还能促进生长发育。

- **半完全蛋白质**：所含的必需氨基酸种类基本齐全，但比例不够合理，含量也不足，如小麦中的麦胶蛋白等，若用此蛋白质作为膳食蛋白质的唯一来源时，仅能维持生命，不能促进生长发育。
- **不完全蛋白质**：不完全蛋白质所含的必需氨基酸种类不全，是一种营养价值较低的蛋白质。若以此作为蛋白质的唯一来源，既不能促进生长发育，也不能维持生命活动，如玉米、肉皮、蹄筋中的胶原蛋白和豌豆中的球蛋白等。

（3）蛋白质消化率。

蛋白质消化率是指一种食物蛋白质可在机体消化酶作用下分解的程度。蛋白质消化率越高，则被机体吸收利用的可能性越大，其营养价值也越高。

食品中蛋白质的消化率是以蛋白质中能被消化吸收的氮的数量与该种蛋白质含氮总量的比值来表示的。

蛋白质消化率 =（食物中被消化吸收的氮的数量 / 食物中含氮总量）×100%

蛋白质消化率测定的方法同样适用于脂肪和碳水化合物等其他营养素。

（4）蛋白质的生物学价值。

蛋白质的生物学价值是指蛋白质吸收后被机体利用的程度，在营养学上称为"蛋白质的生物学价值"。通常以氮在体内的潴留量与吸收量之比的百分数来表示。

蛋白质的生物学价值 =（氮在体内的潴留量 / 氮在体内的吸收量）×100%

蛋白质被机体利用的程度越高，蛋白质的生物学价值也越高；反之，蛋白质的生物学价值也越低，其营养价值也越低。常见食物蛋白质的生物学价值见下表。

常见食物蛋白质的生物学价值

食物种类	生物学价值（%）	食物种类	生物学价值（%）	食物种类	生物学价值（%）
大米	77	玉米	60	虾	77
小麦	67	大豆	64	猪肉	74
大麦	64	蚕豆	58	羊肉	69
高粱	56	绿豆	58	牛肉	76
小米	57	花生	59	鸡蛋	94
甘薯	72	白菜	76	牛奶	85
马铃薯	67	鱼	76		

一般来说，动物蛋白质的生物学价值较高，利用率达70%~90%，大部分植物蛋白质的生物学价值较低，利用率为60%~65%。

（5）蛋白质的互补作用。

蛋白质能被人体利用得越多，它们的营养价值越高，将几种营养价值较高的蛋白质或将氨基酸丰富的蛋白质与营养价值低的蛋白质混合食用，可以互相取长补短，提高营养价值，这便是蛋白质的互补作用。

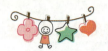

若将两种以上生物学价值较低的食物混合食用,由于它们之间取长补短,其生物学价值比它们当中任何一种蛋白质的生物学价值都高。

将不同谷类混合,制成主食,特别是将粮食与大豆混合食用更能提高蛋白质的生物学价值,见下表。

几种食物混合后蛋白质的生物学价值

食物种类	生物学价值		食物种类	生物学价值	
	单独食用	混合食用		单独食用	混合食用
玉米	60	77	大豆	65	77
小米	57		面筋	67	
大豆	64		小麦	67	89
玉米	60	70	小米	57	
小麦	67		牛肉	69	
大豆	64		大豆	64	

因此在膳食中要注意荤素混合、粗细粮搭配,这是提高蛋白质生物价值的好方法。

(6)膳食中蛋白质的来源。

幼儿如果长期在膳食中摄入蛋白质不足,就会造成生长发育迟缓、体重过轻、抵抗力降低、病后恢复慢,甚至有智力障碍。若摄入过量,则会引起便秘、肠胃病,增加肾脏负担。

蛋白质主要来源于瘦肉(畜肉、禽肉)、鱼、奶、蛋四类动物性食物。

豆类、硬果和谷类是植物性蛋白质的来源。豆类,尤其是大豆,蛋白质的营养价值接近于肉类,且蛋白质含量高,价钱又便宜。

其中,动物性食物的蛋白质与豆类(大豆)蛋白质所含的必需氨基酸比较齐全,因而被称为优质蛋白质,其营养价值与利用率都较高。

(7)每日蛋白质的供给量。

常用食物中,每500克食物所含的蛋白质量大致如下:粮谷类,40克;豆类,150克;肉类,80克;蛋类,60克;鱼类,50~60克;蔬菜,5~10克。

不同年龄段幼儿蛋白质的需求量。见下表。

中国居民膳食蛋白质的推荐摄入量

年龄生理阶段	蛋白质			
	平均摄入量(EAR)(g/d)		推荐摄入量(RNI)(g/d)	
	男	女	男	女
0~	—	—	9(AI)	9(AI)
0.5~	15	15	20	20
1~	20	20	25	25
4~	25	25	30	30
7~	30	30	40	40

注:(1)未制定参考值者用"—"表示;

(2)引自2013年中国营养学会《中国居民膳食营养素参考摄入量》

6. 维持生命的要素——维生素

(1) 维生素的分类。

维生素是一类有机化合物，是食物中含量很少而人体维持生命所必需的有机物，它既不是构成身体组织的原料，也不是供应热量的物质，但它却是维持人体生长发育和调节生理功能的重要成分。

根据维生素的溶解性，可将其分为水溶性维生素和脂溶性维生素两大类。

脂溶性维生素包括维生素 A、D、E、K 等。

水溶性类维生素包括维生素 B 族、维生素 C 等。

(2) 儿童较易缺乏的维生素。

① 维生素 A（视黄醇）。

· **维生素 A 的生理功能。** 维生素 A 又名视黄醇，它与正常视觉有密切关系，缺乏时就会使视网膜内视杆状细胞的功能降低，对暗光的反应差，暗适应能力低下，产生夜盲症，俗称"雀蒙眼"。

为什么缺乏维生素 A 会引起夜盲症呢？在人的视网膜上有两种视觉细胞，一种称为视锥细胞，另一种称为视杆细胞。前者感受强光刺激，并能辨别颜色；后者接受弱光刺激，使人在若明若暗的光线中仍能辨认物体。视杆细胞接受弱光刺激时的感光物质称为"视紫红质"，维生素 A 是这种物质的重要组成部分。举个例子来说，电影已经放映了，人们刚进入影院会感到眼前一片漆黑，但几分钟后就能渐渐辨清过道和座位，这称为暗适应能力。缺乏维生素 A，会使暗适应能力减弱，产生夜盲症。有些人尽管白天视力很好，但到了傍晚或光线暗的地方就看不清了，变得寸步难行，这就是夜盲症。

维生素 A 除了与眼的暗适应能力有关外，还能促进儿童的生长发育，并与上皮（皮肤、黏膜、角膜）细胞的健康有关。缺乏维生素 A 时，皮肤粗糙，眼球干燥，机体抵抗力下降。

· **维生素 A 的理化特性。** 维生素 A 和胡萝卜素都是脂溶性维生素，耐热和酸，在一般烹调过程中可不被破坏，但易在空气中、高温下和紫外线中被氧化破坏。胡萝卜素可在体内分解成维生素 A，故又称为维生素 A 源。

· **维生素 A 的食物来源。** 维生素 A 主要来源于动物性食品，如各种动物的肝、蛋黄、乳类等。在植物性食品中，深绿色、红色、黄色的蔬菜水果含有较多的胡萝卜素，如菠菜、豌豆苗、辣椒、胡萝卜、红心甜薯、杏、柿子等。胡萝卜素在人体内可转变为维生素 A。但人体对胡萝卜素的吸收利用率较差，一般吸收利用率仅为摄入量的30%，吸收后转变为维生素 A 的量只有吸收量的50%。另外，鱼肝油和奶、鱼类也含有丰富的维生素 A。

· **维生素 A 的供给量。** 每日维生素 A 的推荐摄入量见下表。

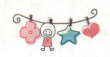

中国居民膳食维生素 A 每日的参考摄入量

年龄 生理阶段	维生素 A （μRAE/d）
0~	300(AI)
0.5~	350(AI)
1~	310
4~	360
7~	500

注：引自 2013 年中国营养学会《中国居民膳食营养素参考摄入量》

婴儿短期内服用维生素超过一定剂量，即可发生急性中毒，表现为食欲减退、厌食、烦躁、呕吐、前囟隆起、过度兴奋、四肢疼痛、头发稀疏等。因此使用维生素 A 制剂或服用鱼肝油要严格控制剂量。

②维生素 B_1（硫胺素）。

• 维生素 B_1 的生理功能。维生素 B_1 参与葡萄糖分解，是葡萄糖氧化分解过程中的一种辅酶，如果缺乏维生素 B_1，则糖的分解利用将发生障碍，将影响组织细胞生命活动所需的能量供应，特别是完全依赖糖类作为能源的脑组织缺乏维生素 B_1 时，其功能活动会发生严重障碍。

• 维生素 B_1 缺乏症。维生素 B_1 缺乏症又称为"脚气病"（人们常说的"脚气"是指霉菌所致的脚癣，与维生素 B_1 缺乏症无关）。

患脚气病最初的症状是疲乏，腿脚无力，食而无味，病情进一步发展，可出现肢体麻木、水肿、肌肉萎缩、感觉迟钝，严重缺乏时可因心力衰竭而死亡。

若乳母饮食中缺乏维生素 B_1，婴儿也可患脚气病，表现的特点是：烦躁不安或嗜睡，眼睑下垂，哭声嘶哑或失音，吮奶无力；因颈肌和四肢肌肉无力，致头颈后仰，手不能抓握，严重者可昏迷、抽风，若不及时抢救可迅速死亡。

• 维生素 B_1 的食物来源。维生素 B_1 广泛分布于天然食品中。含量丰富的有肉类、动物内脏、蛋类、豆类、酵母等。另外粗粮、糙米、麸面和坚果类含量也很丰富。维生素 B_1 为水溶性维生素，常在水中溶解流失。如果吃捞饭，不喝米汤，或者煮粥加碱，都会损失维生素 B_1。标准米面虽然不如精白米、富强粉好吃，但其中维生素 B_1 的含量高。在调配孩子的膳食时，最好粗细粮搭配。豆类含维生素 B_1 丰富，可多选用。

• 维生素 B_1 的供给量。维生素 B_1 的需要量与热量的摄入量成正比。幼儿缺乏维生素 B_1 易引起消化不良，食欲不振，体重减轻，发育迟缓等，严重缺乏时可患脚气病、水肿、肌肉萎缩和心动过速等。

每日维生素 B_1 的推荐摄入量见下表。

每日维生素 B_1 的推荐摄入量

年龄 生理阶段	维生素 B_1（mg/d）
0~	0.1（AI）
0.5~	0.3（AI）
1~	0.6
4~	0.8
7~	1.0

注：引自 2013 年中国营养学会《中国居民膳食营养素参考摄入量》

③维生素 B_2（核黄素）。

·维生素 B_2 的生理功能。维生素 B_2 是酶的重要组成部分，是组织细胞中多种物质氧化过程所必需的物质。在人体中，如果缺乏维生素 B_2，会出现口角湿裂、溃疡、舌炎、唇炎、角膜炎及某些皮炎。维生素 B_2 能维持正常视觉功能，促进生长发育。缺乏维生素 B_2 就会引起物质代谢的紊乱。

·维生素 B_2 的食物来源及供给量。维生素 B_2 为橙黄色结晶化合物，是水溶性维生素；在酸性和中性溶液中较稳定，但易被碱性溶液和日光照射破坏，具有耐热性。

酵母的维生素 B_2 含量最为丰富，其次是乳类、蛋类和肉类，在糙米、粗面粉、绿色蔬菜中含量也较多。

一般维生素 B_2 每日的供给标准为 0.5 毫克/1 000 千卡，所以幼儿每日供给量为 0.6~1.0 毫克。

每日维生素 B_2 的推荐摄入量见下表。

每日维生素 B_2 的推荐摄入量

年龄 生理阶段	维生素 B_2（mg/d）
0~	0.4（AI）
0.5~	0.5（AI）
1~	0.6
4~	0.87
7~	1.0

注：引自 2013 年中国营养学会《中国居民膳食营养素参考摄入量》

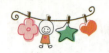

④维生素C（抗坏血酸）。

· 维生素C的生理功能。维生素C是新陈代谢中不可缺少的物质，可以促进细胞间黏合物质的形成，降低毛细血管的脆性；维持牙齿和骨骼的正常发育；促进胶原蛋白的形成、促进伤口的愈合，以及加强机体抗病力和加强解毒机能等。

· 维生素C的理化特性。维生素C溶于水，极易氧化，易被碱、铜、热破坏，大部分在烹调中损失，但在酸性环境中对热相对稳定。

· 维生素C的食物来源及供给量。维生素C主要来源于新鲜的蔬菜和水果，尤其是绿色蔬菜、番茄和酸味水果中含量较为丰富。某些野果如酸枣、猕猴桃含维生素C也很丰富。不能生吃的蔬菜，其维生素C保存量与烹调方法有很大关系。只要保证供给足够的蔬菜水果，并注意科学地烹调，一般来说不会缺乏维生素C。在动物性食物中，肝和肾也含有一定数量的维生素C。

富含维生素C的食物见下表。

富含维生素C的食物（mg/100g可食用部分）

食物名称	维生素C含量(mg)	食物名称	维生素C含量(mg)	食物名称	维生素C含量(mg)
枣（鲜）	243	中华猕猴桃	62	乌塌菜	45
维生素C橘汁	187	辣椒（青、尖）	62	木瓜	44
辣椒（红、小）	144	菜花	61	白菜薹	44
芥蓝	76	菜薹（紫）	57	荠菜	43
大芥蓝	72	苦瓜	56	荔枝	41
甜椒	72	红果	53	豆角	39
豌豆苗	67	西兰花	51	油菜	36
油菜薹	65	草莓	47	蒜苗	35

注：引自《中国食物成分表2002》。

维生素C性质不稳定，烹调时的高温、加碱、铜锅操作都会使其受到破坏。做菜时加醋可以保护维生素C。

每日维生素C的推荐摄入量见下表。

每日维生素C推荐摄入量

年龄 生理阶段	维生素C（mg/d）
0~	40（AI）
0.5~	40（AI）
1~	40
4~	50
7~	65

注：引自2013年中国营养学会《中国居民膳食营养素参考摄入量》。

• 维生素C缺乏症。维生素C缺乏症又称为"坏血病",坏血病是一种以多处出血为特征的疾病。维生素C能防治坏血病,故又被称为"抗坏血酸"。维生素C还能协助造血,促进伤口愈合、增强机体对传染病的抵抗力,并有抗癌作用。

【知识窗】

柠檬的奇效

1740年,英国皇家海军在乔治·安森的率领下,组成了一支2 000人的队伍进行环球旅行。在航行的过程中,很多水手都莫名其妙地开始全身出血,当他们返回的时候,原来的六艘船只剩下了一艘,人员也所剩无几。这件事在当时轰动了整个世界,也使得英国皇家海军实力大大削减,英国国王下令不惜一切代价查找原因。

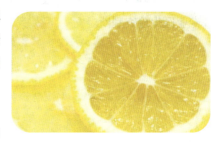

军医林德在仔细查找原因的同时,他建议水手们在远航时多吃一些柠檬。令人非常吃惊的是,水手们的病症完全消失了,从此再英军中没有发生过坏血病。

为什么柠檬能治疗这种疾病呢?

柠檬富含维生素C,因此人们称它为"神秘的药果"。柠檬为芸香科常绿小乔木,原产于马来西亚,维生素C能维持人体各种组织和细胞间质的生成,并保持它们正常的生理机能。人体内的母质、黏合成胶质等,都需要维生素C来保护。当维生素C缺少了,细胞之间的间质——胶状物也就跟着变少。这样,细胞组织就会变脆,失去抵抗外力的能力,人体就容易出现坏血症;它还有更多用途,如预防感冒、刺激造血和抗癌等作用。

⑤维生素D(骨化醇)。

• 维生素D的生理功能。维生素D具有抗佝偻病的作用,故又被称为"抗佝偻病维生素",属类固醇化合物,种类很多,以维生素D_2(麦角钙化醇)和维生素D_3(胆钙化醇)较重要。

维生素D不仅能促进钙和磷在肠道的吸收,还作用于骨骼组织,使钙和磷最终成为骨质的基本结构,从而使骨骼和牙齿得到正常发育。但维生素D并不能直接起作用,在体内必须先经过转化,才具有生理作用。当维生素D缺乏时,虽然钙和磷并不缺乏,但幼儿可能发生佝偻病或手足痉挛症,成人可患骨质软化症。

• 维生素D的理化特性。维生素D主要有维生素D_2、D_3,维生素D为白色晶体,不溶于水,但可溶于脂肪及脂肪溶剂,耐热和光,不易被氧化;在中性及碱性溶液中较稳定,在酸性溶液中易被破坏。

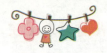

人和动物的皮肤及脂肪组织中均含有 7-脱氢胆固醇，当皮肤受日光照射后，即可转变为维生素 D_3，并运至肝、肾和全身备用。

• **维生素 D 的来源和供给量**。动物肝脏、鱼肝油、禽蛋类含维生素 D_3 丰富；奶类含量不高，吃奶的婴儿需要补充适量的鱼肝油。晒太阳是最方便、最经济的维生素 D 补充来源，经阳光中紫外线的照射，皮肤中的 7-脱氢胆固醇可变为维生素 D。

幼儿每日大约需要维生素的量为 10 微克。缺乏维生素 D 可引起佝偻病，如果摄入过量，可引起中毒症，表现为厌食、恶心、呕吐、腹泻、头痛、嗜睡等。

引起维生素 D 中毒的原因多为使用不当，如极少数的家长误认为维生素 D 是补药，而长期过量给幼儿服用。个体因对维生素 D 过敏，也会出现中毒症状。所以，判断孩子是否缺乏维生素 D，一定要找专业医生检查判断。

单元二 学前儿童营养卫生

第二节 幼儿膳食

【案例呈现】

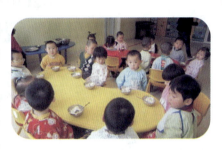

今天的午饭里有白菜，饭发下去后，孩子们都大口大口地吃开了。我发现小明却坐在那里，眼睛含着泪花，看着盘子里的菜，样子可怜极了，就问他："小明，你怎么不吃饭呀？"他看了看我，指着盘子里的白菜摇头。于是我就说："你喜欢小白兔吗？"他点点头。"你为什么喜欢它？""因为它长得可爱。""那你知道小白兔最爱吃什么吗？"小明听了以后，神气起来："小白兔爱吃萝卜和白菜。""小明真聪明，如果你像小白兔一样也爱吃白菜，那你也会和小白兔一样长得很可爱。"小明看着我好像有点不相信，我又笑着对他点点头，我喂了他一口，他张嘴吃了，但是一直含在嘴里不肯往下咽，这时我灵机一动就说："小明，你知道吗，嚼白菜时发出的声音可好听了，咯吱、咯吱像踩在雪地上一样。"听了我的话，小明高兴地使劲嚼起来，"老师，咯吱、咯吱真好听！"我连忙又喂了他一口菜，他大口大口地嚼了起来，我把耳朵凑在他嘴边说："你能嚼给我听吗？"他使劲点点头，大口大口地嚼着，不一会儿工夫餐盘里的菜就全吃光了。

作为一名幼儿教师，配制的膳食不但要满足幼儿生长发育的需要，而且要能促进幼儿食欲，帮助幼儿养成良好的进食习惯。

一、幼儿膳食配制原则

幼儿正处于生长发育的关键时期，必须获得充足的营养才能保证机体的正常生长发育。如果长期缺乏某种营养物质，不但影响幼儿的生长发育，还可能会引起各种疾病。但是，如果营养过多，也会有不良的影响。因此，合理安排幼儿的一日膳食，配制适合幼儿年龄特点的食谱，是保证幼儿生长发育的重要措施。幼儿膳食配制的原则如下。

1. 符合幼儿营养的需要

0~6岁不同阶段的幼儿对营养的需求不同，2022年6月1日中国营养学会组织编写的《中国婴幼儿喂养指南（2022）》正式发布，针对不同阶段幼儿的喂养了提出了指导性意见。

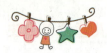

0~6月龄的幼儿,以母乳喂养为主,纯母乳喂养数日后,可适当补充维生素 D 和维生素 K,要定期监测婴儿的身长、体重和头围等体格指标。

7~24月龄幼儿,可继续母乳喂养到 2 岁左右,从 6 个月起开始添加辅食,如肉泥、肝泥、强化铁的婴儿谷粉等泥糊状食物,继续补充维生素 D。食物的添加从一种开始逐步达到食物多样化,1 岁以后逐渐尝试清淡口味的家庭膳食。每三个月进行一次体格指标监测。儿童各类食物每日建议摄入量见下表。

7~24 月龄幼儿食物每日建议摄入量

食物种类	7~12 月龄	13~24 月龄
盐	不建议额外添加	0~1.5 克
油	0~10 克	5~15 克
蛋类	15~50 克(至少一个鸡蛋黄)	25~30 克
畜禽肉鱼类	25~75 克	50~75 克
蔬菜类	25~100 克	50~150 克
水果类	25~100 克	50~150 克
母乳	700~500 毫升	600~400 毫升
谷类	20~75 克	50~100 克

注:不满 6 月添加辅食,须咨询专业人员做出决定,继续母乳喂养,逐步过渡到谷类为主食。
引自《中国婴幼儿喂养指南(2022)》,2022,中国营养学会。

2~6岁幼儿,每日膳食应由适宜数量的谷类、乳类、肉类(或蛋类、鱼类)、蔬菜、水果等食物组成,在各类食物的数量相对恒定的前提下,同类中的各种食物可轮流选用,做到膳食多样化。

2~5 岁幼儿食物每日建议摄入量

食物种类	2~3 岁	4~5 岁
盐	<2 克	<3 克
油	10~20 克	20~25 克
奶类	350~500 克	350~500 克
大豆(适当加工)	5~15 克	15~20 克
坚果(适当加工)	—	适量
蛋类	50 克	50 克
畜禽肉鱼类	50~75 克	50~75 克
蔬菜类	100~200 克	150~300 克
水果类	100~200 克	150~250 克
谷类	75~125 克	100~150 克
薯类	适量	适量
水	600~700ml	700ml~800ml

引自《中国婴幼儿喂养指南(2022)》,2022,中国营养学会。

2. 符合幼儿消化能力

幼儿的膳食烹调成质地细软、容易消化的膳食，随着年龄的增长逐渐向成人膳食过渡。针对各年龄段幼儿的切、烧方法要有利于消化吸收：2岁以下幼儿的饮食以切碎末或泥状为宜；2～3岁幼儿的膳食以切细丝、小片、小丁为主，且煮软烂；3～6岁幼儿的膳食可以切成较大块状，由去刺去骨过渡到带刺带骨，适当加油煎。

3. 食物能促进食欲

中国的饮食文化博大精深，源远流长。制作食物时，尽量使食物外形美，色诱人，味可口，香气浓，花样多，色香味齐全，以此来促进幼儿的食欲。

4. 讲究饮食卫生

婴幼儿的膳食在选择食材时要保证安全、优质、新鲜，标签成分清晰，生产日期、保质期、厂名、厂址明确。在制作过程中始终保持清洁卫生，生熟分开。不吃剩饭，妥善保存和处理剩余食物，防止发生进食意外。讲究进食卫生，饭前洗手，并注意进食环境卫生安全。

二、《中国居民膳食指南》介绍

中国营养学会于2022年4月发布了《中国居民膳食指南（2022）》，在此基础上，结合幼儿生长发育特点，充分考虑当前婴幼儿在喂养过程中存在的问题，2022年6月发布了《中国婴幼儿喂养指南（2022）》现将学前儿童指南介绍如下：

1. 食物多样，规律就餐，自主进食，培养健康饮食行为

学龄前儿童正处在生长发育阶段，新陈代谢旺盛，对各种营养素的需要量相对高于成人，合理营养不仅能保证他们的正常生长发育，也可为其成年后的健康打下良好的基础。人类的食物是多种多样的，各种食物所含的营养成分不完全相同，任何一种天然食物都不能提供人体所必需的全部营养素。儿童的膳食必须是由多种食物组成的平衡膳食，才能满足其各种营养素的需要，因而提倡广泛食用多种食物。

谷类食物是人体能量的主要来源，也是我国传统膳食的主体，可为儿童提供碳水化合物、蛋白质、膳食纤维和B族维生素等。学龄前儿童的膳食也应该以谷类为主体，并注意粗细粮的合理搭配。

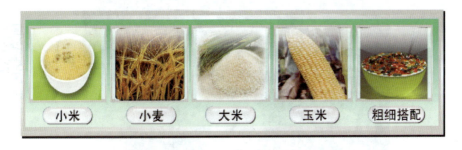

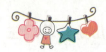

　　蔬菜和水果为碱性食物，对于提高人的免疫力起着很重要的作用。蔬菜和水果所含的营养成分并不完全相同，不能相互替代。在制备儿童膳食时，应注意将蔬菜切小、切细以利于儿童咀嚼和吞咽，同时还要根据季节和地域特点等，注重蔬菜水果的品种、颜色和口味的变化，以引起儿童的食欲。

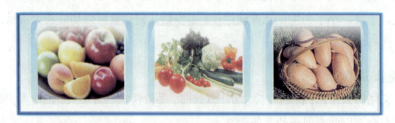

　　鱼、禽、蛋、瘦肉等动物性食物是优质蛋白质、脂溶性维生素和矿物质的良好来源。动物蛋白中的氨基酸组成适合人体需要，而且动物蛋白中的赖氨酸含量较高，有利于补充植物蛋白中赖氨酸的不足。肉类中的铁易被人体吸收利用，鱼类特别是海产鱼所含不饱和脂肪有利于儿童的神经系统的发育。动物肝脏所含的维生素 A 极为丰富，还富有维生素 B2、叶酸等。在我国农村还有一部分地区对蛋白质的消费量还很低，应适当增加摄入量，但是，在城市学前儿童膳食中优质蛋白质比例已满足需要甚至过多。同时，在城市里学前儿童的膳食结构中饱和脂肪的含量较高，谷类和蔬菜的消费量明显不足，这对儿童的健康不利。鱼、禽、蛋、瘦肉等含蛋白质较高、饱和脂肪较低，建议儿童可经常吃这类食物。建议植物蛋白和动物蛋白的摄入量每天保持均衡。

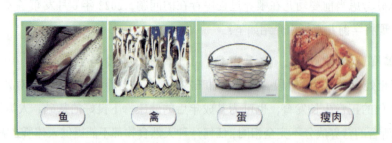

　　学前儿童易出现饮食无规律、吃零食过多、食物过量的情况。当受冷受热、有疾病或情绪不安时，易影响消化功能，可能造成厌食、偏食等不良饮食习惯。所以要特别注意培养儿童良好的饮食习惯，不挑食，不偏食。

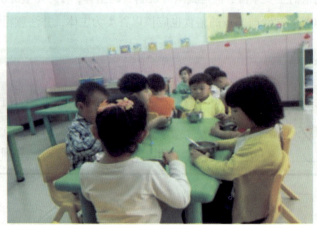

培养学前儿童良好的饮食习惯

单元二 学前儿童营养卫生

根据学龄前儿童的消化特点,以一日"三餐两点"为宜。各餐营养素和能量合理分配,早中晚正餐之间加适量的加餐食物,既保证了营养需要,又不增加胃肠道负担。通常情况下,三餐能量分配中,早餐提供的能量约占一日的30%(含上午10点的加餐),午餐提供的能量约占一日的40%(含下午3点的加餐),晚餐提供的能量约占一日的30%(含晚上8点的少量水果、牛奶)。

【知识窗】

吃饭七分饱,宝宝身体好

"若要小儿安,常带三分饥与寒",这是在儿科大夫中很流行的一句顺口溜。意思是说,要想宝宝身体好,不能吃得太饱,七分饱为刚刚好,这样有助于提高宝宝对食物的兴趣和食欲。

科学研究证明,宝宝吃得太饱会引发身体不适,还会影响正常的发育成长。

(1) **积食**。积食是因饮食不当,影响到人体的消化功能,使食物停滞在胃肠所形成的一种肠道疾病。儿童全身的各个器官都处于一个幼稚、娇嫩的阶段,它们的活动能力有限,如消化系统器官所分泌的消化酶的活性比较低,量也比较小。在这种生理条件下,如果吃得太饱,就会加重消化器官的工作负担,引起消化吸收不良,从而容易出现肚子胀、肚子疼、腹泻等问题。

(2) **肥胖**。如今,宝宝们都是家长手心里的宝贝,家长自然不会在吃上亏待了宝宝们,经常吃各种洋快餐、糖果、冰激凌等高热量、高脂肪的食物,吃得过饱还可能导致营养过剩,进而导致肥胖。

(3) **大脑早衰**。研究发现,早衰物质会因饮食过饱,于饭后增加数万倍。为了消化过多的食物,消化道路必然扩张,有限的血液和氧气从而转移到消化道,脑细胞会因此暂时缺血。吃得越多,胃肠需要的血液越多,脑供血越少,对大脑危害越大,进而影响宝宝大脑的发育,导致智力偏低。

2. 每天饮奶,足量饮水,合理选择零食

奶类是一种营养成分齐全、组成比例适宜、易被消化吸收、营养价值很高的天然食品。除含有丰富的优质蛋白质、维生素A、维生素B_2外,含钙量较高,且利用率也很好,是天然钙质的极好来源。儿童摄入充足的钙有助于增加骨密度,从而延缓其成年后骨质疏松症发生。目前我国居民膳食提供的钙普遍偏低,因此,对处于快速生长发育的学龄前儿童,应鼓励每日饮奶。

大豆是我国的传统食品,含丰富的优质蛋白质、不饱和脂肪酸、钙及维生素B_1、维生素B_2、烟酸等。为提高农村儿童的蛋白质摄入量及避免城市中由于过多消费肉类带来的不利影响,建议常吃大豆及

其制品。

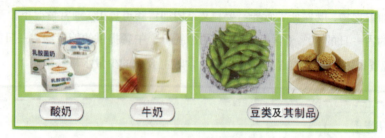
酸奶　　　牛奶　　　豆类及其制品

零食是学龄前儿童饮食中的重要内容，应予以科学地认识和合理地选择。零食是正餐以外所进食的食物和饮料。对学龄前儿童来说，零食是指一日三餐两点之外添加的食物，用以补充能量和营养素。

学龄前儿童新陈代谢旺盛，活动量多，所以营养素需要量相对比成人多。水分需求量也较大，建议学龄前儿童每日饮水量为1 000~1 500毫升。其饮料以白开水为主。目前市场上许多含糖饮料含有葡萄糖、碳酸、磷酸等物质，过多地饮用这些饮料，不仅会影响孩子的食欲，使儿童容易发生龋齿，还会造成能量摄入过多引发肥胖，不利于儿童的健康成长。

3. 合理烹调，少调料少油炸

在为学龄前儿童烹调加工食物时，应尽可能保持食物的原汁原味，让孩子首先品尝和接纳各种食物的自然味道。为了保护儿童较敏感的消化系统，应避免干扰或影响儿童对食物本身的感知和喜好，应注意食物的正确选择和膳食多样的实现，预防偏食和挑食的不良习惯，儿童的膳食应清淡、少盐、少油脂，并避免添加辛辣等刺激性物质和调味品。

4. 参与食物的选择与制作，增进对食物的认识和喜爱

幼儿活泼好动，好奇心强，在对食物的选择和认知过程中，会增加对食物的喜爱，从而增加食欲。在幼儿参与食品制作过程中，要注意卫生，包括进餐环境、餐具和供餐者的卫生状况，注意幼儿的进餐卫生。幼儿园集体用餐要提倡分餐制，减少疾病传染的机会。不要食用生的（未经高温消毒过的）牛奶和未煮熟的豆浆，不要吃生鸡蛋和未熟的肉类加工食品，不吃污染变质和不卫生的食物。

5. 经常户外活动，定期体格测量，保障健康成长

进食量与体力活动是控制体重的两个主要因素。食物提供人体能量，而体力活动、锻炼消耗能量。如果进食量过大而活动量不足时，则合成生长所需蛋白质以外的多余能量就会在体内以脂肪的形式积累而使体重过度增长，久而久之便引起肥胖；相反，若食量不足，活动量又过大时，可能由于能量不足而引发消瘦，造成活动能力和注意力下降。所以，儿童需要保持食量和能量消耗之间的平衡。消瘦的儿童应适当增加食量和油脂的摄入，以维持正常生长发育的需要和适宜的体重增长；肥胖的幼儿应控制总进食量和高油脂食物摄入量，适当增加活动、锻炼强度及持续时间，在保证营养素充足供应的前提下，适当控制体重的过度增长。

【知识窗】

《中国居民膳食指南（2022）》的八大基本准则：

准则一 食物多样，合理搭配

准则二 吃动平衡，健康体重

准则三 多吃蔬菜、奶类、全谷、大豆

准则四 适量吃鱼、禽、蛋、瘦肉

准则五 少盐少油，控糖限酒

准则六 规律进餐，足量饮水

准则七 会烹会选，会看标签

准则八 公筷分餐，杜绝浪费

三、幼儿食谱的编制

1. 食谱编制基本原则

（1）遵循合理营养、平衡膳食、食物多样化、促进健康的原则。

（2）膳食巧搭配：粗细搭配，米面搭配，荤素搭配，谷类与豆类搭配，蔬菜五色搭配。食物可分为五大类：谷黍类（主食），动物类，豆类和坚果类，蔬菜和水果类及纯热能食物。

（3）结合当地情况，照顾用餐者习惯并充分考虑其经济状况。

（4）注意制作和烹调方法，具有可操作性。

2. 食谱编制的理论依据

（1）中国居民膳食营养素参考摄入量（量的确定和评价）。

（2）中国居民膳食指南和平衡膳食宝塔（食谱设计的原则）。

（3）食物成分表（食谱的计算）。

（4）营养平衡理论（食谱的评价），包括营养素平衡、膳食纤维平衡和食物搭配平衡等。

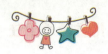

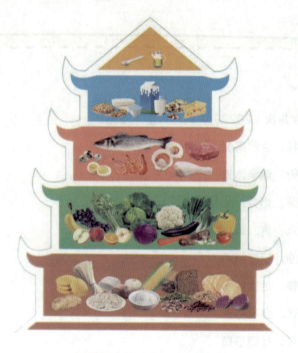

中国学龄前儿童平衡膳食宝塔

3. 食物选择的原则

主食： 谷黍类，主要提供碳水化合物。

副食： 动物食品、大豆等提供蛋白质、脂肪等营养素；蔬菜、水果提供矿物质、维生素和膳食纤维；零食可以补充各种营养素的不足。

其他： 纯热能食物可以补充能量不足。

4. 幼儿食谱编制

（1）确定全日能量需要。根据餐次比计算每餐营养素目标，主食品种、数量的确定，副食品种、数量的确定，蔬菜量的确定，油和盐量的确定，食谱编制，食谱能量和营养素计算，检查差距和调整。

制定膳食制度

能量： 1 000~1 600 千卡/日

宏量营养素： 蛋白质占总热量的10%~15%，脂肪占总热量的30%~35%，碳水化合物占总热量的50%~55%。

微量元素： 钙，800毫克/日；铁，12毫克/日；锌，12毫克/日；碘，90微克/日；维生素A，600微克/日；维生素D，10微克/日；维生素B_1，0.7毫克/日；维生素B_2，0.7毫克/日；维生素C，70毫克/日。

（2）制定食谱时，还要根据季节变化，作出适当调整，冬季适当增加脂肪量，夏季适当增加清淡爽口的食物。

单元二 学前儿童营养卫生

【案例呈现】

3~6岁儿童一日建议摄入量

餐次	定量食谱
早餐	馒头70克（1个小馒头），牛奶100毫升
早点	花卷36克，苹果50克
午餐	米饭192克，蒸肉饼（五花肉）51克，蒜茸炒菜心100克
午点	肉粥168克
晚餐	米饭192克，西红柿炒鸡蛋（鸡蛋53克，西红柿100克）

3~6岁儿童食谱

	星期一	星期二	星期三	星期四	星期五
早餐	小发糕，玉米面粥，酱猪肝	小麻酱花卷，豆粥，煮鹌鹑蛋	蛋糕，小米红枣粥，煮花生米	小豆沙包，大米粥，卤鸡蛋	小花卷，糯米紫菜粥，火腿肠
午餐	米饭，红烧鸡翅，豆腐烩小白菜，萝卜汤	菜肉包子，大米粥	米饭，红烧鱼块，炒土豆片，黄瓜汤	菜肉饺子，饺子原汤	米饭，红烧肉炖海带，胡萝卜汤
午点	柑橘，饼干，小月饼	苹果，牛奶，糯米小点心	香蕉，豆浆，蒸红薯	梨，牛奶，饼干	草莓，牛奶，小桃酥
晚餐	小馒头，肉丸烩冬瓜，虾皮紫菜蛋汤	什锦菜饭，西红柿鸡蛋汤	小肉龙卷，莴苣炒鸡蛋，藕片汤	米饭，猪肝炒菠菜，冬瓜汤	西红柿鸡蛋面，香干炒芹菜

【知识窗】

五个数字，五种颜色

我国的一些营养学家、生理学家和社会学家经过抽样调查和比较研究，拟定并推荐一套符合我国居民膳食结构的营养食谱，这份食谱堪称日常生活中的绿色食谱，为便于记忆，可以概括为"五个数字"和"五种颜色"。

五个数字：

"一"即每天吃一个水果。水果中含有大量的维生素和β纤维素。

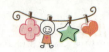

"二"即每天要有两勺油。这是指在炒菜时或烹调中平均每人一天摄取调料油脂的总量，其中植物油和动物油各占一半。

"三"即每天三碟蔬菜。尤其吃叶绿素丰富的蔬菜，其次是瓜果类。

"四"即每天四碗饭或四个馒头。在人体所需营养中，这类食物的营养是必不可少的。

"五"即每天五份蛋白质，一个鸡蛋，一杯牛奶或豆浆，一碟鱼或虾类、贝类、一碟肉，一碟黄豆芽或豆腐。

五种颜色：

"红"指每日成人可饮少量红葡萄酒50~100毫升，有助于升高高密度脂蛋白、活血化瘀 和预防动脉粥样硬化。

"黄"指黄色蔬菜，如胡萝卜、红薯、南瓜、西红柿等，其中含丰富的胡萝卜素，对儿童及成人均有提高免疫力的功能。

"绿"指绿茶及深绿色蔬菜。绿茶有明显的抗肿瘤、抗感染作用。

"白"指燕麦粉或燕麦片。研究证实，每日进食50克燕麦片，可降低血液中胆固醇和甘油三酯的含量，对糖尿病更有显著疗效。

"黑"指黑木耳。每日食黑木耳5~15克，能显著降低血黏度与血胆固醇，有助于预防血栓形成。

四、托幼机构的膳食卫生

1. 食品选购要求

要求：营养丰富；保证热能供给；易被消化吸收；卫生和新鲜，不被致病微生物和有毒、有害物质污染。

不应选购的食品：被细菌污染和腐烂变质；含亚硝胺和多环芳烃致癌物；含有天然毒素；被农药、化肥等污染；无生产许可证、无保质期的。

2. 烹调制备要求

（1）尽量保存食物中的营养素。

淘米用冷水，不要用力搓，次数要少，因为B族维生素的损失率可达到40%~60%，蛋白质、无机盐等其他营养素也有损失；做饭、煮粥和制作面食时不要放碱，最好蒸饭或焖饭；蔬菜要吃新鲜的，先洗后切，否则维生素C会大量氧化损失；切后就炒，煮菜少放水，水沸后放菜；炒菜时加少量醋；动物性食物要切细、切薄，可拌少量淀粉以减少维生素的损失，用急火快炒。

（2）避免有害物质的产生或去除有毒有害物质。

避免采用烘烤、烟熏的方法；生豆浆、四季豆要煮透烧熟才能食用；避免用铁锅煮酸性食物，或用铁器盛醋、酸梅汤等。

（3）使食品具有良好的感官性状，能增进食欲，促进消化吸收。

由于幼儿对食物的色、香、味、形都比较敏感，因此通过加工食物，使食品具有良好的感官性状，可充分调动幼儿的食欲。

3. 食物储存

（1）低温冷冻。各种食物分别放在适宜的温度和湿度下储存，并在保质期内食用。

（2）盐腌糖渍。食物新鲜，食盐要纯净，浓度要足够；糖的浓度要达到60%~65%。

（3）储藏环境。应在低温、通风、避光、干燥处储藏食物。

4. 进食卫生

（1）良好的物理环境，进餐前有准备。幼儿用餐的场所整齐清洁，空气清新，温、湿度适宜，有助于幼儿保持愉快的情绪。

（2）良好的心理环境，促进食物的消化吸收。幼儿进餐时，保持愉悦的心情有助于食欲的提高。保教人员在幼儿进餐时要给予关爱，对独立进餐有困难的幼儿要进行帮助，不要在进餐时对幼儿加以训斥、批评，这样会使幼儿交感神经兴奋，影响消化腺分泌消化液，食物得不到很好的吸收。

（3）适当的进餐速度。进餐时，不适合一味地要求幼儿吃得快，或者用"比一比谁是第一名"等方法来促进幼儿的进餐速度。一般控制在半小时之内比较恰当。

（4）进餐时不谈笑打闹。由于幼儿的生理特点，在进餐时不要大声说话或者说笑打闹，避免食物进入气管，引起窒息等意外事故。

（5）不强迫幼儿进食。幼儿不愿意进食，或者出现进食量骤降的情况，一定要观察了解原因，及时与家长联系，不要强迫幼儿进食，以免幼儿对进食产生抵触情绪，造成不良的后果。

5. 厨房和炊事人员的卫生

（1）厨房卫生。

①应有合乎卫生要求的工作面积，各室的安排要适合工作程序。

②应有排烟、排气、防尘、防蝇、防鼠、防蟑螂的设备。

③应有提供清洁水源和排除污水的设施。

④生熟食品分开存放，生熟刀案严格分开。

⑤应有消毒的设备，食具每餐用后洗净消毒。

⑥应有垃圾和污物处理的设施，能及时处理废物。

（2）炊事人员的卫生。

①托幼机构工作人员上岗前必须到县级以上人民政府卫生行政部门指定的医疗卫生机构进行健康检查，取得《托幼机构工作人员健康合格证》后方可上岗。上岗前必须有职前培训，上岗后每年进行1~2次体检，发现患有传染病要立即调离，治愈后方可上岗。

②工作时必须穿工作服，工作帽要能包住头发，戴好口罩。

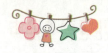

③要勤洗头、勤换衣服、勤剪指甲、勤洗手。

④在烧菜、分菜时不直接从食具中取食物尝味，也不对着食物咳嗽、打喷嚏或说话。

【案例呈现】

关于幼儿进食问题的行为矫正方案设计

设计意图： 改掉嘟嘟吃饭慢的坏习惯。

设计目标： 通过强化物的强化作用，使嘟嘟改掉吃饭慢的坏习惯。

活动准备： 嘟嘟父母的家庭调查情况，用小红花作为强化物。

活动过程：

1. 情况介绍：有名幼儿——嘟嘟，早上吃饭太慢，起码要一个小时，导致父母送嘟嘟去幼儿园时经常迟到，家长甚至因为这个上班迟到被扣工资。家长对此非常苦恼。

2. 通过和嘟嘟父母的沟通，选择嘟嘟喜欢的小红花作为强化物，并且制订相应的计划改掉嘟嘟吃饭慢的习惯。

3. 计划安排：

（1）家长要与嘟嘟一起设计方案，并告诉他这个方案的目的与方法，让她认识到早上吃饭太慢所造成的坏影响——自己上幼儿园迟到，爸爸妈妈因为这个上班迟到而被扣工资。告诉她这个方案是为了帮助她的。

（2）在不影响去幼儿园的时间的情况下，一开始时间不用定得太短，可以定在50分钟。吃饭时可以在嘟嘟的面前放一个闹钟，并告诉嘟嘟早上吃饭必须在规定的时间内吃完。如果在这一时间内嘟嘟能够把饭吃完，就立即奖励她1朵小红花，并给予语言夸奖："你真棒！"如果没有吃完就不能再继续吃饭。在孩子吃饭的时候，家长要注意不能在旁边催孩子，给孩子压力。

（3）持续几天后，可以适当缩减时间，将时间定在40分钟，告诉嘟嘟如果她能在40分钟内吃完就奖励她2朵小红花。如果嘟嘟在规定时间内吃完，除了立即给予奖励小红花外，同样也要给予语言夸奖："真厉害！这么快就吃完了！"如果时间到了还没吃完，就不让嘟嘟吃了。

（4）如果持续几天，嘟嘟都能在规定的时间内完成，可以继续缩短时间，将时间定在30分钟。这次告诉嘟嘟如果她能在规定的时间内吃完就奖励她4朵小红花。

（5）逐步撤销强化物小红花，代之以语言鼓励，同时告诉嘟嘟如果能在20分钟内吃完早饭，就可以用她之前得到的小红花换取自己想要的东西，比如她想要的玩具、故事书等。

在实施的过程中，如果后续几天嘟嘟都没有在规定的时间内吃完，除了不再让她继续吃饭，同时可以扣除她得到的小红花为惩罚，扣除的小红花数目也可以按照比例增加。

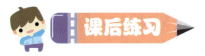

一、简答题

1. 幼儿膳食配制的原则有哪些？
2. 幼儿的进食原则有哪些？
3. 3~6岁幼儿的《中国居民膳食指南》内容有哪些？
4. 蛋白质在幼儿生长发育中的作用是什么？
5. 幼儿生长发育过程中必需氨基酸有几种？分别是什么？

二、论述题

1. 有的幼儿早餐就只喝一盒牛奶，请从食物成分的功能等分析，这样做有什么不好。
2. 请根据所学知识，为幼儿园制订一周的食谱。

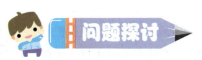

判断并说明理由

1. 水在人的生命活动中不能为人体提供能量，所以水不是人体的营养物质。
2. 儿童的皮肤细嫩，太阳光中又有紫外线，所以哪怕是冬天，也最好不要带儿童到太阳下玩。
3. 在所有动物脂肪中都含较多的饱和脂肪酸。
4. 缺乏维生素A会导致夜盲症。

单元三　学前儿童常见意外伤害的预防与处理

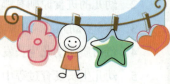

单元导读

　　幼儿时期是人一生中发展最迅速、最基础的时期，让幼儿有一个幸福、快乐、健康、安全的人生是所有家长和教师的共同愿望。但由于幼儿身体机能发展不完善、自我保护能力有限、生活经验贫乏、自我保护意识弱，因此，幼儿期也是人一生中最容易出现事故和危险的时期。所以，懂得学前儿童常见意外伤害的预防与处理就显得尤为重要。本单元从两方面，即常见意外事故的预防与处理措施和学前儿童的护理技术与突发事件的处理，系统地介绍了如何更好地维护学前儿童的健康成长。

学习目标

（1）通过本单元内容的学习，学生能详细说出常见意外伤害的原因与处理措施。

（2）学生能简单护理幼儿，具备处理突发事件的应急能力。

（3）增强学生的安全意识，培养学生的责任心。

单元三　学前儿童常见意外伤害的预防与处理

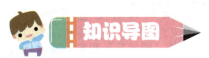

```
学前儿童常见意外伤害的预防与处理
├── 常见意外伤害的预防与处理措施
│   ├── 幼儿意外伤害发生的原因
│   ├── 幼儿意外伤害的预防措施
│   └── 幼儿常见意外伤害的处理与预防
│       ├── 异物入体
│       ├── 运动中的损伤
│       ├── 鼻出血
│       ├── 烫伤
│       ├── 短暂的意识丧失
│       └── 动物伤害类
└── 学前儿童的护理技术与突发事件的处理
    ├── 常见的护理技术
    └── 突发事件的应急处理措施
```

第一节　常见意外伤害的预防与处理措施

【案例呈现】

5月12日，是中三班幼儿聪聪的生日，她带来了各色糖果与同伴们一起分享生日的快乐。在离园前，我班为聪聪举行了一个小小的生日会，大家唱生日歌、道生日祝福，聪聪也将糖果逐一分发给每一位小朋友。当家长来接孩子回家的时候，孩子们纷纷举着糖果欣喜地说："这糖是聪聪过生日发给我的。"还有的孩子走出教室门就急忙拆开圆圆的糖果送进嘴里，边吃边奔跑下楼。过了一会儿，果果的爷爷带着果果匆忙走进教室，爷爷说："老师，刚刚发生了非常吓人的事情，果果在玩滑梯的时候，一下子脸通红，甚至快要发黑了，我想会不会让糖噎着了，我立即让他弯腰，拍他的背，让他把嘴里的糖吐出来，后

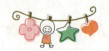

来咳了一会儿终于把糖吐出来了。"当时,我听着就感觉一阵后怕,要是万一聪聪的糖果导致幼儿窒息,这是多可怕的事情,我连忙询问果果:"你现在感觉怎么样?有没有感觉哪里不舒服?"果果似乎也被刚才的情景吓愣了,摇摇头说:"没有。"我又接着说:"以后吃东西的时候要告诉大人,而且要坐好了吃,吃完了再玩。"并嘱咐家长回家要注意观察幼儿身体是否有不适的现象,如果不舒服要立即上医院进行检查。

"幼儿过生日"原本是一件快乐的事情,却因糖果发生了不愉快,甚至差点导致幼儿生命危险,此事再次给教师和家长敲响了警钟,不能忽视幼儿的安全问题。孩子尚处在幼儿期,安全及自我保护意识不强,面对突发状况不知如何应对和防范,因而易受到伤害。因此,教师要掌握常见意外事故的预防与处理措施,第一时间进行处理,减少对幼儿的伤害。

幼儿好动、好奇,动作欠协调、灵敏,加之生活经验缺乏,很容易发生意外事故。幼儿园工作人员必须有高度的责任心,积极做好防护措施和安全教育,预防意外事故的发生。一旦发生意外,要冷静地进行处理与急救。

一、幼儿意外伤害发生的原因

1. 幼儿方面

幼儿时期特殊的身心发展特点导致幼儿易受伤害。

学前儿童生长发育迅速,幼儿天性好动,好奇心强,对周围的事物有浓厚的兴趣,但缺乏知识和生活经验,自我保护意识和能力较差,对周围环境的危险缺乏认识,往往在突发事件来临时无法避免和应对,容易受到意外伤害。例如,有的幼儿在走廊上追逐而跌倒,磕破头、磕破手;有的幼儿上下楼梯时容易发生扭伤;有的孩子动作发展相对较差,容易在户外活动中发生跌伤……

2. 托幼机构

托幼机构管理制度不严和设施方面不够完善是幼儿园意外伤害事故发生的重要原因。

托幼机构管理上的漏洞、执行制度不严往往会带来很大的安全隐患。有的幼儿园没有合理的规章制度,有的幼儿园虽有较完备的规章制度,但未能严格执行,也较容易造成严重后果。还有一些幼儿园经费投入少,在设施方面不够完善,或者有些设施设备存在安全隐患,还有供幼儿玩耍的场地、公共设备、设施老化、锈蚀、失修等,幼儿由于好奇在上面玩耍、攀爬时,很容易发生意外。

3. 保教人员

保教人员缺乏安全意识、安全知识或责任心易造成意外伤害。

有的保教人员在工作时间玩忽职守、责任心差,没有认真组织幼儿活动,导致幼儿看管不当,这也是导致意外发生的一个方面。

二、幼儿意外伤害的预防措施

1. 对幼儿进行安全教育，坚持正面引导和多种形式结合的教育策略

千般呵护，不如自护。幼儿园可在日常生活和教育教学活动中开展丰富多样的游戏、学习、训练等活动来加强对幼儿的安全教育，帮助幼儿掌握自护技能。经常给孩子讲解防止中毒和意外伤害的知识，让孩子知道周围哪些东西能玩、哪些不能玩，哪些东西是危险的，对身体有伤害的。教幼儿认识一些常见的安全标记，知道紧急情况下的求援电话和求助人群，有意识地锻炼幼儿的动作，提高幼儿的动作发展水平，从而全面提高幼儿的自我保护意识和能力。

2. 建立健全园所的各项规章制度，消除各种安全隐患

健全幼儿园安全工作责任制，实行目标责任管理。管理上要明确职责分工，责任到人，层层落实。签订安全工作目标责任书，落实"谁主管，谁负责"的原则，同时与教职工签订安全承诺书，使每个教职工清楚自己的岗位职责，懂得安全工作人人有责、人人知责、人人尽责的道理。通过对制度执行情况进行定期检查和经常性督促指导，可以及早发现事故隐患，便于分析查找原因，采取对策及时处理。

3. 提高保教人员的安全意识，定期举行安全培训

提高保教人员的责任心和专业能力，定期举行安全相关的主题培训，为幼儿提供一个安全的环境。如将药品、洗洁精、杀虫剂等放在幼儿够不到的地方；打火机、火柴、蜡烛不要放在幼儿能拿到的地方；及时将用过的电线插头收起；在带幼儿外出时，给幼儿换上舒适合脚的鞋子；不要让幼儿在堆放砖头或满是石头瓦砾的场地玩耍；不要让幼儿独自在水池或河边玩耍等等。

三、幼儿常见意外伤害的处理与预防

幼儿常见的意外伤害类型主要包括：异物入体、运动中的损伤、鼻出血、烫伤、短暂的意识丧失、动物伤害类等六大类。

（一）异物入体

【实践链接】

赵老师是某幼儿园的一位保健医生，每天她都在门口迎接幼儿的到来。她很重要的一个工作环节就是晨检，她会仔细地检查每个幼儿是否携带了不合格的物品来园，提醒家长不要给孩子穿带小珠珠或者小亮片的衣服，以免异物入体。你知道异物入体的处理措施吗？

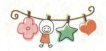

异物入体主要包括异物入眼、异物入鼻、异物入咽和异物入耳。

1. 异物入眼

原因：异物入眼多为尘埃、小飞虫等，粘在眼结膜表面或者角膜上，也有进入眼睑结膜囊内的情况。

处理方法：教师洁净双手后，若发现异物粘在眼结膜表面或者角膜上，将温开水滴入眼中，用干净柔软的毛巾或者棉签轻轻拭去。若异物嵌入眼睑结膜囊内，则需翻开眼皮，用湿棉花或手帕拭出，切忌用手揉眼，以免损伤角膜。

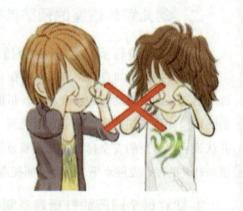

预防措施：平时注意培养幼儿形成爱护眼睛的意识，不用脏手揉眼睛，不互扔沙子，不要玩尖锐的物品，眼睛不舒服时要告诉老师。

2. 异物入鼻

原因：幼儿在玩耍中可能将纸团、小珠子、豆粒、果核等塞进鼻孔，形成鼻腔异物。小的东西塞入鼻内，往往可以随鼻涕流出；比较大的东西，则可能发胀而不易流出；尖利的东西会引起化脓、出血、溃烂，流出脓水。

处理方法：如果是小的异物，可让幼儿用手指按住无异物的鼻孔，用力呼气、擤鼻，使异物排出。如果不能排出异物，则应去医院处理。千万不要用镊子试图将异物夹出，尤其是圆滑的异物，很难夹住，越夹越往深处去，一旦落入气管，就有生命危险。到了医院，医生使用取异物的工具，可顺利取出异物。

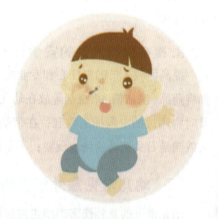

预防措施：教育幼儿不要把豆类、小果子、纽扣等小物品当玩具；教育幼儿不要把小东西塞进鼻腔；如发现幼儿鼻孔有脓、血或异味，应怀疑有鼻腔异物，及时去医院处理。

3. 异物入咽

原因：幼儿总喜欢用味觉去探索新事物，所以幼儿是消化道异物高发人群。咽部异物有鱼刺、骨头渣和枣核等。以鱼刺为多，鱼刺常嵌入扁桃体或其附近，引起疼痛，吞咽时疼痛加剧。幼儿误吞异物后的症状主要有烦躁、哭闹、拒食、恶心、呕吐、流涎、吞咽困难、异物感、咳嗽、喘鸣、呼吸困难、唾液溢出、吞咽痛、颈胸部疼痛以及腹痛等。尤其是喉部有异物，常引起呛咳、喘鸣、声嘶、吸气困难，面色发绀。如异物过大，梗塞声门，则会立即窒息死亡。

处理方法：儿童误吞异物后，应立即禁食，不可给孩子进食牛奶、米醋、植物油等物品；更不能用硬往下吞食以求将鱼刺等异物咽下的办法，硬吞食物可能推向深处，若扎破大血管，十分危险。可让患儿对着阳光或灯光，张大嘴巴，如果异物不大，扎得不深，用筷子压舌板，将舌头压下去，让其发"啊"音，然后用镊子将鱼刺取出。如发生异物梗喉，或者异物较深，要去及时医院处理。

单元三 学前儿童常见意外伤害的预防与处理

幼儿喉部有异物，1岁以上幼儿可用海姆立克急救法。1岁以下幼儿可将其抱起，使其头低臀高，并用手拍背，让幼儿咳出异物。如不能咳出，应立即送医院处理。

预防措施：84消毒剂、管道疏通剂等强酸、强碱的液体应妥善存放，尽量保留原包装瓶，放置在儿童无法触及的地方。购买使用纽扣式电池的电子产品玩具时，一定将电池盖封紧，防止掉落导致幼儿误食。小颗粒的玩具和磁力珠不要给年幼的儿童玩，要将耳钉、戒指等首饰放在幼儿不易触及的地方。幼儿在进食时不要逗笑或和幼儿说话。

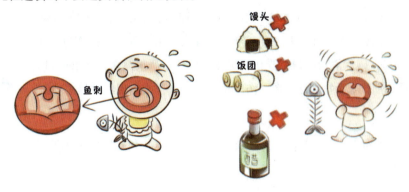

4. 异物入耳

原因：常见的入耳异物可分为生物性异物和非生物性异物。常见的生物性异物有苍蝇、小飞虫等昆虫类异物，常见的非生物性异物有水、纸团、小纽扣等。异物入耳会引起幼儿的不适和疼痛，处理不当甚至会损伤耳膜，影响听力。

处理方法：教师洁净双手后，若为生物性异物可用光诱法或闷淹法。光诱法，到暗室用手电筒照射耳孔，虫子喜光，会顺着光线爬出来。闷淹法，耳道口朝上，滴入油3~5滴，几分钟后虫子会被淹死，再使耳道口朝下，死虫随油液流出。若为非生物性异物，如水入耳，可用脱脂棉球把耳内水液吸出，或让进水一侧的耳道朝下，单脚跳跃，水珠即可流出。小豆粒、小弹丸之类的东西入耳，使身体弯向有异物的耳朵一侧，单脚跳跃即可。以上方法均无效时，切勿使用尖锐物入耳掏挖，应立即去医院就医。

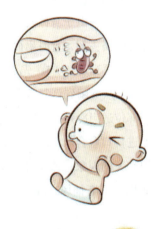

预防措施：平时注意培养幼儿形成爱护耳的意识，不要养成随便挖耳垢的习惯，因为耳垢能够保持外耳道的温度适宜，还能防止灰尘、小虫等异物的进入。教育幼儿不要将小物件塞入耳内，玩、教具要坚固，防止零件脱落；若遇小虫入耳，应捂紧双耳，张开嘴巴，以防鼓膜振伤；幼儿耳朵不舒服时，要及时告诉家长和老师。

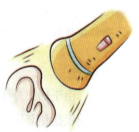

（二）运动中的损伤

幼儿活泼好动，运动机能还未发育完善，对一些危险因素预判能力较差，在运动过程中极易发生各种伤害，主要有：擦伤、划伤、头部摔伤、扭伤、骨折。

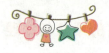

1. 擦伤

擦伤是由于身体一部分受到磨损引起的组织表层的损伤。因为血管神经等受损伤,有出血疼痛,上皮剥离,出现水泡等情况,一般都是皮肤擦伤。

原因: 幼儿奔跑、跳跃时不慎跌倒,很容易蹭破膝盖、胳膊肘,尤其是穿衣较少的夏季,更为常见。

处理方法: 先用肥皂将自己手洗净消毒,观察幼儿伤口的深浅,若伤口较浅仅仅蹭破了表皮,只需用清水或生理盐水将伤口处清理干净即可。如果伤口较深有轻微出血,清理完伤口后,可用碘伏进行消毒处理,然后贴上口气的创可贴,避免伤口再接触其他污物。如果伤口出血较多,首先要用消毒纱布按伤口 5~15 分钟,再清洗伤口,碘伏消毒,根据受伤情况绷带包扎。严重擦伤,如出现如法止血,伤口处露出肌肉,污物无法去除,伤口长时间未愈合或出现红肿等需就医。

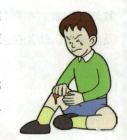

2. 划伤

原因: 幼儿在使用剪刀、小刀等文具或触摸纸边、草叶和打碎的玻璃器具、陶器时,都可能会发生手被划破的伤害。

处理办法: 用清水或稀释的消毒水清洗伤口,然后止血。小伤口可贴创可贴;如果伤口较大较深,要用消毒纱布将伤口及周围包扎住,包扎紧些方可止血,待伤口结痂。如划伤部位很深或在关节位置;伤口几天未愈合或出现化脓,持续疼痛;表面很脏的锐利器物划伤等做完初步处理后需及时就医。

3. 头部摔伤

原因: 由于身体发育特点,2~4 岁幼儿头颅占整个身体比重的四分之一以上,幼儿玩耍时跌落时经常摔伤头部,有时出血,有时不出血。

处理方法: (1)先观察。如果保持清醒,反应正常;脸色正常;精神和意识正常;双侧手脚活动自如;从哭闹到恢复常态不超过 10 分钟说明无大碍。(2)冷敷。如果幼儿无大碍,无出血等,对碰伤部位适当冷敷就可以了,以减少局部的出血肿胀,可在冷敷 24~48 小时候进行热敷,以加速血液循环,促进伤口愈合。(3)出现以下情况时,立即就医:①受伤后有恶心、呕吐的现象。②受伤后有过意识丧失的现象,或正处于意识丧失的状态。③哭闹异常,头部剧烈疼痛。④眼、耳、鼻周围有出血症状。⑤有抽风、麻痹、言语障碍、嗜睡现象等症状。

注意:

头部摔伤后,要对幼儿进行 24 小时的密切观察;教育幼儿摔伤头部后务必及时告诉老师。

4. 扭伤

原因: 由于幼儿身体协调能力较差,上下楼梯或户外活动时,容易发生扭伤现象扭伤部位可出现红肿,局部会出现肿胀、疼痛和功能障碍,出现淤血斑等。

处理方法: (1)立即停止走动,防止加重扭伤;(2)在急性脚扭伤的初期(24 小时内)立即进行冷(冰)敷,如冲凉水、敷冰袋等,

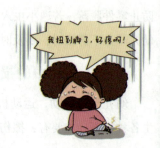

减轻因扭伤导致的炎症肿胀,同时也减轻疼痛。建议:前24小时,1/小时,1次20分钟;24~48小时,3~4次/天,1次20分钟 冷敷(48小时)以后再热敷,以促进受伤组织的新陈代谢,加速扭伤的愈合。(3)及时到医院就诊,排除骨折等可能。(4)如出现完全不能动,或一动就特别疼;冰敷后无好转;受伤部位麻木或有刺痛感等任一情况时,应立即就医。

注意:

不能马上按摩、热敷或贴敷伤筋膏,因为软组织损伤后,局部肌肉、韧带及肌腱等软组织会有不同程度的撕裂和毛细血管破裂出血。所以损伤后不久,如果在扭伤初期,按摩、热敷或贴敷活血止痛的伤筋膏,会让局部受伤的毛细血管扩张、血液循环加快,加重局部的出血和肿胀,使疼痛加剧。

5. 骨折

原因: 儿童时期,骨折是较常见的意外伤害。如,玩弄门窗可致指骨骨折;乳儿把脚伸到床栏杆外,可因扭旋而骨折;在自行车上,脚伸进车轮;伸手摸电扇;奔跑时跌倒;以及车祸等。骨折常见的症状:

(1)疼痛:因断骨刺伤周围的组织,有剧烈的疼痛和局部明显的压痛。

(2)功能障碍:骨折后失去正常的功能,如指骨骨折,不能握物,下肢骨折,不能站立、行走。

(3)出现畸形:骨折后,原来附着在骨骼上的肌肉失去平衡,组织肿胀,局部出现畸形。

(4)易出现青枝骨折:由于幼儿骨头最外层的骨膜较厚,可以发生"折而不断"的现象,就像鲜嫩的柳枝,被折后,外皮还连着,幼儿的这种骨折称为"青枝骨折"。疼痛不如骨头完全断裂明显,伤肢还可以做些动作。因此这类骨折容易被忽略,而未能送去医院治疗,骨折未经复位长上以后,肢体就会出现畸形,甚至影响正常功能。所以,幼儿肢体受伤后,即便痛的不十分厉害,也要到医院做检查,看是否发生了骨折。

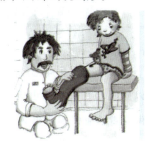

处理方法:(1)在处理骨折前,要注意观察伤者的全身情况,若有外伤大出血,应先止血。若已昏迷,要清除鼻、口腔内的痰,保持呼吸通畅。(2)如果骨折部位出血,可用手按住伤口血管上方(近心端)或用干净的绷带帮助止血。(3)把受伤部位的衣服脱下来或者轻轻剪掉,动作一定要轻柔。(4)有条件的话,可用毛巾包住冰块等冰敷受伤部位。(5)不要轻易移动受伤的肢体,就在出现伤害的位置进行简单的固定。骨折的急救原则是限制伤肢再活动,避免断骨再刺伤周围组织,减轻疼痛,这种处理叫"固定"。临时可用小木板、棍子、硬纸片等或带子固定在骨折处。注意要把断骨的上下二个关节固定。(6)简单处理后,尽快带幼儿就医。在看医生前,先别让幼儿吃喝,以防需要手术。处急救的重点是及时止痛、止血、防止休克,不要盲目地搬动患儿,特别是在可能伤及患儿的脊柱和颈部时更应注意,以免加重伤势,或引起严重的并发症甚至危及生命。

注意:

若伤肢的皮肉已破损,断骨露在外面,就不要把断骨强行硬塞进去,也不要在伤口涂红药水、紫药水或撒消炎粉,正确的方法应在伤口上盖上纱布,然后固定肢体送医院。

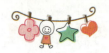

（三）鼻出血

原因： 鼻部外伤，如碰伤鼻子；幼儿挖鼻孔损伤了鼻黏膜；发热时鼻黏膜充血肿胀，血管脆性增加；鼻腔异物等。

处理方法：

（1）安慰幼儿不要紧张，用口呼吸，头略低。

（2）捏住鼻翼5~10分钟，同时用湿毛巾冷敷鼻部和前额（指压法）。

（3）2小时内不要做剧烈运动。

（4）如果仍无法止住，可以用脱脂棉塞进鼻孔止血，一定要塞紧些，方可止住（填塞法）。

（5）若无法止血或幼儿经常出鼻血，应去医院诊治。

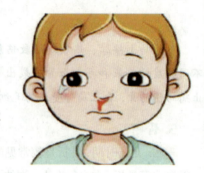

预防措施：

1. 教育幼儿不要抠鼻子，抠鼻子可能会损伤鼻腔内的毛细血管，导致出血。

2. 经常开窗通风，或者使用空气净化器；让幼儿远离可能的过敏原和容易堆积灰尘的物品。

3. 空气干燥时可使用空气加湿器，或者给幼儿的鼻腔内擦一些保湿软膏，如凡士林等。

注意：

如果幼儿鼻部已经不流鼻血了，但发现幼儿仍总是吞咽"口水"，要让幼儿将"口水"吐出来，以防止幼儿鼻后部出血，幼儿把鼻血咽下去。另外，如果幼儿经常鼻部出血，一定要带幼儿去医院做全身检查，因为出鼻血可能为冰山一角，幼儿可能有其他疾病。

（四）烫伤

原因： 烫（烧）伤多由火焰、开水、蒸汽等因素致伤。儿童皮肤嫩薄，故同等热力在其身上造成的损伤比成人要严重。

烫（烧）伤程度的区别如下：

（1）Ⅰ度烫（烧）伤。

局部皮肤发红、疼痛，数天后可自愈，不留疤痕。

（2）Ⅱ度烫（烧）伤。

Ⅱ度烫伤属真皮烧伤，有水泡，明显水肿，剧痛。如不发生感染，一般在两周内可以愈合，愈合后不留疤痕。

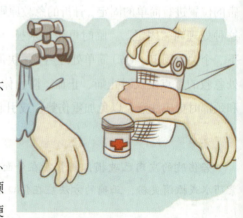

（3）Ⅲ度烫（烧）伤。

在发生Ⅲ度烫伤时，全层皮肤坏死，甚至波及皮下组织、肌肉和骨骼。有的患儿还出现休克、昏迷等症状。受伤处颜色苍白或呈焦痂状，无痛感，干燥，无渗出液，如皮革坚硬且无弹性。2~3周后，焦痂下有液体渗出，易感染，愈合极慢，且留下严重疤痕。

处理方法：

1. 冲：迅速将烫伤部位在流动的清水下冲洗30分钟左右，水流不宜过急。
2. 脱：在冷水中将覆盖伤口表面的衣服小心去除；必要时用剪刀小心地剪开衣服，避免弄破水疱。
3. 泡：在冷水中持续浸泡30分钟，可减轻疼痛，散发热量。注意观察小宝宝的体温。
4. 盖：以上处理后，用清洁无菌的纱布盖住伤口并固定。
5. 将幼儿送至可治疗烧伤的正规医院进行进一步治疗。

预防措施：

1. 烧好的热饭菜、热水杯子不可防止桌子的边缘，以防幼儿抓翻。
2. 冬季取暖使用热水袋、电炉子、电热毯等取暖设备时，要做好防护。
3. 托幼机构注意热水、热饭、热汤应放在一定地方，有专人看护，以免幼儿打翻；要等饭凉了以后再递给幼儿，注意从正面递给孩子，以免烫伤幼儿。
4. 手提开水时，要提防幼儿从一旁突然冲过来；给幼儿用饮水机接水时，先接热水再接凉水；给幼儿准备洗澡水时，要先倒凉水，后倒热水。

注意：

切记不要随意将牙膏、香油、粉状物撒在烫伤处，这些都有可能导致进一步的损伤，导致感染，致使损伤加重，影响后期愈合。到医院就医后，医生会根据孩子的烧伤程度，给幼儿应用相关药物。

（五）短暂的意识丧失

1. 惊厥

原因： 高烧惊厥较为常见，如患上感冒、流脑、中毒性痢疾等均会使幼儿高烧，进而惊厥。此外，由于幼儿缺钙而引起的手足抽搐，或患有癫痫、低血糖或中毒等也会引起幼儿惊厥。

幼儿惊厥的表现通常是突然发作，意识丧失，头向后仰，眼球凝视，呼吸细弱且不规则，口唇青紫，四肢、单侧或双侧面部抽动，持续的时间可由1~2分钟到十几分钟甚至几十分钟不等。

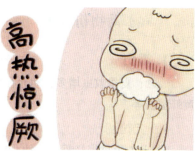

处理措施：

（1）让幼儿侧卧，便于及时排出分泌物，防止异物进入气管。同时，松开衣领、裤带，保持血液循环的畅通。

（2）不要紧搂幼儿，可轻按幼儿抽动的上下肢，避免幼儿从床上摔下。

（3）将毛巾或手绢拧成麻花状放于幼儿上下牙之间（或者放根筷子等比较硬的东西），以免幼儿咬伤舌头。但如果幼儿牙关紧闭，无法塞入毛巾，不可硬撬。

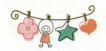

（4）随时擦去痰涕。

（5）用针刺或重压人中穴，即唇沟的上 1/3 处。

✎ 注意：

幼儿惊厥后，成人千万不可惊慌失措，不可大声呼叫或用力摇晃、拍打幼儿。在急救处理的同时，应做好去医院的准备工作。当幼儿因发烧导致的惊厥时，切忌包裹过严、过厚，否则会使体温持续上升，导致惊厥加重。

2. 晕厥

原因： 晕厥是由于一时广泛性脑供血不足，导致大脑皮层高度抑制而引起短暂的意识丧失。常常由于情绪紧张、恐惧、闷热、站立时间过长，或因各种穿刺、注射、拔牙等引起。

处理方法：

（1）晕厥发生时，不要慌张，应尽快让幼儿平卧休息，头略低，以利于脑部恢复足够的血液供应，防止跌倒引起外伤。

（2）尽快松开衣领、腰带，让幼儿身体略放松。

（3）可按压人中穴，帮助幼儿清醒，恢复意识。

（4）若怀疑晕厥是由低血糖引起，应立即给患儿饮糖水，提高血糖浓度。晕厥好转恢复后应去医院诊断，做全面的体格检查，如心电图、脑电图、CT 等必要检查化验，查明引起晕厥的原因。

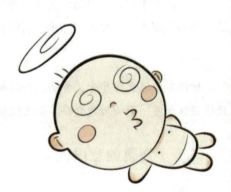

预防措施：

1. 幼儿高热时，要及时退烧，避免长时间处于高烧状态引发高热惊厥。

2. 幼儿入园时，做好入园调查，对有癫痫史的幼儿因特殊关照。

（六）动物伤害类

1. 蜇伤

原因： 夏季蚊虫增多，幼儿在户外活动时被蜇伤的概率也随之增多，较常见的蜇伤有蜜蜂蜇伤、黄蜂蜇伤等。

处理方法：

（1）如果被蜜蜂蜇伤，幼儿伤口处疼痛红肿。可先用橡皮膏将皮肤中的刺粘出来，然后再用肥皂水涂于被蜇伤部位。

（2）如果被黄蜂蜇伤，因黄蜂毒呈弱碱性，可将食醋涂于被蜇伤部位，缓解疼痛。

（3）如果幼儿被蜇伤后疼痛难忍，应马上送医院处理。

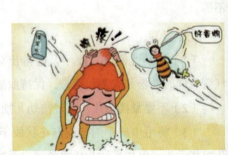

单元三 学前儿童常见意外伤害的预防与处理

注意：

教育幼儿发现蜂类从身边飞过时，最好站立不动，保持镇静，观察现场环境或让蜂自行飞走。如果用手拍打，虽然毒蜂可能被赶走，但是后来的人也许就成为受害者。

2. 宠物咬伤

原因： 由于小区内经常有养猫、狗等宠物，幼儿好奇心强，喜欢小动物，极易发生被宠物咬伤情况。

处理方法：

（1）至少使用肥皂水或清水彻底清洗15分钟，然后用生理盐水将伤口洗净。
（2）清洗完毕，用干净的棉球将伤口蘸干，用碘伏消毒。
（3）简单处理后，要及时前往医院咨询接种狂犬疫苗。
（4）若伤口较深，应立即去医院进行正规清创处理，进行破伤风预防。

预防措施：

（1）如果带孩子去野外，建议全家穿浅色、质地光滑的衣服。
（2）保持个人卫生，尽量不给孩子涂香水。并告诉幼儿蜂窝的形状，并远离，不要捅马蜂窝。
（3）教育幼儿不要随意靠近陌生的猫、狗，更不要随意戏弄。
（4）不要在动物睡觉、吃东西或照顾幼崽时打扰它们。
（5）幼儿在和宠物接触时，家长一定要在旁边进行监督。

【实践链接】

在一次中班美术课上，教师将幼儿分成两人一组，共用一套颜料和画笔。活动中有两个幼儿因颜料发生争执，教师制止后又去辅导别的幼儿绘画。这两个幼儿中有一个心中不满，想趁另一个幼儿扭头看别处时，用画笔在其脸上涂上颜料。另一幼儿感觉有东西靠近脸部，猛一回头，画笔刚好戳进他的眼睛，致使该幼儿眼睛受伤。在这个幼儿受伤事故中，授课教师有无责任？你认为应如何避免这类幼儿安全事故？

分析：授课教师有较大责任。一是活动设计不当，共用颜料和画笔有安全隐患；二是教师疏于管理，没能说服两名幼儿，让矛盾激化；三是教师本身没有考虑安全问题，工作失误。在幼儿活动设计时，首先就应考虑幼儿安全。美术教学让幼儿使用水彩颜料和油画笔都是不安全的，在使用油画棒或水颜料笔时，不应让幼儿共用。在幼儿已经发生争执时，教师应有安全意识，考虑分开两个幼儿。教师在平时的安全教育中，应培养幼儿之间互相帮助、互相尊重、友好相处的行为习惯和态度。

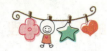

第二节 学前儿童的护理技术与突发事件的处理

【案例呈现】

佳佳是一名小二班的带班老师,今天晨间接待送幼儿来上学的家长时,明明的家长嘱咐老师要按时为明明送服药物。作为带班老师的佳佳,该如何顺利为幼儿服药呢?

一、常见的护理技术

1. 滴眼药

首先,滴眼药前先要核对药名,操作者将手洗干净;然后将眼药水从冰箱内取出(眼药水一般应放置在4℃的冰箱内保存),检查药液是否有过期、沉淀、变色、异味,若发现变质,则不可使用。在使用沉淀性药物时,应振荡摇匀后再用。患儿在滴眼药之前,应用消毒棉签擦净患儿的分泌物、眼泪。滴眼药时,患儿可取坐位或仰卧位,头稍向后仰,操作者用左手拇指和食指轻轻分开上下眼睑,眼睛向上看,右手持眼药水,将药液滴入下眼皮内(不是滴在眼角)1~2滴后,再将上眼睑轻轻提起,使药液充分分布于结膜囊内。滴眼药后,让患儿安静休息片刻,闭眼1~2分钟即可,避免哭闹和用力闭眼,以防将药液挤出。

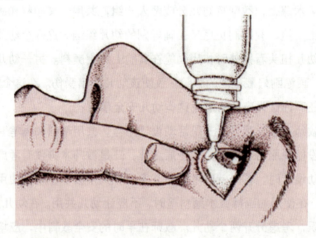

2. 滴鼻药

在滴药前,应把患儿的鼻涕擤干净,如果鼻腔有干痂,可用温盐水清洗,待干痂变软取出后再滴药。滴药时,患儿仰卧,头后仰,使鼻孔朝上;或坐在椅子上,背靠椅背,头尽量后仰。操作者将药液

单元三　学前儿童常见意外伤害的预防与处理

滴入患儿鼻孔一侧或双侧（向鼻内滴药时，滴管头不要碰到鼻部，以免污染药液），每侧4~5滴。滴药后轻轻按压鼻翼，保持原姿势3~5分钟，使药液充分和鼻腔黏膜接触。

使用喷鼻剂时，头不要后仰，操作者将药瓶的喷嘴插入鼻子，在按压喷雾器的同时患儿吸气。在抽出喷雾器之前，要始终按压喷雾器，以防鼻中的黏液和细菌进入药瓶。在一侧或双侧鼻孔中喷药后，患儿轻轻地用鼻吸气2~3次。

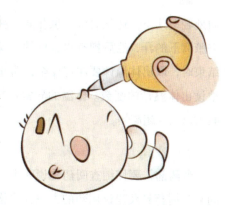

3. 滴耳药

滴药前，操作者清洁双手，把药瓶握在手中数分钟，使药液温度接近体温。如果患儿得的是化脓性中耳炎，滴药前先将患儿的脓性分泌物用消毒棉签拭净。滴药时，患儿取坐位侧偏头或侧卧于床上，使外耳道口向上，操作者牵拉耳廓，将外耳道拉直，这样可以使药液沿外耳道缓缓流入耳内。沿后耳壁滴入2~3滴（或按医生指定的滴数，滴液过多不仅浪费药液，而且有可能引起眩晕等不适反应），将药液滴进耳内。滴药时，滴管不要触及外耳道壁，以免滴管被细菌污染。滴液后，保持原姿势5~10分钟，并用手指轻轻按压耳屏3~5次，通过外力作用使药液经鼓膜穿孔处流入中耳。

4. 测体温

【知识窗】

大多数人认为，正常人的体温是恒定不变的，这是一种错误的认识。事实上，人的体温在每日早、晚也不一样。在一天的生物节律中，清晨2~5时体温最低，午后5~7时最高，但一天之内相差应小于1℃。体温在人体各个部位是不一样的，测量位置不同，温度也不一样。从口腔、腋下、直肠测出的温度均有不同，直肠最高，腋下最低。另外，男、女的体温也有不同，女子体温一般比男子约高0.3℃。幼儿体内基础代谢旺盛，体温也略高于老年人。

目前，较常见的测量体温的方法有3种，即测量腋窝温度、测量口腔温度、测量肛门温度，所测得的温度分别称腋温、口温和肛温。正常人，腋温为36.2~37.2℃，口温为36.7~37.7℃，肛温为36.9~37.9℃。3种体温以肛温最为接近人的体温，口温次之，腋温最差。但是，从简单易行角度考虑，腋温在幼儿园最为常用。

在测量前，操作者首先检查温度计的水银线是否在35℃以下。如果超过了，可用一只手握住没有水银球的一端，由内

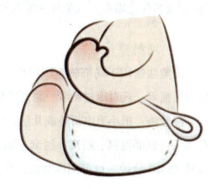

向外轻甩几下，达到要求。患儿测试腋温之前应安静 15~20 分钟，可取坐位或卧位。测量时，先擦去腋窝下的汗，然后把有水银球的一端放入患儿腋窝中间，屈臂，夹紧胳膊，等候约 5 分钟。测量结束时，取出体温计要注意安全，防止摔坏。将取出的体温计沿水平方向轻轻来回转动，就可清晰地读出体温计的度数。体温的异常：37.4~38℃为低热，38.1~39℃为中度发热，39.1~41℃为高热，41℃以上为超高热。

5. 喂药

喂药前，要仔细查阅药物说明书，认准用药时间、间隔、用药量及建议用药的方法，严格按照说明书或医嘱说明进行喂药前的准备工作。

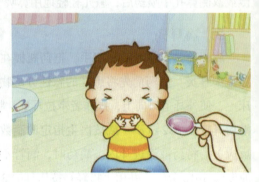

对于 1 岁以下的婴幼儿，无法用言语沟通，患儿也不会理解，所以可以把药放在喂药专用滴管中，等患儿咽下后再重复刚才的动作，患儿没把药全部咽下以前，不要急着让患儿平卧，避免发生呛咳溢出药液。对于较大患儿可把药放在勺子里进行喂食。把患儿抱在怀中，头略侧向一边，小勺中盛适量药液，顺着嘴角缓慢送进口中，压住患儿的舌头，直到患儿咽下药液后再取出小勺。在喂药过程中，操作者的另一只手可轻轻捏患儿的双颊，促使其做自然吞咽动作，喂药过程中尽量让患儿心情平静，不要急于求成。一次少喂一点，多喂几次。对于 3 岁以上患儿，可鼓励其自己吃药，尽量用言语沟通交流，尽管药物可能口感不佳，但是为了尽快恢复健康，还是可以试着慢慢吃的。喂药后，可以让患儿斜躺着，上半身稍微倾斜向上，或者立起，轻拍后背，或者侧卧。还应再喂适量的温开水，以冲洗残留于口中及附着在食道壁上的药物，清除口腔内遗留的苦味，并可避免食道黏膜受损。

小贴士

不要把药混到饭、果汁或奶中送服，这样做不但会影响药效，还可能会出现酸碱反应，形成结晶，对婴幼儿造成伤害。婴幼儿吃饱后立马喂药容易呕吐，在其饭后 1 个小时左右喂服比较适合。如果是婴儿，可在喂奶前或两次喂奶中间喂药。还要注意，在喂药过程中如果孩子出现咳呛，必须立即停止喂药，以免异物呛入气管而发生危险。

6. 冷敷法

冷敷法适用于局部软组织损伤早期，可防止皮下出血或肿胀，以及扁桃体摘除术后鼻出血、高热和牙痛等。凡对冷过敏者，忌用冷敷。

冷敷法：把小毛巾折叠成几层，浸湿在凉水中，拧成半干，敷在患儿的损伤部位；高热患儿可敷在额头、颈部两侧、腋窝、肘窝、腘窝、大腿根等大血管通过的地方。每 5~10 分钟换一次毛巾，连续敷 15~20 分钟。也可用冰袋法：将冰块砸成核桃大小，放于盆中用冷水冲溶冰块的棱角，以免损坏冰袋或使患儿感到不适。冰袋中放入一半冰块，加少许冷水。将冰袋平放于桌上，一手提高冰袋口，另一手轻压袋身，以排出袋内空气，将盖拧紧、擦干，外用毛巾或布套包裹，放在患儿需冷疗部位。若无医用冰袋，也可用家用热水袋或双层塑料袋代替使用。

二、突发事件的应急处理措施

《幼儿园工作规程》（2016）指出，幼儿园教职工必须具有安全意识，掌握基本急救常识和防范、避险、逃生、自救的基本方法，在紧急情况下应当优先保护幼儿的人身安全。因此，幼儿园教育工作者必须掌握突发事件的应急处理措施。

1. 火灾

（1）预防措施。

①幼儿园园长是消防安全的第一负责人，对本园的消防安全工作全面负责，应依据国家的消防法律、法规，结合实际制定幼儿园消防安全管理制度，落实幼儿园消防安全责任制。

②幼儿园应该建立义务消防队伍。按规定配备消防器材，后勤负责人应负责消防器材、设备的维护与保养，经常检查和定期更换灭火器。发现火灾隐患要及时整改。保持消防通道畅通，不堆放杂物。

③对师生进行消防安全教育，普及基本消防知识。幼儿园应该定期组织师生进行模拟演习。教会幼儿教师正确使用灭火器，掌握正确逃生的方法和"三分钟"扑救。

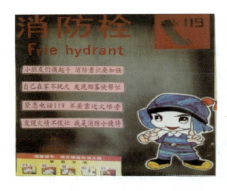
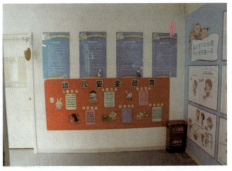

（2）应急措施。

①火警一旦发生，必须立即呼救，并利用报警器材向单位内部报警，同时拨打119火警电话，派专人接应消防车，警戒火灾现场。

②若幼儿未曾离园，先启动幼儿紧急疏散应急预案。如果不能撤离，应迅速带领幼儿进入相对安全的区域，如厕所、阳台、楼顶等有窗户的房间，把毛巾打湿后折叠起来盖住幼儿的口鼻，不要随便打开窗户，以防冷热对流，加重火势或烟雾。

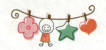

③主管领导等必须赶赴现场组织并指挥灭火扑救工作。组织职工携带灭火器材到火灾现场集合，根据火灾情况有针对性地进行灭火。如果短时间不能扑灭明火，则应迅速撤离。

④扑救前必须根据火情，果断切断电源、关掉煤气阀，紧急转移易燃易爆、有毒有害等物品。要审明形势，在灭火力量大于火势时，果断采取速战速决的灭火战术；在火势大于灭火力量时，采取"先控制，后扑灭"的灭火战术，全力控制火灾范围，等待后援力量。

⑤在公安消防队赶到后，火场指挥改由公安消防队指挥，单位领导要全力配合，并组织内部力量进行救护、疏散、警戒等，直至火势得以完全扑灭。

⑥火灾扑灭后，要组织力量保护现场，特别要注意防止死灰复燃。

⑦密切配合公安消防等部门进行现场勘察和调查火灾原因。灭火后可聘请律师配合幼儿园进行相应的调查。

2. 地震

（1）防范措施。

①园长要在思想上高度重视，做到宁可千日无震，不可一日不妨，切实保护好教职工及幼儿的生命安全。

②对教师要加强防震抗灾知识及自救知识的宣传教育和定期培训。

③在进行教育活动时，可以召开有关地震的主题班会，教会幼儿如何自救。

④幼儿园制定关于地震的应急预案，合理安排人员，选择合适位置作为避险区，制定好撤离线路图，定期进行模拟演练。

（2）应急措施。

若发生轻度地震，处理方法如下。

①地震时如果幼儿在教室，当班教师教育幼儿不能慌张、哭闹或随意乱跑，要听从教师的指挥，马上组织幼儿有序疏散，疏散路线和负责人要提前安排好。

②若发生地震时在室外，立即组织全部幼儿蹲下，并注意避开电线、大树等危险物。

若发生震动较大破坏性地震，处理方法如下。

①如果幼儿在室内，不要试图跑出楼外，因为震动很大，时间来不及。最安全、最有效的方法是，立即组织幼儿躲到两个承重墙之间最小的房间，如洗手间等；也可以躲在桌子、柜子等下面，以及教室内侧的墙角，并且注意保护好头部；趴下时，头靠墙，使鼻子上方双眼之间凹部枕在横着的双臂上面，闭上眼和嘴，用鼻子呼吸；千万不要去窗下躲避；待地震减轻时，立即按疏散路线将全部幼儿疏散到一楼操场。

②地震时如果幼儿正在睡觉，要立即叫醒幼儿，在震动激烈时，有序组织幼儿趴在午睡室通道上、躲在桌子下或墙脚下，待震动减轻时，立即组织幼儿疏散到一楼操场，疏散路线及要求同上。

③如果正在室外活动，教师马上将幼儿集中到操场中间空旷场地蹲下，注意避开高大物体或建筑物，伺机疏散幼儿到安全地方。

单元三 学前儿童常见意外伤害的预防与处理

④如果地震发生后因不能迅速撤离而困于室内，或被建筑物挤压等，千万不要惊慌，要就近检查幼儿身体状况，并尽量为幼儿找到饮食，同时不能盲目采取措施，要懂得发出求救信号，等待救援。

⑤时刻与幼儿在一起，消除幼儿的恐惧心理。在精神上安慰幼儿、不断鼓励幼儿非常重要。

⑥做好地震后房舍安全检查及加固维修、环境物品消毒等复课准备工作。

【实践链接】

岩岩选择在区域中间建筑他理想中的新房子，其他幼儿也各自选定地方搭建新房子，游戏有条不紊地进行着。忽然"哗啦啦"一声巨响，岩岩搭建的房子倒了，他立刻大叫起来："地震了，快救人！"紧接着又听见"哗啦啦"的几声，旁边其他幼儿搭建的房子也倒了，还伴随着幼儿的尖叫声，不一会儿，建筑区一片狼藉，到处是被推倒的积木。再看岩岩带头扑倒在地，一只手使劲地从他的房屋中挖出被压的玩具小动物和机器人，其他幼儿也学着岩岩的样子扒起积木来，现场顿时乱成一片。面对这一情景，教师为难了，从幼儿的举动来看，这是他们富有爱心的表现，但从游戏的常规来讲，教师似乎应该加以阻止，一时教师犹豫了起来，不知如何是好。

分析：应该将安全融入日常的教学教育活动中。在上述案例中岩岩的老师这个时候该大声地说："小朋友们！地震了，那里危险，快离开，快到老师这里来。"然后把从前教给幼儿们关于地震的知识运用一下，如带幼儿们逃生，或找遮蔽物保护自己等。幼儿教师要善于捕捉日常活动中的闪光点，抓住有利的教育时机。

3. 触电

在家庭中幼儿触电常因玩弄电器、湿手摸开关、摸灯口等行为而引起。室外高压线落地，就会以断落处为中心，形成电场，在周围10米内都会使人触电，电压越大，离电线落地点越近，危险也越大。电闪雷鸣时，人在树下或高大建筑物下避雨，可能遭到雷击。

（1）触电对人体的伤害。

①局部症状：轻者感到身体发麻，重者可出现烧伤。

②全身症状：重者因电流通过心脏时，引起心室颤动，致使心脏停搏，呼吸骤然停止。

（2）急救。

①切断电源：救护者需冷静分析现场情况，选择一个安全的方法，既能尽快使触电者脱离电流，又能保证自己不遭到电击。例如，穿上胶底鞋、踩在干木板上等。首先要切断电源，如果电闸离得很远或一时找不到，可用干燥的木棍、竹竿等绝缘工具，把触电者身上的电线挑开。

②现场急救：对呼吸、心跳已停止的触电者，应立即做口对口人工呼吸和胸外心脏按压，不可中断，直至送到医院。保护烧伤的创面，用干净纱布、被单等覆盖创面，待医生做进一步处理。

105

4. 走失

（1）防范措施。

①幼儿园应建立接送制度。接送幼儿时，家长要与教师见面，把幼儿送到教师手里或从教师手里接走幼儿。固定接送人员，家长如遇特殊情况需委托他人接送幼儿时应与班上老师提前联系或书面委托。

②加强对安保人员的管理。幼儿园除接送幼儿时间开门外，大门应该始终保持关闭状态，并且安保人员要坚守岗位，发现没有家长带领的幼儿，不得让其出幼儿园大门。非接送时间接送幼儿的家长，应让其出示证件，进行登记。

③教育幼儿牢记父母的名字、家庭住址、工作单位，自己所在的幼儿园、班级等，不要单独和陌生人走。

④无论在教室还是在户外活动时（如散步、游玩），幼儿应该始终在教师的视线之下。

⑤组织幼儿外出集体活动时，要事先了解沿途的路线和目的地的环境。由一位教师带领，另一位教师垫后，幼儿两两手拉手排成队。出发前要对幼儿讲明纪律要求，随时清点人数，以便及时发现问题。

（2）应急措施。

①一旦发生幼儿走失的情况，立即与园领导联系，同时拨打110急救电话。

②园领导立即组织工作人员，以幼儿走失地点为中心，展开辐射式的搜寻。

③立即通知家长，散发幼儿的照片，协助警方查找。

5. 溺水

（1）防范措施。

①教育幼儿不到非正规场所游泳、戏水。②不私自下水游泳，不擅自结伴游泳。③不在无家长或教师带领的情况下游泳。④不擅自下水施救。⑤坐船时，给幼儿穿好救生衣。

（2）应急措施。

①立即呼叫120。幼儿清醒，有呼吸有脉搏，然后陪在幼儿身边并注意保暖，等待救援人员或送医院观察。②昏迷（呼叫无反应），有呼吸有脉搏。将幼儿平放，迅速撬开其口腔，清除咽内、鼻内异物。溺水后舌头会后坠，堵住气道，因此要抬高其下巴。

③昏迷（呼叫无反应），无呼吸有脉搏。如幼儿停止呼吸，应尽快施行人工呼吸，捏住其鼻孔，深吸一口气后，往其嘴里缓缓吹气，待其胸廓稍有抬起时，放松其鼻孔，以每分钟16~20次为宜，直至恢复呼吸。

单元三 学前儿童常见意外伤害的预防与处理

④昏迷（呼叫无反应），无呼吸无脉搏。立刻清理口鼻异物，保持呼吸道通畅，持续进行人工呼吸、胸外按压至患者呼吸脉搏恢复或急救人员到达。应立刻进行心肺复苏。右手掌平放在其胸骨下段，左手交叉放在右手背上，缓缓用力将胸骨压下4厘米左右，然后松手腕，手不离开胸骨，以每分钟60~80次为宜，直到心跳恢复为止。

【知识窗】

心脑肺复苏法

心脑肺复苏法包括口对口人工呼吸法和胸外心脏按压法。

口对口人工呼吸法：

（1）将患者置于仰卧位。

（2）打开呼吸道，施救者站在患者右侧，将患者颈部伸直，右手向上托患者的下颌，使患者的头部后仰。这样，患者的气管能充分伸直，有利于人工呼吸。

（3）清理患者口腔，包括痰液、呕吐物及异物等。

（4）用身边现有的清洁布质材料，如手绢、小毛巾等盖在患者嘴上，防止传染病。

（5）左手捏住患者鼻孔（防止漏气），右手轻压患者下颌，把口腔打开。

（6）施救者自己先深吸一口气，用自己的口唇把患者的口唇包住，向患者嘴里吹气。吹气要均匀，要长一些（像平时长出一口气一样），但不要用力过猛。吹气的同时用眼角观察患者的胸部，如看到患者的胸部膨起，表明气体吹进了患者的肺脏，吹气的力度要合适。如果看不到患者胸部膨起，说明吹气力度不够，应适当加强。吹气后待患者膨起的胸部自然回落后，再深吸一口气重复吹气，反复进行。

（7）对1岁以下婴儿进行抢救时，施救者要用自己的嘴把婴幼儿的嘴和鼻子全部都包住进行人工呼吸。对儿童施救时，吹气力度要减小。

（8）每分钟吹气10~12次。

（9）只要患者未恢复呼吸，就要持续进行人工呼吸，不要中断，直到救护车到达，交给专业救护人员继续抢救。

（10）如果身边有面罩和呼吸气囊，可用面罩和呼吸气囊进行人工呼吸。注意掌握以下4个原则：迅速、就地、正确和坚持。

胸外心脏按压法：

（1）使病人平卧，解开衣领，用仰头抬颌法使气道开放。施救者在病人左侧。

（2）按压部位为胸骨中段1/3与下段1/3交界处。

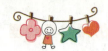

（3）以左手掌根部紧贴按压区，右手掌根重叠放在左手背上，使全部手指脱离胸壁。

（4）施救者双臂应伸直，双肩在病人胸部正上方，垂直向下用力按压。按压要平稳、有规则，不能间断，不能冲击猛压，下压与放松的时间大致相等。

（5）按压次数：成人每分钟60~100次。

（6）按压深度：成人胸骨下陷3~5厘米。

（7）在进行胸外按压的同时，要进行口对口人工呼吸。只有一人抢救时，可先口对口人工呼吸，然后立即进行心脏按压，每按压4~5次，口对口人工呼吸一次。

（8）心脏按压用的力不能过猛，以防肋骨骨折或其他内脏损伤。若发现病人脸色转红润，呼吸心跳恢复，能摸到脉搏跳动，瞳孔回缩正常，抢救就算成功了。

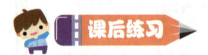

一、判断正误，并说明理由

1. 幼儿眼睛有异物进入时，应该教育幼儿立刻用手揉眼睛，尽快将异物排出眼外。
2. 幼儿擦伤（如表皮剥落）者，涂红药水或碘酒，须用绷带包扎。
3. 幼儿摔伤后未见出血，要对幼儿进行24小时的密切观察。
4. 骨折的急救原则是限制伤肢再活动，避免断骨再刺伤周围组织，减轻疼痛，这种处理称为"固定"。
5. 幼儿鼻出血时，应要求其立刻仰头，以防止鼻血流出。
6. 幼儿扭伤后，要马上进行热敷，减轻疼痛。
7. 为了防止幼儿走失，接送幼儿时家长要与教师见面，把幼儿送到教师手里。

二、简答题

1. 异物入体分为哪几种？怎样处理？
2. 幼儿惊厥的处理方法有哪些？
3. 幼儿烫伤的处理措施和预防措施有哪些？
4. 发生幼儿骨折后应怎样处理？
5. 如何为幼儿止鼻血？
6. 活动中幼儿局部跌伤，皮肤未破，伤处肿痛，颜色发青，你应怎样处理？
7. 如何防止火灾和幼儿的走失？

单元三　学前儿童常见意外伤害的预防与处理

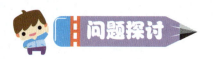

1. 小班幼儿琪琪在晨间活动时，不小心摔了一跤，膝盖磨破了皮，请说出你的急救方法。

2. 小班幼儿涵涵在放置木质玩具时，突然叫了一声："我的手好疼！"请问涵涵可能出现什么状况了？你如果是他的老师该如何处理？

3．手工活动课老师组织学生用剪刀做风车，小红突然哭了，原来剪刀把她的手划破了。你如果是她的老师该如何处理？

4．中班的幼儿户外活动结束了，大家正陆陆续续地回教室，突然刮起一阵大风，门被风一吹，瞬间关住了，正好经过的小明手被挤伤了。请说出你的急救方法。

5. 户外活动时，壮壮和浩浩都抢着玩滑梯，一不小心浩浩被壮壮挤下来了，摔在地上，头上起了一个包。你如果是她的老师该如何处理？

6. 小欣在家吃饭的时候不小心把鱼刺卡在咽部了，妈妈让她用大口的饭把鱼刺咽下去。你认为妈妈的这种做法对吗？应如何处理？

单元四 学前儿童心理卫生保健

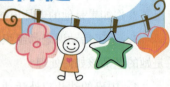

单元导读

　　健康是指在躯体健康、心理健康、社会适应良好和道德健康四个方面皆健全。以往人们对幼儿的身体健康非常重视，但对幼儿的心理健康重视程度则不够。幼儿时期的心理障碍严重影响着幼儿的成长，因此我们要及时发现幼儿的心理问题，及早干预。本单元从学前儿童心理健康的标志、影响因素入手，阐述了促进学前儿童心理健康的措施。在理论知识的基础上，从技能的角度介绍了一些幼儿常见的心理问题的症状、引起原因及矫治方法等内容。

 学习目标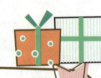

（1）基本掌握学前儿童心理健康的标志。

（2）了解影响学前儿童心理健康的因素。

（3）掌握促进学前儿童心理健康的措施。

（4）初步掌握学前儿童常见的心理卫生问题、发生的原因及预防矫治措施。

单元四 学前儿童心理卫生保健

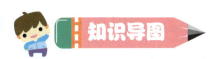

```
学前儿童心理卫生保健
├── 学前儿童的心理特点
│   ├── 学前儿童心理健康的标志
│   │   ├── 智力发展正常
│   │   ├── 情绪稳定、反应适度
│   │   ├── 性格特征良好
│   │   ├── 行为统一协调
│   │   └── 乐于与人交往，人际关系融洽
│   ├── 影响学前儿童心理健康的因素
│   │   ├── 生物学因素
│   │   ├── 主观因素
│   │   └── 环境因素
│   └── 促进学前儿童心理健康的措施
│       ├── 家庭措施
│       └── 托幼机构措施
└── 学前儿童常见的心理卫生问题
    ├── 学前儿童心理问题早发现
    │   ├── 和同龄儿童比是否存在明显不同
    │   └── 和自己以前比是否有明显变化
    └── 学前儿童常见的心理问题
        ├── 睡眠障碍
        ├── 情绪障碍
        ├── 行为障碍
        ├── 语言障碍
        └── 其他行为异常
```

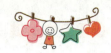

第一节 学前儿童的心理特点

【案例呈现】

牛牛是幼儿园大班的小朋友，身材高高壮壮的，力量也非常大，叫"牛牛"真的是名副其实。牛牛的奶奶逢人便夸："我家牛牛，吃得多，长得壮，可健康了。"但是在幼儿园里，牛牛却是一个不被小朋友喜欢的小孩，因为他总是打这个一下，拍那个一下，看到别的小朋友手里拿的玩具，上去就抢，抢不到就动手打人。牛牛这样的表现让老师也很头疼。在老师与家长沟通过程中，老师得知，牛牛在家也是个"小霸王"，全家人围着他转，一旦什么要求没满足，就会大哭大闹，甚至对家人拳打脚踢。像牛牛这样只是身体健壮的能叫做健康吗？牛牛的问题出现在什么方面？

学前儿童处于身心发展的关键时期，他们的心理健康状况对成长有较大影响。一些学前儿童在心理发展的过程中，由于受到不良因素的影响，心理发育偏离了该年龄段的正常心理特征，例如在性格、情绪、行为、注意力等方面有别于同龄正常儿童，这将对他们的生活、学习等方面造成影响，若不及时干预，可能会导致成年后的各种心理问题。因此，学前儿童的心理健康同身体健康一样应受到重视，需要成人的精心呵护和耐心引导，为幼儿的健康成长打下良好基础。

一、学前儿童心理健康的标志

对于学前儿童来说，健康是最重要的。1990年，世界卫生组织（WHO）提出，健康是指在躯体健康、心理健康、社会适应良好和道德健康四个方面皆健全。学前儿童的心理健康不容忽视，我们可以从以下几个方面考察幼儿的心理健康状况。

1. 智力发展正常

正常的智力水平是儿童与周围环境取得平衡和协调的基本心理条件。一般把智力看成是以思维能力为核心，包括观察力、注意力、记忆力、想象力等各种认识能力的综合。智力发展是否正常是衡量儿童心理健康的重要标志。存在思维水平低下、感知觉异常、记忆力异常等问题的儿童，往往会存在心理健康问题。

2. 情绪稳定、反应适度

情绪是一个人对客观事物的内心体验。良好的情绪反映出人的身心处于积极的平衡状态。心理健康的幼儿，积极的情绪体验占优势。虽然有时也会出现悲伤、困惑、挫折等消极的情绪，但他们能够适当地表达、控制并调整好自己的情绪，对待环境中的各种刺激，他们能够表现出与其年龄相符的适度反应。过于冲动、易变、反复无常，都是不健康的心理状态。

3. 性格特征良好

性格是人对现实的态度和相应的行为方式中比较稳定的、具有核心意义的个性心理特征。性格良好的幼儿在对待现实的态度和日常的行为中，表现出积极、稳定的心理特征：勤奋好学、寻求独立、精力充沛、开朗合群。心理不健康的幼儿更多表现为：自卑、胆怯、孤僻、冷漠、执拗、吝啬等性格特征。

4. 行为统一协调

随着幼儿年龄的增长，幼儿的有意注意时间逐渐延长，情绪情感的表达方式逐渐合理和成熟，其思想和行为是协调一致的。心理不健康的儿童主要表现为：注意力不能集中，兴趣时常转移，做事有头无尾，思维混乱，语言支离破碎，行为经常前后矛盾，自我控制和自我调节的能力差。

5. 乐于与人交往，人际关系融洽

心理健康的幼儿乐于与人交往，善于理解别人、接受别人，善于与人合作、分享，尊重别人，同时，幼儿也希望通过交往获得别人的了解、信任和尊重，建立起融洽的人际关系。心理不健康的幼儿则与此相反，对人漠不关心，沉默寡言，性情孤僻，做事斤斤计较，无同情心甚至侵犯别人，等等。

二、影响学前儿童心理健康的因素

在学前儿童成长过程中，心理健康受多种因素的影响，一般可以分为生物学因素、主观因素和环境因素。

1. 生物学因素

生物学因素是儿童心理发展的内因。影响学前儿童心理健康的生物学因素主要包括遗传、母亲孕期的状况、儿童出生后的机体损伤、疾病等因素的影响。

（1）遗传。

大量研究表明，遗传是影响学前儿童心理健康的重要因素。遗传可以从多方面影响一个儿童的智力发展。例如婴儿孤独症、儿童精神分裂症和儿童多动综合征等儿童期精神疾病的发生都与遗传有关。中国科学院心理研究所调查的 22.8 万名儿童中，3%~4% 的低能儿和痴呆儿童中有 50% 与遗传因素有关。

（2）母亲的孕期状况。

孕妇的健康状况及其环境直接或间接影响胎儿的心理健康，包括孕妇患病、用药、营养、情绪、烟酒、放射线和环境污染等因素。例如，妊娠早期患风疹，可引起胎儿畸形、智力低下；缺碘引起甲状腺功能低下，可使儿童患呆小症；如孕妇服用抗生素药"链霉素"，可引起胎儿先天性耳聋；

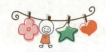

孕妇营养不良，可导致胎儿为低体重儿、先天畸形等；孕妇吸烟或长期被动吸烟，烟中的一氧化碳、尼古丁等有害化合物可使胎儿缺氧，生长发育产生障碍或畸形；孕妇长期大量饮酒，可引起胎儿患"酒精中毒综合症"，导致生长发育迟缓、中枢神经系统发育障碍等；x射线可使胎儿发生严重畸形，身体、大脑发育迟缓；环境中汞、铅等有害元素的污染，可导致胎儿大脑发育畸形、智力低下等。

孕妇情绪不好，使体内分泌的激素种类和数量发生改变，影响胎儿的正常发育，孕妇在怀孕期间长期情绪高度紊乱，胎儿出生后适应环境比其他儿童困难。

另外，婴儿出生时的状况也会影响幼儿心理健康。分娩生产过程中如难产、胎盘过早剥离，脐带过长绕颈，可以导致胎儿出生时缺氧，损伤脑组织，可使婴幼儿时期智力和动作的发展明显落后于同龄儿童。大量研究表明，早产儿和出生低体重儿在身心发展方面发生问题或存在困难的可能性远远超过正常儿童，其中，出生时的体重与儿童出生后的健康和心理发展的关系最为明显。多数出生体重低于1 500g的儿童在发展过程中会遭遇难以克服的困难，体重越低，困难越严重。出生低体重儿童在整个童年期常常疾病缠身、注意力分散、活动过度、动作不协调、学习困难。

（3）意外伤害和疾病。

在幼儿生长发育过程中，意外伤害和疾病会对幼儿的身心健康造成影响。例如，可能引起脑损伤，从而导致儿童出现失语、痴呆、意识障碍等症状发生。还可能使幼儿出现残疾、并发症、后遗症等问题，从而导致儿童出现自卑、情绪低落等心理障碍。

意外伤害和疾病对学前儿童心理健康影响的程度，取决于受损伤的部位、疾病的种类、病情、治疗效果、有无并发症、后遗症等方面的因素。

2. 主观因素

影响学前儿童心理健康的主观因素有气质、动机、情绪和自我意识。

（1）气质。

儿童的气质类型一般可分为三种类型：易教养型、难教养型和缓慢活泼型。易教养型的儿童情绪好、生活有规律，较少产生不安情绪，对生人和环境有较强的适应能力。难教养型的儿童生活不规律，害怕与陌生的人和环境接触，对自身和外界的刺激反应过于强烈。缓慢活泼型儿童的特征界于以上两种类型之间，他们的反应较慢，不够活泼，且内向，对新鲜事物倾向于退缩。了解、掌握儿童的气质类型，一方面可以根据其气质特点采取相应的教养措施，另一方面也可以发挥其气质的优势，尽量改善其气质的不足，完善幼儿的性格特征，为心理的健康发展打下良好基础。

（2）动机。

动机是推动人从事某种活动，并朝一个方向前进的内部动力。引起动机的内在条件是需要。如果幼儿食物、睡眠、空气、水、衣着、运动游戏、安全、爱抚、被赞赏等需要不能得到满足甚至缺乏，就容易造成学前儿童的动机需求受挫，从而产生消极、紧张的情绪和恐惧、冷漠、孤独的心态。所以，成人照顾幼儿的过程中，不仅要照顾幼儿的生活，满足其生理需要，还要提高幼儿的心理承受能力，教给幼儿处理动机冲突的简单技巧，以协调动机需要与现实的反差，保持平衡的心态。

（3）情绪。

情绪是最基本的情感现象，对心理健康起着至关重要的作用。快乐、愉悦的情绪会对学前儿童心理健康产生积极作用，使儿童充满信心、乐观开朗、热情友好。焦虑、恐惧的情绪对学前儿童心理健康起消极作用。焦虑使儿童怀疑自己的能力，常处于紧张与不安之中。恐惧会使儿童产生剧烈的生理和心理变化，如心跳加速或断续、呼吸短促或停顿、脸色苍白、记忆、思维、知觉发生障碍，行为失调，情绪失控等，严重影响学前儿童的心理健康。

（4）自我意识。

自我意识是自己对自己的认识。学前儿童独立的自我评价能力还很低，他们的自我评价依赖于成人对自己的评价，特别是幼儿初期，儿童往往不加考虑地轻信成人对自己的评价，其自我评价只是简单重复成人的评价。如果成人的看法比较武断、主观性强，这样容易让儿童形成片面甚至错误的自我意识。儿童在与同伴的交往中，从同伴的言行与对自己的态度中，逐渐了解自我，对自己形成正确的认识，从而有效调节自己的行为和情绪。

学前儿童的自我意识虽不成熟、不稳定，但对其人格发展和行为适应影响很大。自我意识不强的学前儿童，对挫折、冲突缺乏预测性和处理技巧，往往造成任性执拗、攻击性行为、退缩行为等情绪和行为障碍。所以，应该加强自我意识的培养，保护学前儿童的心理健康。

3. 环境因素

环境因素是指影响儿童成长的外部因素，主要包括家庭环境、托幼机构环境、社会环境、自然环境等。

（1）家庭。

家庭是学前儿童生活和初级社会化的场所。父母对儿童的教养态度与方式，影响着幼儿的心理发展。家长过分严厉、经常打骂、缺乏理解与沟通等错误的教育方式，会使孩子产生严重的心理负担，产生烦躁、恐惧、压抑等消极情绪。而民主型家庭教育方式则会使儿童具有良好的心理品质、愉快的情绪和心境、较强的社会适应能力，具有独立性和自信心。和谐愉快的家庭气氛，使儿童感到安全、舒适、心情愉快。而父母经常吵架，则容易使儿童形成孤僻、冷漠、焦虑等不良情绪。

总之，父母的性格良好、家庭和睦、情感融洽、教养方式得当，则对学前儿童心理健康起到积极作用；反之，父母的性情暴烈、父母离异、虐待孩子等，则对学前儿童心理健康起到消极作用。

（2）托幼机构。

托幼机构是对学前儿童进行保育、教育的场所，是儿童最早加入的机体教育机构，是儿童成长的第二教育环境。幼儿园的物质环境、精神环境、保教方法对幼儿的心理健康和社会适应性行为具有深远的影响。

幼儿在相互信任、相互平等、相互尊重的环境中生活，会感到安全、温暖、愉快和宽松，这样的环境使幼儿能够积极地活动与学习，乐于探索与创造，从而获得良好的发展。如果师幼关系紧张，例如教师冷漠、偏心、缺乏爱心，会使儿童心里紧张、无所适从，影响幼儿心理的健康发展。

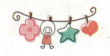

（3）社会。

社会的经济状况、伦理道德、宗教信仰、风俗民情等对学前儿童的心理品质和行为方式的形成都有影响。其中，电视、网络、图书等以其生动、直观的传媒形式对学前儿童的心理健康产生巨大的影响。例如动画片在孩子的生活中占据着重要的地位，优秀的动画片可以促进儿童社会性的发展，但一些充满暴力的动画片却给儿童的心理发展带来了负面影响，儿童在与同伴玩儿的过程中，模仿动画片中的暴力行为，给同伴造成伤害的事件时有发生。此外，物质环境中不适当的温度、湿度、照明、空间、噪音等，都会影响儿童的情绪和行为。如高强度的噪声刺激会使学前儿童大脑皮层的兴奋和抑制过程的平衡失调，产生植物神经功能紊乱，出现头昏、心悸、失眠等现象，从而影响学前儿童的情绪。

三、促进学前儿童心理健康的措施

随着人们对健康的认识，幼儿心理健康问题越来越受到重视。学前儿童正处于心理发展、人格形成的关键期，可塑性大，心理不成熟，易受环境的影响。因此，我们应该为幼儿创造适宜的环境，重视和加强其心理健康教育，以促进幼儿的心理健康发展。

如何培养3~7岁儿童的健康心理

1. 家庭措施

家长是幼儿的第一任老师，家长的一言一行、一举一动都潜移默化地影响着幼儿的成长，因此家长应成为幼儿的楷模，教会幼儿社交的技巧。幼儿由于经验不足，失败在所难免，家长应接纳幼儿的失败，多给幼儿以鼓励。做"民主型"家长，用心聆听幼儿的意见，让幼儿感受到家长的关心，鼓励并支持幼儿独立思考，培养他们的自信心和社会适应能力。

2. 托幼机构措施

（1）创造适宜的环境，促进学前儿童健康成长。

作为隐性课程，无论是托幼机构的物质环境还是精神环境都感染、熏陶着学前儿童。因此，托幼机构要为幼儿创造丰富的物质环境，营造宽松愉悦的精神环境。丰富的物质环境能够启迪幼儿的智慧，引发幼儿的思考，缓解幼儿的精神压力，满足幼儿的需要。幼儿教师为幼儿创造宽松愉悦的精神环境，尊重幼儿，平等地对待每一名幼儿，体会幼儿的意愿，让幼儿生活在没有心理压力的氛围中，幼儿就会有话敢说，遇事敢做。同时，幼儿教师是幼儿模仿的榜样，教师时刻保持积极乐观的心态，也会对幼儿产生积极的影响。

（2）开展各项活动，渗透心理健康教育。

目前，在我国学前教育中，我们对幼儿机体的健康非常重视，但对幼儿心理健康却容易忽视。托幼机构应注意在活动中对幼儿心理健康教育进行全方位渗透，坚持一惯性、连续性的教育与引导。

①**培养学前儿童良好的生活习惯。**学前儿童生活有规律、安排有序，养成良好的生活习惯，有利于学前儿童情绪稳定、精神饱满，有利于学前儿童养成做事认真、有始有终的态度。如果生活杂乱无章，则会影响学前儿童的生活活动，导致其心理失衡，容易使其出现暴躁、反应迟钝、做事不积极的现象，

影响其心理健康发展。

②**教会学前儿童调节自己的情绪**。学前儿童的情绪和情感直接反映出学前儿童的需求是否得到满足。儿童有着生理和心理两方面的需求,生理需求如饮食、睡眠等,心理需求如安全感、归属和爱的需求。作为幼儿教师应从这两个方面满足幼儿需求,使幼儿保持积极、良好的情绪状态。但是,满足需求也不是无止境的,当幼儿提出不合理要求时,教师不应为了幼儿高兴而妥协。

当学前儿童与同伴发生矛盾,表现出生气、伤心、委屈时,教师要让儿童通过合理的方式进行宣泄,以减轻儿童的心理负担。

同时,幼儿教师应引导学前儿童正确地与人交往。性格内向的幼儿,由于其胆小、孤独,不会与人交往,幼儿教师应多鼓励幼儿,通过开展活动,引导其融入幼儿集体。为避免学前儿童以自我为中心,教师应对幼儿进行"移情"教育,教会幼儿站在他人的角度考虑问题。

③**性教育**。幼儿时期是性心理发育的关键时期,幼儿开始对"我是怎么来的?""我和他小便的姿势为何不同?"等问题感兴趣。幼儿教师应抓住这一时期对幼儿进行性教育,使幼儿形成正确的性别认同,提高幼儿的自我保护意识,防止性侵害的发生。

家庭和托幼机构都是幼儿教育的主要场所,家庭和幼儿园达成共识,协调教育方法,统一教育要求,是促进幼儿心理健康发展的重要保证。托幼机构可通过家长会、家长开放日、家长培训等活动,加强对家庭教育的指导,使家长能够配合幼儿园教育,促进幼儿心理健康发展。

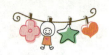

第二节 学前儿童常见的心理卫生问题

> **【案例呈现】**
>
> 乔乔一直以来都是一个活泼开朗的小朋友,她的小脸上总是洋溢着灿烂的笑容,小朋友们都喜欢和她一起玩儿。可是最近乔乔突然间变得沉默寡言,在活动的时候总是找个安静的角落默默发呆,脸上出现了一个4岁小朋友不应该有的抑郁表情。小牛老师看在眼里,急在心上,因为虽然每个孩子都有不高兴的时候,可是乔乔的这种状态持续了两周还多,这还正常吗?小牛老师应该如何帮助乔乔呢?

一、学前儿童心理问题早发现

学前儿童正处于身心迅速发展的时期,具有较大的可塑性,这给学前儿童心理问题的矫治提供了有利的机会。如果学前儿童的心理问题能够得到及时的指导和矫治,对学前儿童的健康成长乃至一生的健康都具有十分重要的意义。因此,及时发现学前儿童的心理问题非常重要,可从以下两个方面进行鉴别。

1. 和同龄儿童比是否存在明显不同

如果某个儿童的表现是同龄大多数孩子都有的,那么这个儿童的心理一般比较正常。如果大多数孩子有而他没有,或大多数孩子没有而他有,这种情况表明其不正常的可能性非常大。例如,两岁前的幼儿经常出现尿裤、尿床现象,属于正常现象,但是五六岁的幼儿如果也经常出现尿裤、尿床的现象,那就不正常了。

但是也要注意,某些行为虽然大多数幼儿都有,但是某些幼儿表现的程度超过了大多数幼儿的表现程度,也是不正常的现象。例如,当幼儿提出购买的玩具没有得到,表现出伤心是正常的,但是有些幼儿会表现出暴怒、大哭、打人等行为,就不正常了。

暴怒发作

2. 和自己以前比是否有明显变化

如果某个幼儿目前的行为和以前比有非常大的变化,那么可能这个幼儿出现了心理障碍。例如一个一直活泼开朗、人际关系良好的幼儿近来变得无精打采、沉默寡言、很少与同伴交往,前后判若两人,我们就要考虑该幼儿是否存在某些心理障碍。

判断学前儿童的心理活动是否正常，不能从幼儿偶尔出现的行为表现来下结论，要通过一段时间的细致、全面的观察和比较去发现问题，必要时请专业人员进行测评，对幼儿做出科学的诊断。

二、学前儿童常见的心理问题

1. 睡眠障碍

（1）夜惊。

①**案例**：琪琪今天第一天上幼儿园，因为不适应新环境，在幼儿园哭了一整天。晚上入睡一段时间后，突然坐起来，大声哭喊，瞪目直视，看上去非常的害怕。妈妈喊她的名字、安抚她都没有反应，几分钟后琪琪在哭声中慢慢睡着了。早上醒来，妈妈问琪琪夜里是怎么回事，可是琪琪并不记得了。这是怎么回事呢？

②**原因**：琪琪出现了夜惊的现象。夜惊的发生与情绪紧张有密切关系，多由心理因素所致。另外，睡前精神紧张，如看了恐怖电影、室内空气污浊、室温过高、晚餐过饱、呼吸不畅、肠道寄生虫等均可引起发作。

③**预防和矫治**：消除引起学前儿童紧张的心理因素，治疗有关疾病，症状在一段时间后会自然消失。

（2）遗尿症。

①**案例**：铛铛今年已经上大班了，可还是不能自主控制排尿，有时会尿裤子，有时会尿床。因为这件事，铛铛总是抬不起头来，变得很自卑，羞于见人，集体活动时也总是一个人待在角落里，恐怕别人嘲笑他，性格越来越孤僻。有人认为孩子尿床，长大了就好了，不用管，这种说法对吗？

②**原因**：铛铛患的是"遗尿症"，容易让孩子变得自卑，因此需要受到关注。引起遗尿症的原因有以下几种：

遗传因素。遗尿症与遗传有密切关系，30%~50%的患儿父母有遗尿的历史。

心理因素。幼儿突然受到惊吓，生活环境突然改变而不能适应等精神方面的紧张都有可能引发遗尿症。

训练不当。排尿过程的自主控制需要大脑发育到一定程度，同时，也需要学习和训练。如果训练不当，没有形成良好的排尿习惯，也可能发生遗尿。睡眠过深，膀胱充盈时难以觉醒的幼儿也容易出现遗尿现象。

器质性遗尿症。因蛲虫病、膀胱炎等疾病引起的遗尿症。

③**预防和矫治**：了解幼儿遗尿的原因。消除引起幼儿紧张的因素，建立良好的作息制度，不要过度疲劳。掌握幼儿尿床的时间规律，定期叫醒幼儿排尿，使之逐渐形成条件反射。

2. 情绪障碍

（1）幼儿恐惧症。

①**案例**：午休时，两岁多的丁丁对妈妈说非常害怕大灰狼。妈妈很疑惑："你没见过大灰狼，为什么害怕大灰狼呢？""奶奶说，不好好睡午觉的小孩都会被大灰狼叼走，我睡不着，还不敢睁开眼睛，

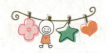

怕大灰狼把我叼走。"丁丁闭着眼、呼吸急促、心嘭嘭地跳。很长一段时间,丁丁都非常害怕想象中的大灰狼。丁丁奶奶的这种做法对吗?对丁丁引起了什么伤害?

②**原因**:丁丁患了幼儿恐惧症。幼儿恐惧症是指幼儿对特定的物体、人或情境所产生的过分的或不合理的恐惧和回避反应。婴儿期的恐惧对象一般比较具体,总是围绕着他身边的环境刺激,例如对陌生人、较大的噪声表现出恐惧。随着年龄的增长,幼儿开始对想象中的物体产生恐惧,如怪物等,例如丁丁因成人的吓唬,产生了对想象中的大灰狼的恐惧。

③**预防和矫治**:成人在任何时候都不能采取恐吓、吓唬孩子的教育方式。应该积极鼓励患有恐惧症的幼儿投入所恐惧的情境中,例如运用探索黑屋子中宝藏的方法让幼儿接近黑暗,逐渐不再恐惧黑暗。成人要鼓励儿童去观察和认识自然现象,提高幼儿认知水平。

(2)幼儿强迫症。

①**案例**:小哲5岁了,有一次白天玩儿得太兴奋了,夜里因太困睡觉尿床了。第二天早上,爸爸妈妈看着小哲画的"地图"嘲笑他,小哲害羞极了。从此以后,小哲为了不尿床,每天晚上,躺在床上之后都会去几次厕所,而且时间间隔非常短,有时两次之间只有一两分钟,根本没有尿,这种现象会持续到他睡着为止。小哲到底是怎么了呢?

②**原因**:小哲的这种现象我们称为"强迫行为",是强迫症的一种。强迫症分为强迫行为和强迫观念。强迫行为是指一些刻板的、仪式性的行为,反复地去做,例如反复地数窗栏杆、反复洗手等。强迫观念是指反复出现多种毫无意义的观念、思想、印象和冲动,如有些幼儿总怀疑事情没做好。幼儿的个性特征、家长不正确的教养方式、教师的惩罚、突然遭受精神创伤、患严重的躯体疾病等都可能成为强迫症的诱因。

③**预防和矫治**:为幼儿创造宽松的生活氛围,培养幼儿良好的性格。让幼儿多参加集体活动,与外界多接触,培养其多方面的兴趣爱好,转移对强迫症状的高度注意力。

(3)幼儿焦虑症。

①**案例**:朵朵是一个非常老实、温顺的小女孩。朵朵害怕去幼儿园,每天早晨送她时她都会抓着妈妈哭,中午没有老师陪着就不敢睡觉,别的小朋友碰一下她都不让,会担心衣服被碰脏了、皮肤被碰破了。在幼儿园不喜欢和其他人一起玩儿,没有朋友。朵朵到底出现了什么问题呢?

②**原因**:朵朵的问题属于"幼儿焦虑症"。父母或其他亲人的教养过于溺爱或要求过于苛刻,幼儿本身又非常脆弱、敏感,一旦生活环境发生变化,例如,与亲人分离、父母离异等,幼儿便无法适应新环境而引发焦虑症。

③**预防和矫治**:首先查明引起幼儿焦虑的原因,及时消除周围环境中造成幼儿出现焦虑的不良因素。有目的地与幼儿交谈,多给幼儿关心和爱抚,避免采取打骂、恐吓、过分退让等不良教育方式。多带幼儿参加户外活动,进行适当的体育锻炼及游戏,培养幼儿坚强的意志及开朗的性格,通过幼儿自我放松消除焦虑心理。

对于焦虑情绪严重的患儿,可配合药物治疗。

3. 行为障碍

（1）攻击性行为。

①**案例**：幼儿园户外活动时间到了。当老师宣布活动开始的时候，牛牛和皮皮同时冲向了他们喜欢的皮球，皮皮先拿到了皮球。牛牛见抢不过，张口咬了皮皮的胳膊，皮皮哭着松开了手，牛牛不顾皮皮的哭声，一把推开皮皮，抢到了落到地上的皮球。我们都知道牛牛的做法不对，作为幼儿老师我们应该如何进行疏导呢？

攻击性行为

②**原因**：牛牛的行为属于"攻击性行为"。幼儿的攻击性行为可从观察他人的攻击性行为而习得，例如父母经常采取打骂幼儿的错误教育方式，观看动画片中的暴力行为的情节等。家长平时对幼儿非常溺爱、有求必应，使幼儿变得霸道、任性，当受到挫折时，易表现出攻击性行为。

③**预防和矫治**：改变对儿童的教育方式，不溺爱、不迁就。成人应以身作则，不能以武力的手段对儿童进行教育。在儿童情绪非常激动时，不能强迫幼儿接受教育，等幼儿心情平静后，再耐心地进行引导。教会幼儿如何与他人相处，如何调节自己的情绪，引导幼儿站在他人的角度看问题。

（2）说谎。

①**案例**：丁丁告诉老师，周末爸爸带他去游乐场了，玩了旋转木马、滑滑梯，还吃了好吃的冰激凌。晚上，爸爸接他的时候，老师对爸爸说孩子周末出去玩得非常高兴，给老师讲了好多游乐场的事儿。可是，爸爸说，丁丁周末就在家里，哪里都没去。孩子学会说谎了，这让爸爸很着急，这可怎么办呢？

②**原因**：丁丁确实跟老师说谎了。说谎分为无意说谎和有意说谎。无意说谎就是指幼儿由于认知水平低，有时会把想象的东西与现实混淆，把渴望的东西说成已经得到了。有意说谎是指幼儿为了得到表扬、奖励或逃避惩罚而故意编造的谎言。很明显，丁丁的说谎属于无意说谎。

③**预防和矫治**：对于幼儿无意说谎的行为，成人不必指责幼儿，只需让他们知道事情到底是怎么回事，应该如何说就行了。对于有意说谎的幼儿，成人必须戳穿其谎言，不能让他们得逞，否则容易导致幼儿总是故意说谎，形成一种习惯。

> **小贴士**
>
> 对有意说谎的小朋友，我们可以通过给他们讲狼来了、匹诺曹等故事来告诉他们说谎的坏处。

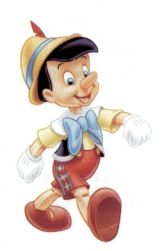

（3）吮手指、咬指甲。

①**案例**：茜茜今年刚刚入园，非常听话，非常老实。可是最近妈妈发现茜茜出现了咬指甲的坏习惯，每次妈妈看到茜茜咬指甲，都马上说她，甚至打她的手，可是茜茜的坏毛病还是没改掉，怎么帮茜茜改掉咬指甲的坏习惯呢？

②**原因**：吮手指、咬指甲是幼儿时期一种常见的不良行为习惯。幼儿

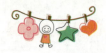

爱的需要得不到满足、缺乏同伴、生活环境的改变、模仿他人、饥饿、疾病等因素都可导致幼儿出现吮手指、咬指甲的习惯。茜茜因为入托的原因，导致心理紧张，而出现了咬指甲的现象。

③**预防和矫治**：消除引起幼儿过度紧张的因素，给幼儿创造一个宽松、温馨的环境。满足幼儿被爱、被关注的需求，家长多与幼儿交流。多组织幼儿参加集体活动，消除幼儿的寂寞情绪。发现幼儿吮手指、咬指甲时，可以用儿童喜欢的玩具、图书等转移幼儿注意力，不能严词制止或打骂，这样反而会导致幼儿心里紧张。同时，要按时为幼儿修剪指甲。

（4）习惯性阴部摩擦。

①**案例**：雯雯在睡觉前，总是要"骑马"，也就跨坐在妈妈的大腿上，做前后摩擦的动作。每次"骑马"的时候，雯雯都会面色潮红、眼神不自然地凝视。起初妈妈感觉只是孩子贪玩儿，但时间长了，妈妈就感觉不对劲了，雯雯到底是怎么回事呢？

②**原因**：从雯雯的表现看，雯雯出现了"习惯性阴部摩擦"的问题。表现为幼儿用手玩弄或摩擦生殖器，女孩有时双腿交叉上下摩擦，或骑坐在某个物体上摩擦。当幼儿生殖器局部不洁或患有湿疹、蛲虫、包茎等疾病引起阴部瘙痒，致使幼儿摩擦阴部止痒而形成习惯。也有部分幼儿因觉得性器官好玩儿，于是经常抚弄，逐渐形成习惯。

③**预防和矫治**：当偶尔出现这种情况时，要分散幼儿对性器官的过分注意，例如用玩具等吸引幼儿的注意力，或改变幼儿的体位。切忌用惩罚、恐吓、打骂、讥笑等方式对幼儿施加压力。为幼儿选择纯棉、宽松的衣物，避免衣物过紧、过暖。讲卫生，经常为幼儿清洗阴部，防止局部感染，如有感染，及时就医。

4. 语言障碍

（1）选择性缄默。

①**案例**：小雪从小性格内向、胆小。小雪的语言器官和智力发育正常，在家里能够跟家人交流，但是在人多的陌生场合或幼儿园就沉默不语。小雪的问题是怎么回事呢？

②**原因**：小雪的现象属于"选择性缄默"。选择性缄默儿童是因受到惊吓、恐惧、生气、害怕被嘲笑等原因引起的一种防卫性反应。内向、胆小、羞怯的儿童容易出现这种现象，女孩多于男孩。

③**预防和矫治**：观察幼儿，找出并消除引起幼儿紧张的因素，给幼儿提供一个轻松愉快的环境。对幼儿的缄默不语现象不要过分地注意，尤其大人不要强迫孩子说话，鼓励幼儿积极参加各种集体活动，放松心情，忽略语言方面的缺陷。

（2）口吃。

①**案例**：轩轩是一个沉默寡言、很少与同伴交往的小朋友。在一次"认识春节"的活动中，老师问小朋友们过春节都有什么习俗，轩轩前一天刚听爸爸给他讲了"年"的故事，所以这次轩轩高高地举起小手。"放、放、放……"轩轩憋得小脸通红，急得直跺脚，也没说出"鞭炮"两个字来。小朋友们哄堂大笑，都嘲笑轩轩不会说话。轩轩伤心地低下来头……我们怎么来帮助轩轩解决口吃的现象呢？

②**原因**：口吃为常见的语言节奏障碍，往往与心理因素有关。心理紧张是引起口吃的重要因素，例如精神过度紧张、突然的精神刺激，可导致幼儿的口吃发生。幼儿开始学习语言时，如果家长总是指责幼儿发音不准、吐字不清的问题，导致幼儿紧张、焦虑，从而出现口吃的现象；周围环境中有口吃的人，幼儿出于好奇模仿口吃的人说话，也会出现口吃的现象。

③**预防和矫治**：消除周围引起幼儿紧张的因素，使幼儿全身放松，说话时不着急。家长要理解幼儿学话初期发音不准、吐字不清，是幼儿语言发展过程中的正常现象，不要过分强调与指责。成人要用平静、轻柔的语调与幼儿说话，做好正确地示范。

5. 其他行为异常

（1）多动症。

①**案例**：小俊在上课的时候，很难安静地坐在那里，他东瞅瞅、西瞧瞧，注意力很难集中。小俊上课不能认真听讲，学习非常困难。他很难遵守规矩，有时还在活动室随便走动，有时不注意还会爬到窗台上。他和小朋友也不能很好地相处，看到小朋友拿的玩具就会上去争抢，刚抢到手没一会儿，又去抢别人的，小朋友们都躲着他。老师总是因为小俊的行为批评他，可是没有起到多大作用，你能帮老师找找问题的原因吗？

> **小贴士**
>
> 幼儿好动可能是幼儿比较"顽皮"。不能看到好动的孩子都认为是多动症的。注意力集中困难才是该病突出而持久的表现。

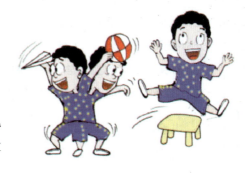

②**原因**：小俊的表现有可能是"多动症"。判断幼儿是否有多动症要特别慎重，要与"顽皮"区分开来。在发现多动的表现后，要带幼儿到医院进行检查才能确诊。

引起多动症的原因很多，一般认为，它是多种因素共同作用的结果，例如遗传因素、轻微脑组织损伤、脑内神经递质代谢异常、铅中毒、营养因素及不良教育方式等。

③**预防和矫治**：对多动症的幼儿，成人要对他们进行耐心的帮助，多鼓励，不断增强孩子的自信心，对孩子的点滴进步都不要吝啬表扬。帮助幼儿多参加集体活动，在集体活动中引导幼儿遵守一定的行为规范，逐步提高幼儿的自我控制能力。也可以进行注意力训练，训练的难度根据幼儿完成情况增减。限制西红柿、苹果、橘子等含甲醛、水杨酸类食品的摄入。

（2）自闭症。

①**案例**：小杰开始讲话比别的小孩儿晚，而且说话像鹦鹉学舌一样，总是重复别人的话，不能正常与他人交流。当他看到别人也在看着他时，眼神会很快地移开，避免与他人对视。对人的态度非常冷淡，对别人的呼唤也不理睬。小杰不喜欢妈妈给他准备的玩具，可他却喜欢去厨房拿着锅盖转着玩儿。他也不喜欢和小朋友们一起去游戏，总是一个人默默地在角落里待着。你知道小杰有什么问题吗？

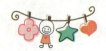

②**原因**：从小杰的表现来看，小杰应该是一个"自闭症"儿童。自闭症又称为"孤独症"，表现为人际交往障碍、语言发育障碍、兴趣及行为和情绪方面的异常。生物因素是导致自闭症的重要因素，如遗传、孕母病毒感染、宫内窒息、产伤等；早期生活环境缺乏情感交流、无语言交往，也是发病的诱因。

③**预防和矫治**：对自闭症幼儿的矫治主要从提高幼儿的基本生存能力，如加强幼儿的生活自理训练、语言训练、购物训练等方面入手。为自闭症幼儿创造正常的生活环境，最好进入普通幼儿园，有助于提高幼儿的交往能力及语言发展。家庭和幼儿园要对幼儿充满信心，经过训练，绝大多数幼儿随着年龄的增长和训练的加强，症状都会有不同程度的减轻。

【知识窗】

自闭症儿童行为量表

自闭症儿童行为量表（以下简称 ABC 量表）由 Krug（1978）编制，我国于 1989 年引进。问卷在 10~15 分钟内完成。

ABC 量表结构共分五大因子 57 条项目，分别为感觉（S）9 项，交往（R）12 项，躯体运动（B）12 项，语言（L）13 项，生活自理（S）11 项，按其在量表中的负荷大小分别给评分 4、3、2、1 分。各项评分组相加即可得出量表总分。

如果受测者的量表总分等于或高于 31 分，可被怀疑为患有自闭症，如果总分等于或高于 67 分，则可以被诊断为患有自闭症。

儿童姓名：

性别：

年龄： 年 月 日

父母所在单位：

填表者姓名： 与儿童关系：

家庭住址或通讯地址：

邮编：

填表人文化程度：

职业：

填表日期： 年 月 日

填表说明：请仔细逐条阅读以下各个项目，若您的孩子有这项表现，则请在项目右格内的数字下面"√"，若无此项者则不画。

题号	题目	S	R	B	L	S	备注
1	喜欢长时间地自身旋转			4			
2	学会做一件简单的事情，但是很快就"忘记"					2	
3	经常没有接触环境或者是进行交往的要求		4				
4	往往不能接受简单的指令（如坐下、来这等等）				1		
5	不会玩玩具等（如没完没了地转动或乱扔、揉等）			2			
6	视觉辨别能力差（如对一种物体的特征——其大小、颜色或者位置等的辨别力差）	2					
7	无交往性微笑（即不会与人点头、招呼、微笑）		2				
8	代词运用的颠倒或混乱（如把"你"说成"我"等）				3		
9	长时间总拿着某件东西			3			
10	似乎不在听人说话，以至于怀疑他有听力问题	3					
11	说话不合音调，无节奏				4		
12	长时间摇摆身体			4			
13	要拿什么东西，但又不是身体所能到达的地方（即对自身与物体距离的估计不足）		2				
14	对环境和日常生活规律的改变产生强烈地反应					3	
15	当他和其他人在一起时，呼唤他的名字，他对自己的名字无反应				2		
16	经常做出前冲、旋转、脚尖行走、手指轻掐轻弹等动作			4			
17	对其他人的面部表情或情感没有反应		3				
18	说话时候很少用"是"或"我"等词				2		
19	有某一方面的特殊能力，似乎与智商低不相符合				4		

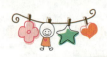

续表

题号	题目	S	R	B	L	S	备注
20	不能执行简单的含有介词语句的指令（如把球放在盘子上或者把球放在盒子里）				1		
21	有时对很大的声音不产生吃惊的反应（可能让人想到他是聋儿）	3					
22	经常拍打手			4			
23	发大脾气或者经常发点脾气					3	
24	主动回避与别人的眼光进行接触		4				
25	拒绝别人的接触或者拥抱		4				
26	有时对很痛苦的刺激如摔伤、割破或者注射不引起反应	3					
27	身体表现很僵硬很难抱住（如打挺）		3				
28	当抱着他时，感到他肌肉松弛（即他不紧贴着抱着他的人）		2				
29	以姿势、手势表示所渴望得到的东西（而不倾向用语言表示）				2		
30	常用脚尖走路			2			
31	用咬人、撞人、踢人等来伤害他人					2	
32	不断地重复短句				3		
33	游戏时候不模仿其他儿童		3				
34	当强光直接照射时常常不眨眼	1					
35	以撞头、咬手等行为以自伤			2			
36	想要什么东西不能等待（一想要什么马上就要得到什么）					2	
37	不能指出5个以上物体的名称（注：能指出5个以上则不打勾）				1		
38	不能发展任何友谊（不会和小朋友来往、交朋友）		4				
39	有许多声音时常常盖着耳朵	4					
40	经常旋转碰撞物体			4			
41	在训练大小便方面有困难（不会控制大小便）				1		
42	一天只能提出5个以内的要求（达到或者超过5个则不画钩）				2		

126

续表

题号	题目	S	R	B	L	S	备注
43	经常受到惊吓或者非常焦虑、不安		3				
44	在正常光线下斜眼、闭眼、皱眉	3					
45	不是经常帮助的话，不会自己穿衣服				1		
46	一遍一遍地重复一些声音或者词			3			
47	瞪着眼睛看人，好像要看穿似的	4					
48	重复别人的问话或者回答			4			
49	经常不能意识所处的环境，并且可能对危险的情况不在意				2		
50	特别喜欢摆弄并着迷于单调的东西或游戏、活动等（如来来回回地走或跑，没完没了地跑或蹦、跳、拍敲）				4		
51	对周围东西喜欢触摸、嗅或尝		3				
52	对生人常常无反应（对来人不看）	3					
53	纠缠在一些复杂的仪式行为上，就像纠缠在魔圈内一样（如走路一定要走一定的路线，饭前或睡前或者干什么以前一定要把什么东西摆在什么地方或者做什么动作，否则就不吃饭、不睡觉等）			4			
54	经常毁坏东西（如玩具、家里的一切用具很快就被弄坏弄破了）			2			
55	在两岁半以前就发现该儿童发育延迟				1		
56	在日常生活中，至少会用15个但又不超过30个短句来进行交往（不到15个也画钩）				3		
57	长时间凝视一个地方（呆呆地看一处）	4					

单元五　学前儿童常见疾病的预防与处理

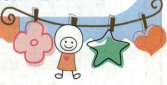

单元导读

　　学前儿童虽然具有人体的基本结构，但是机体的各系统、器官发育很不完善，对疾病的免疫能力差，容易感染各种疾病。因此，了解学前儿童常见疾病和传染病的相关知识不仅是我们保教人员必备的素质，还可以让我们及时发现和减少疾病对学前儿童的危害，促进学前儿童的健康成长。本单元将从学前儿童常见疾病和传染病的预防与处理的知识、技能、实践三个方面阐述相关内容。

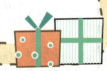

学习目标

（1）熟悉学前儿童常见病的基础知识，掌握学前儿童常见病的预防知识。
（2）熟悉学前儿童常见传染病的基础知识，掌握学前儿童常见传染病的预防知识。
（3）增强学生的责任感，教育学生关心爱护病弱的幼儿。

单元五　学前儿童常见疾病的预防与处理

知识导图

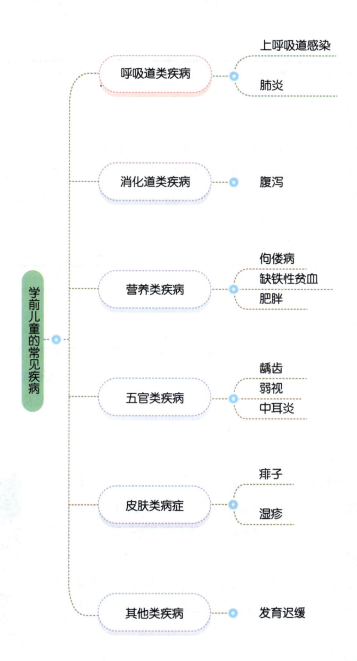

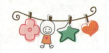

第一节 学前儿童的常见病

【案例呈现】

前天幼儿园组织幼儿们体检，中二班的王老师在幼儿们体检完后详细看了本班每一位幼儿的体检表。发现5岁的亮亮体重栏显示26公斤，按理论属于中度肥胖。以后每次进餐时，王老师注意控制亮亮的饮食，以七分饱为宜，并且在活力中适当增加亮亮的活动量，经过半年的调整，亮亮的体重恢复了正常。

一、疾病早发现

幼儿机体各系统、器官的形态发育不完善，所以体质较弱，对疾病的抵抗能力差，疾病传播迅速，病情发展较快；而且幼儿年龄较小，身体不舒服时，自己又不会表达或表达不清楚，因此幼教工作者要细心观察幼儿，注意幼儿们在学习、玩耍、吃饭、睡觉、大小便时的情况及精神状态等有无异常现象，若发现学前儿童有生病的迹象，应及时与家长沟通。

1. 观察幼儿神情与面色

（1）精神与表情。健康的学前儿童一般精神饱满、两眼有神、表情丰富、活泼好动，容易对外界的事物感兴趣，充满探索欲。如果学前儿童突然出现不爱动、爱趴着、没精打采、表情冷漠、爱发呆、烦躁不安或哭闹等异常行为时，有可能是学前儿童患病了。

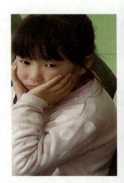

（2）面色。健康的学前儿童面色红润、有光泽。如果学前儿童出现面色苍白、面色萎黄、面青唇紫、面红耳赤、面色青黑等异常面色，有可能是学前儿童身体不适的表现。

2. 观察幼儿的哭喊

有时幼儿不会用语言表达身体不适，通常会莫名地哭啼或喊叫。我们可以根据幼儿哭喊的程度、时间和发生的地点进行判断，并且幼教工作者要耐心询问幼儿的情况，仔细地检查幼儿身体，发现异常及时与家长沟通，病情严重时及时就医。

3. 观察幼儿的食欲

健康的幼儿活泼好动，有食欲，饮食正常。如果幼儿近来总是没有食欲、食量明显减少或食欲异常旺盛，有可能是幼儿生病了。

4. 观察幼儿的睡眠

健康的幼儿一般入睡很快，睡后安稳没有鼾声。如果幼儿入睡困难，睡前烦躁，面部干燥泛红，应询问幼儿情况并测量体温；幼儿睡觉时夜惊、磨牙、会阴瘙痒往往是蛲虫病的表现；幼儿嗜睡、有轻度的意识障碍，可能是脑炎的早期表现。

5. 观察幼儿的大小便

幼儿生病时大小便的颜色、次数、量、气味等都会发生改变。

（1）大便异常。

正常大便颜色是黄褐色的，且便量与吃食物的多少和性质有关。如果幼儿出现鲜血便，排便痛苦，可能是痔疮；如果幼儿出现带脓血的大便，且次数增多，可能是患有细菌性痢疾；如果幼儿出现柏油样大便，可能是胃溃疡出血；如果幼儿出现蛋花汤样大便，且次数较多，可能是腹泻；如果幼儿出现白陶土样大便，可能是胆结石；如果幼儿便秘，可能是幼儿饮水过少或饮食不合理。

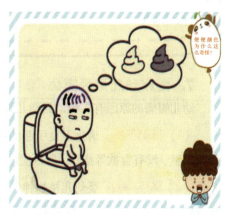

（2）小便异常。

健康的幼儿一般一昼夜排尿 1 升左右，每天 6~8 次，颜色呈淡黄色，澄清透亮。如果幼儿小便次数较多、尿量少、哭闹喊叫疼痛，可能是尿道炎症；如果幼儿小便呈金黄或橘黄，可能受到药物影响；如果幼儿小便尿色发红出现血尿，可能是肾炎，此病多发于 3~8 岁儿童；如果幼儿小便呈棕黄或浓茶色，可能是黄疸型肝炎。

6. 观察幼儿是否发烧

幼儿正常的腋下温度为 36~37.4℃。测量体温前，应检查体温计的水银线是否低于 35℃。测量体温时应将体温计的水银头部夹在幼儿腋窝中央稍前处。5 分钟后取出，读取体温计的度数。发烧程度见下表。

发烧程度表

发烧的程度	低烧	中度发烧	高烧	超高烧
腋下体温 /℃	37.5~38	38.1~39	39.1~41	41 以上

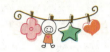

【知识窗】

人生病后为什么会发热

人生病后为什么会发热？发热是由位于大脑下丘脑的体温调节中枢上调所致。虽然一天内正常人体的体温会有少许波动，但是下丘脑的体温调节中枢会通过增加机体的散热或产热来试图将正常人的体温调控在37℃左右。当病菌（包括预防接种的疫苗在内）侵犯人体后，人体为了对抗病菌的侵袭，会动用一些防御机制，比如具有杀菌作用的白细胞、淋巴细胞等。动用人体防御机制的启动信号中，发热就是最为主要的一项。发热是人体对抗病原菌的生理抵抗过程，对人体起到保护作用。所以对待发热不应只关注于体温，重要的是在医生的指导下，寻找发热的原因，正确对待。同时将体温控制在38.5℃以下，避免高热惊厥。

7. 观察幼儿是否腹痛

幼儿腹痛的原因有多种，且幼儿腹痛的部位、性质也不尽相同。

（1）消化不良。消化不良引起的腹痛在幼儿中最常见。幼儿疼痛常出现阵发性、腹肌不紧张、舌苔厚腻、没有食欲等症状。所以应该注意幼儿的饮食。每日饮食的量和次数要有规律，不暴饮暴食。

（2）肠痉挛型。婴幼儿植物神经调节功能尚未发育健全，一旦功能紊乱，迷走神经兴奋性增强，肠管蠕动失去正常节律，肠壁肌肉就会发生痉挛，导致肠绞痛，有时伴有恶心、呕吐等症状。发作时可用局部热敷法。

（3）便秘。有些婴幼儿由于家长的娇生惯养，造成严重的偏食，如平时爱吃肉类、不爱吃蔬菜等，所以结肠内滞留的大量秘结粪块激刺近端肠壁肌肉，引起强力收缩，造成结肠内高压，或由于气体及粪块所致的近端结肠扩张，导致阵发性的腹痛。

（4）胃肠型感冒。由于病毒或细菌感染引起的胃肠型感冒也有腹痛、呕吐、腹泻等症状。

8. 观察幼儿是否头疼

如果幼儿发生头疼，应及时卧床休息，避免剧烈运动，多喝水，密切观察其他伴随性症状，不要急于用药。及时与家长沟通。

9. 观察幼儿是否多汗

婴幼儿多汗为两类：生理性多汗和病理性多汗。幼儿由于某些疾病引起的出汗过多称为"病理性出汗"。病理性出汗是幼儿在安静状态下出现的，如佝偻病的出汗，幼儿入睡后的前半夜头部明显出汗。当婴幼儿患有活动性佝偻病、活动性结核病、低血糖、甲状腺功能亢进等疾病时会出现多汗症状；吃退热药过量或精神因素（如过度兴奋、恐惧）等也会引起多汗。

单元五 学前儿童常见疾病的预防与处理

【知识窗】

生理性多汗

通常幼儿多汗都是正常的，幼儿代谢旺盛，皮肤含水量大，微血管分布较多，且幼儿活泼好动，出汗一般比成人多，所以由于环境温度过高、衣被过厚、剧烈运动等原因，导致的多汗称为"生理性多汗"，它是机体调节体温所必需的过程。

二、学前儿童的常见病

1. 上呼吸道感染（上感）

上呼吸道感染是学前儿童最常见的疾病。一年四季均可发病，尤其体弱儿常反复发生。

（1）病因。

上呼吸道感染是由细菌或病毒引起的，会涉及上呼吸道部分或上呼吸道全部的炎症。

一般病毒型多见。学前儿童由于受凉、受热、过于疲倦、空气污浊等因素导致抵抗力下降，引发了上呼吸道感染。

（2）症状。

因幼儿感染的病原体不同、年龄不同、体质不同，所以症状有轻有重。

轻度症状一般为低热、流涕、鼻塞、轻咳、打喷嚏、腹泻或轻度呕吐等，精神状态良好，自然病程在3~7天。

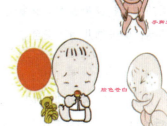

重度症状有精神较弱、头痛、阵咳、咽痛、呕吐、乏力、畏寒、食欲下降等，且有明显的咽部充血，扁桃体红肿，体温高，常在39℃以上。

（3）诊断。

上呼吸道感染的诊断通常是根据典型的病史、鼻咽部发生的症状和体征，以及结合血常规的检查、胸片的检查就可以作出临床诊断。

（4）预防。

①多到户外锻炼，增强体质。
②注意幼儿冷暖，随着气温变化及时增减衣服。
③室内经常开窗通风，保持空气新鲜。室温适宜。
④气温突变或流行病期间，少去人多的公共场所。
⑤合理安排幼儿膳食，保证充足的饮水。

小贴士

俗话说："若要小儿安，常带三分饥与寒。"意思是为确保幼儿平安健康，就不能给他们吃得太饱、穿得太暖和。也有人认为，这种说法是因为旧时生活穷困而产生的，实则不然。中医认为，幼儿是纯阳之体，新陈代谢旺盛，需要的营养物质相对较多，所以胃肠道的负担较大，日常进食只要能满足代谢需要即可，不能吃得过饱。伤食则积热，热则伤阴，故体内阴阳失调，病由之而生。幼儿肺脏娇嫩，易受外邪侵袭，若衣着过多，内热丛生，灼灼汗出，毛孔时时处于开放的状态，易为风邪侵袭而发病，所以穿得越多的幼儿反而越容易感冒咳嗽。

（5）护理。

①患儿应注意卧床休息，多喝开水，注意口腔清洁。

②对于高热患儿，可用药物与物理降温法，使体温降至38℃左右。

③夜间加强体温监测，防止高热惊厥。

④饮食应选择清淡、易消化的食物，如米粥等。

小贴士

2016版《幼儿园工作规程》对幼儿园的卫生保健做了明确的要求：幼儿园应当建立患病幼儿用药的委托交接制度，未经监护人委托或者同意，幼儿园不得给幼儿用药。幼儿园应当妥善管理药品，保证幼儿用药安全。

2. 肺炎

小儿肺炎是婴幼儿时期（尤其是3岁以内的婴幼儿）常见的一种呼吸道疾病。四季均可发生，但在春、冬两季多发。小儿肺炎是婴幼儿死亡的常见原因。

（1）病因。

肺炎是由病原体感染或婴儿吸入羊水、油类或过敏反应等所引起的肺部炎症。

①细菌性肺炎是由肺炎链球菌、流感嗜血杆菌、葡萄球菌、绿脓杆菌引起的。

②病毒性肺炎是由腺病毒、流感病毒、呼吸道合胞病毒、麻疹病毒引起的。

③支原体肺炎。

④衣原体肺炎。

⑤真菌性肺炎是由白色念珠菌、曲霉菌、卡氏肺囊虫等引起的。

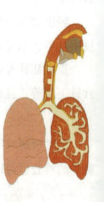

（2）症状。

一般患儿表现为发热、喘憋、拒食、精神萎靡、烦躁不安、食欲不振、哆嗦、腹泻等；婴儿患病后表现为拒食、呛奶、呕吐、呼吸困难等。小儿肺炎主要有发热、咳嗽、呼吸急促、呼吸困难等症状，所以要判断幼儿是否有小儿肺炎，可看幼儿有无咳、喘，以及呼吸是否困难。

（3）诊断。

出现肺炎的典型症状后，需要对幼儿进行进一步的检查，肺部检查有固定的细湿啰音，出现气喘的患儿会听到哮鸣音，严重的可能会出现呼吸不对称、局部呼吸音减低等；患儿一般白细胞会增高、C反应蛋白增高、降钙素原增高等；拍胸片或做CT可发现点片状阴影等肺炎表现。

（4）预防与护理。

①幼儿患病后应立即就医。患病期间合理安排饮食，多吃易消化的食物。加强皮肤及口腔的护理，保证呼吸道畅通，注意随时观察幼儿病情。

②冬季尽量不带幼儿去人员密集的公共场所。

③幼儿应经常进行体育锻炼，增强体质。

④幼儿膳食应搭配合理，注意补充蛋白质，多吃蔬菜、水果等富含维生素的食物。

⑤易反复感染肺炎的患儿，在冬季来临之前应及时接种疫苗。

⑥幼儿的居室内要保持空气清新，经常通风换气，温度适宜。

【知识窗】

小儿肺炎认识的误区

在日常生活中，许多妈妈对小儿肺炎了解不深，容易出现以下几点误区。

误区一： 没发热症状的幼儿就没得小儿肺炎。

这种看法是错误的。虽然发热是小儿肺炎的一个主要症状之一，但并不意味着没发热的幼儿就没得小儿肺炎。幼儿患肺炎，体温可能会升高，但也可能不升高，甚至体温还会低于正常水平。如冬春季的流行性肺炎，衣原体、支原体性肺炎可无发热或低热现象。并不是所有肺炎患儿都会发热，尤其是新生儿，若患有肺炎，有可能既无咳嗽也没有体温升高，所以父母千万不可忽视。

误区二： 治疗肺炎的药品如用后不见起色，马上换药。

这种做法是错误的。幼儿得了小儿肺炎，当父母的肯定非常着急，吃药后没好转，父母们心里就会怀疑，是不是这种药没有效，应该换一种药。但有些治疗药物并不是立竿见影的，见效需要一定的时间。原则上如果病情没有恶化，需配合医生坚持用药3天后，再评价疗效，频繁换药不利于疾病控制。

误区三： 治疗肺炎的药品用后有好转，马上停药。

幼儿用药后不再发烧了，父母们就觉得孩子已经好转，想要停药，这种做法是错误的。需用多长时间的抗生素，应根据病情、病原、个体情况而定，一定要听从医生指导，如果父母擅自不规则用药、用用停停，会造成耐药性，从而导致迁延性或慢性肺炎。

3. 腹泻

腹泻病是儿童时期发病率最高的疾病之一。腹泻对幼儿的危害很大，它是世界性公共卫生问题，全球大约每年至少10亿人次发生腹泻。

（1）病因。

婴幼儿腹泻病是一种由多种病原、多种因素引起的以大便次数增多和大便性状改变为特点的消化道综合征。主要有大便次数增多、排稀便和水、电解质紊乱等症状。

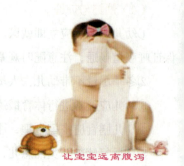

让宝宝远离腹泻

根据引起腹泻的原因，腹泻大致分成三类：

①**生理性腹泻**。随着幼儿年龄增长腹泻会自然消失。

②**消化不良性腹泻**。由于喂养不当（如饮食过多或过少）、天气太热、腹部受凉、频繁添加辅食等。

③**感染性腹泻**。由于细菌、病毒或霉菌侵入胃肠道引起的腹泻。主要有细菌性痢疾。病毒（多为轮状病毒）引起的腹泻。多发于每年的8至11月份，9月份是高发期，又称"秋季腹泻"。霉菌引起的腹泻。这种腹泻多发于平时体弱、营养不良或长期服用抗生素的幼儿。

> **小贴士**
>
> 判断幼儿是否腹泻，不仅看大便次数是否增多，还要看大便量是否增加和大便性质是否改变。如果仅排便次数增多，但大便依然成形，称为假性腹泻。

（2）症状。

患儿常有呕吐，严重者可呕吐咖啡色液体，食欲低下，腹泻频繁，每日大便十至数十次，多为黄色水样或蛋花样便，含有少量黏液，少数患儿也可有少量血便。吐泻丢失液体和水分摄入量不足会导致不同程度的脱水和电解质紊乱。引起腹泻的病原体不同所以症状各有特点。

①**生理性腹泻**。有的婴儿出生不久后出现黄绿色的稀便，次数增多，但精神良好，无呕吐，食欲好，我们称之为"生理性腹泻"。随着年龄增长，添加辅食后生理性腹泻自然会消失。

②**消化不良性腹泻**。消化不良性腹泻会出现发热、呕吐、食欲不振、大便呈稀糊状或蛋花汤样或水样，甚至带有黏液等症状。

③**感染性腹泻**。幼儿会出现发热、粪便异常臭、便有黏液或脓血等症状。

细菌性痢疾。病情较轻的常无发热或有低热、大便次数增加、便带脓血；病情较重的突发高热、面色苍白、抽搐、四肢发冷、甚至昏迷不醒。

病毒（多为轮状病毒）型腹泻（又称"秋季腹泻"）。秋季腹泻起病急，体温在38~40℃，有感冒症状，并有腹泻大便呈米汤或蛋花汤样，伴少量黏液、眼眶凹陷、口唇干燥等症状。

霉菌引起的腹泻。大便黄色稀薄或绿色，多泡沫、无黏液、呈豆渣样。

（3）诊断。

患儿腹泻的类型多样，可以根据发病病史、喂养情况、发病季节、伴随症状以及大便次数、大便性状、大便颜色等判断腹泻类型，腹泻严重需要到医院做进一步的检查，借助大便常规、大便培养区分感染性腹泻的类型；过敏原实验、乳糖不耐受试验判断非感染性腹泻的病因；腹部CT、腹平片排除急腹症。

（4）护理。

感染性腹泻应注意隔离，防止交叉感染；注意观察患儿大便、小便及呕吐的情况；注意患儿臀部的护理，防止尿布疹或臀部感染；注意腹部保暖；按时喂水及口服补液盐。饮食宜易于消化，少食多餐。

（5）预防。

①提倡母乳喂养；合理喂养，添加辅食时注意循序渐进。
②应注意饮食卫生，培养幼儿良好的卫生习惯。
③流行季节应注意消毒隔离。
④注意气候变化，随时增减衣服。

【知识窗】

为什么幼儿夏天容易腹泻

第一，器官尚未发育成熟。幼儿的肠道尚未发育成熟，特别是胃酸比成人低，杀菌能力较差。许多幼儿夏天喜欢喝饮料，饮料容易使胃酸稀释，胃酸稀释后不能杀死病菌，所以病菌易进入肠道而引起腹泻。

第二，消化不良。幼儿胃肠分泌的各种消化酶比成人少，对食物的消化功能较弱，所以易引起消化不良，从而导致腹泻。

第三，消化道负担过重。幼儿生长迅速，需要足够的营养，而这些营养物质都要经过胃肠道进行消化吸收，幼儿胃肠道的负担相对较重，易发生消化功能紊乱从而引起腹泻。

第四，夏季细菌繁殖。夏天气温较高，细菌容易繁殖。在夏季幼儿腹泻中，由细菌引起的腹泻发病率很高。

4. 佝偻病

佝偻病是儿童体内维生素D缺乏使得钙、磷代谢异常，从而导致骨骼钙化不良的一种慢性营养性疾病。佝偻病多见于3岁以下婴幼儿。患儿抵抗力降低，容易合并肺炎及腹泻等疾病，影响了幼儿的正常生长发育。

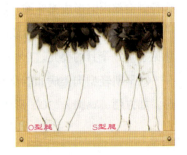

（1）病因。

①**孕期维生素 D 不足**。由于孕母的维生素 D 不充足，导致新生儿体内的维生素 D 很快缺乏，尤其早产儿、双胞胎更易出现维生素 D 贮存不足，从而导致维生素 D 缺乏性佝偻病。

②**日照不足**。由于大气污染、冬季日照时间短、室外活动较少、城市中高大建筑物又阻挡日光的照射等因素，影响了婴幼儿内源性维生素 D 的生成，所以易发生维生素 D 缺乏性佝偻病。

③**生长速度较快**。婴幼儿的生长发育相对较快，需要较多的维生素 D。如果婴幼儿体内贮存的维生素 D 不足，易发生佝偻病。

④**摄取的食物中缺乏维生素 D**。纯母乳喂养的婴儿晒太阳不够充足，且摄取的食物中缺乏维生素 D，所以易发生维生素 D 缺乏性佝偻病。

⑤**疾病和药物的影响**。婴幼儿由于胃肠道或肝胆疾病影响了维生素 D 的吸收，导致维生素 D 缺乏性佝偻病。如婴儿肝炎综合征、慢性腹泻等。

（2）症状。

维生素 D 缺乏性佝偻病主要表现为生长最快部位的骨骼改变。婴幼儿的年龄不同，表现也不同。

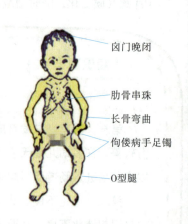

①患儿易激惹、烦躁、睡眠不安、夜惊、夜哭、多汗、枕秃等。随着病情进展，出现肌张力低下、关节韧带松懈、腹部膨大如蛙腹。患儿动作发育迟缓，独立行走较晚。重症佝偻病常伴贫血、肝脾肿大、营养不良、全身免疫力减弱，且易患腹泻、肺炎。患儿血钙过低，会出现低钙抽搐（手足搐搦症），神经肌肉兴奋性增高，出现面部及手足肌肉抽搐或全身惊厥，发作短暂约数分钟即停止，但亦可间歇性频繁发作，严重的惊厥可因喉痉挛引起窒息。

②骨骼改变：随着病情进展，出现骨骼改变。

· 头部颅骨软化多见于 3~6 个月婴儿，以枕骨或顶骨为明显，手指压迫时颅骨凹陷，去掉压力即恢复原状（如乒乓球感觉）；6 个月后颅骨增长速度减慢，骨膜下骨样组织增生，额骨、顶骨隆起成方颅、严重时尚可呈十字颅、鞍状颅。此外前囟迟闭，出牙迟，齿质不坚，排列不整齐。

· 胸部两侧肋骨与肋软骨交界处呈钝圆形隆起，称之为"肋串珠"，以第 7~10 肋为显著；肋骨软化，受膈肌牵拉，其附着处的肋骨内陷形成横沟（称为赫氏沟）；严重的佝偻病胸骨前突形成鸡胸；胸骨剑突部内陷形成漏斗胸。以上畸形多见于 6 个月~1 岁的婴儿。

· 脊柱及四肢可向前后或侧向弯曲。四肢长骨干骺端肥大，腕及踝部膨大似"手镯""脚镯"，常见于 7~8 个月的婴儿。1 岁后幼儿开始行走，下肢长骨因负重弯曲呈"O"形或"X"形腿。

③早期轻型佝偻病如能及时治疗，可以完全恢复。3 岁以后的重型患儿可遗留轻重不等的骨骼畸形，如方颅、鸡胸、"O"形或"X"形腿。

（3）诊断。

佝偻病的诊断主要依据患儿的症状、体征和化验检查结果，当出现以上症状时，需要进一步检查钙、磷、碱性磷酸酶，临床检查是照腕骨片，腕骨片可以看到临时钙化带的模糊、毛刷样改变、杯口征，这是佝偻病的典型特征。

（4）预防。

①孕妇和乳母应加强营养，补充适量的钙剂，多吃富含蛋白质及维生素 D 的食物。
②婴儿提倡母乳喂养，母乳是钙的理想来源。
③多晒太阳是防治佝偻病的良好措施。
④经常带幼儿参加户外活动。
⑤及时发现并治疗影响维生素 D 和钙吸收的胃肠道疾病。
⑥补充维生素 D。对于日照不足的地区，可根据情况按医嘱服用适量维生素 D 和钙剂。

（5）护理。

佝偻病患儿体质较弱，应注意预防上呼吸道感染及各种传染病；多晒太阳；按医嘱补充维生素 D 及钙剂；对于患儿不勉强让其站立或走，防止下肢畸形。

5. 缺铁性贫血

缺铁性贫血又称营养性贫血。缺铁性贫血是指体内储存的铁不能满足正常红细胞生成的需要而发生的贫血。缺铁性贫血既是小儿最常见的一种贫血，又是严重危害小儿健康的一种常见的营养缺乏症。一般多发于 6 个月至 3 岁的幼儿。

（1）病因。

①饮食不合理，使得铁摄入量不足。如婴幼儿期辅食添加不足，幼儿挑食、偏食等。
②先天储铁不足。如早产儿、双胞胎或多胎儿。
③幼儿的生长速度较快，需要量增加。如果体内贮存的铁元素不足以满足幼儿正常生长发育的需求，就可能出现缺铁性贫血。
④疾病的影响，导致铁利用障碍或丢失过多。如长期腹泻引起铁吸收障碍；溃疡病长期少量失血，造成铁的流失。

（2）症状。

①贫血的常见症状是头晕、头痛、乏力、易倦、心悸、活动后气短、眼花、耳鸣等。
②缺铁的特殊表现为：口角炎、舌乳突萎缩、舌炎，严重的缺铁可有匙状指甲（反甲）、食欲减退、恶心及便秘。
③儿童生长发育迟缓或行为异常，表现为烦躁、易怒、上课注意力不集中及学习成绩下降。异食癖是缺铁的特殊表现，患者常控制不住地进食一种"食物"，如冰块、黏土等。

（3）诊断。

新生儿血红蛋白低于 14.5 克，6 个月~6 岁的孩子血红蛋白低于 11 克，6 岁~14 岁的孩子，血红

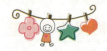

蛋白如果低于 12 克，都属于贫血。通常患者的血项会表现出血红蛋白的数值降低，红细胞平均容积小于正常水平，红细胞平均血红蛋白量和红细胞平均血红蛋白浓度均为降低。

（4）预防。

①合理安排膳食。及时添加富含铁元素丰富的辅食如蛋黄、肝泥等；添加高蛋白饮食，蛋白质是合成血红蛋白的原料；注意添加维生素丰富的食物，特别是维生素 B 族和维生素 C 对防治贫血有很好的效果。

②提倡使用铁锅、铁铲给幼儿烹制食物。

③积极治疗导致缺铁性贫血的疾病。

④纠正幼儿不良的饮食习惯，如偏食、挑食等。

【知识窗】

生活中常见的补铁食物

幼儿处于生长发育的重要时期，所以家长要加强营养，注意营养的全面性，尤其注意给幼儿多食用含铁丰富的食物。一般动物性食品铁的吸收率较高，可达到 10%~20%，而植物性食品铁的吸收率只有百分之几。下面介绍一些铁含量高和吸收率高的食品，以供参考。

动物肝脏：肝脏富含各种营养素，是预防缺铁性贫血的首选食品。每 100 克猪肝含铁 25 毫克，也较易被人体吸收，便于婴儿食用。

各种瘦肉：虽然瘦肉里含铁量不是很高，但铁的利用率却与猪肝差不多，而且购买加工容易，婴幼儿也喜欢。

鸡蛋黄：每 100 克鸡蛋黄含铁 7 毫克，尽管铁吸收率只有 3%，但其食用、保存方便，而且还富含其他营养素，所以它是婴幼儿补充铁的一种较好的辅助食品。

动物血液：猪血、鸡血、鸭血等动物血液里铁的利用率为 12%，市场上出售的血豆腐，是预防儿童缺铁性贫血的一种好食品。

黄豆及其制品：每 100 克黄豆及黄豆粉中含铁 11 毫克，人体吸收率为 7%，比米、面中的铁吸收率为高，可以多给幼儿吃豆制品。

芝麻酱：芝麻酱富含各种营养素，是一种极好的婴幼儿营养食品。每 100 克芝麻酱含铁 58 毫克，同时还含有丰富的钙、磷、蛋白质和脂肪，添加在多种婴幼儿食品中，深受幼儿们的喜欢。

绿色带叶的蔬菜：虽然植物性食品中铁的吸收率不高，但绿色带叶的蔬菜每天都应该吃，因为蔬菜也是补充铁的来源。

单元五　学前儿童常见疾病的预防与处理

> **木耳和蘑菇**：铁的含量很高，尤其是木耳，每 100 克含铁 185 毫克，自古以来，人们就把它作为补血佳品，此外海带、紫菜等水产品也是较好的预防和治疗儿童缺铁性贫血的食品。

6. 肥胖病

肥胖症是指脂肪过量储存，体重超过同年龄、同性别平均体重 20% 以上的营养过剩性疾病。一般单纯性肥胖症较多见。儿童单纯性肥胖症是指能量摄入长期超过消耗，导致体内脂肪蓄积过多，体重超过同年龄、同性别、同身高儿童正常的标准。它以身体脂肪含量过多为主要特征。

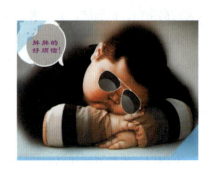

小贴士

2~7 岁学前儿童身高体重的计算：
2~7 岁学前儿童的身高 = 年龄 ×5 + 75（厘米）
2~7 岁学前儿童的体重 = 年龄 ×2 + 8（公斤）

（1）病因。

①**多食、少动**。多食、少动易导致单纯性肥胖。它与幼儿的生活方式密切相关，如偏好吃高脂肪油腻食物和甜食的幼儿，发胖的概率比较高。缺乏充足运动量又营养过剩的幼儿易肥胖，可发生在任何年龄段，一般以婴儿、5~6 岁的幼儿多见。

②**遗传因素**。科学研究证明，遗传在幼儿生长发育中起着重要的作用。如果父母两人都患肥胖症，2/3 的子代中也会出现肥胖。

③**精神因素**。如幼儿因父母离异、死亡、家长溺爱等原因引起食欲亢进而发展的肥胖。

④**内分泌异常**。内分泌异常所导致的肥胖常伴有生殖器官发育迟缓，体脂分布异常等特殊表现。

（2）症状。

①单纯性肥胖的患儿身体脂肪大多积聚在乳部、腹部、臀部、肩部、四肢，上臂和臀部尤其明显。
②食欲极佳。患儿食量大大超过一般学前儿童，喜食淀粉类、甜食和高脂肪食物，懒于活动，身体肥胖、行动笨拙，体形不美观，自卑感较强。
③肥胖易导致扁平足、高血脂等疾病，严重影响幼儿的健康成长。

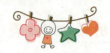

（3）诊断。

如果体重超过平均体重的20%，这时候称为小儿肥胖症，超过20%-29%诊断为轻度肥胖，超过30%-49%是中度肥胖，超过50%是重度肥胖。

（4）预防与护理。

①应为幼儿创造一个有规律的生活环境，平常注意饮食、睡眠、运动等。

②饮食调整。饮食调整时注意满足患儿的基本营养及生长发育所需要的营养，并遵循循序渐进的原则进行节食，制定科学的计划表，不宜使体重骤然减轻。如饮食应高蛋白，低脂肪，少吃肉，多食水果、蔬菜等。

③加强锻炼并持之以恒。激发幼儿运动的兴趣，鼓励幼儿多种运动，如跑步、散步、踢球、做操等。

④减少遗传的影响。患有肥胖症的家长要特别注意为幼儿提供合理的饮食。

⑤因精神因素、心理异常所导致的肥胖应积极进行心理治疗。

⑥因内分泌异常所导致的肥胖，应针对病因进行治疗。

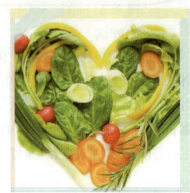

【知识窗】

解决幼儿肥胖不能一味靠节食

解决幼儿肥胖不能一味靠节食，极端的饮食限制会给幼儿造成心理压力，有时会引起对治疗的抵触。因此，应合理调整肥胖儿童的饮食，达到既减肥又不影响幼儿的正常生长发育需要的目的。

（1）注意与幼儿进行沟通。

对幼儿肥胖进行治疗，相对较难。因此在进行饮食控制之前，需要将肥胖与零食的危害耐心地告诉孩子，以便取得幼儿的配合。

（2）饮食治疗。

对患儿进行饮食治疗，先要掌握患儿的食物营养特点，以便于对各个年龄阶段和各个病程阶段的患儿制定合理的节食食谱。要注意食物多样化，维生素充足，不用刺激性的调味品，烹饪食物宜采用蒸、煮、凉拌，应减少碳水化合物（如蔗糖）的摄入，尽量不吃糖果、甜糕点、饼干等甜食，尽量少吃面包和土豆、脂肪性食品，特别是肥肉，适量增加蛋白质食品。

（3）合理控制热量。

减肥时并不是一点糖或含糖的食品都不能吃。对发育期肥胖的幼儿，不要极端地限制热量。学龄前儿童每年能增高5~6cm，注意提供幼儿生长所需的热量。

7. 发育迟缓

生长发育迟缓（即发育迟缓）是指儿童在生长发育过程中出现速度放慢或顺序异常等现象。一般发病率为6%~8%。儿童发育迟缓，不仅严重影响儿童的正常发育及身心健康，还会导致儿童发生发育行为的疾病，如语言障碍、注意力障碍、智力障碍等。早发现、早诊断、早治疗对孩子的身心健康与成长非常重要。

> **小贴士**
>
> 生长是指儿童身体各器官、各系统的长大。可用相应的测量值来表示其量的变化。发育是指细胞、组织、器官的分化与功能的成熟。生长和发育两者紧密相关，生长是发育的物质基础，生长量的变化可在一定程度上反映身体器官、系统的成熟状况。

（1）病因。

①**遗传因素**。如家族性身材矮小，染色体异常等。

②**孕产因素**。孕妇的营养、情绪、药物、辐射、环境等对胎儿的生长发育具有很大的影响。如孕妇妊娠前4个月感染风疹病毒、流感或其他病毒性疾病，可造成胎儿先天畸形。

③**营养及饮食分配因素**。儿童营养供给充足与营养均衡对生长发育起着重要的作用。

④**慢性疾病**。如慢性肝病、营养不良、先天性心脏病等疾病导致的儿童生长发育障碍。

（2）症状。

生长发育迟缓表现为体格、运动及智力的发育等落后，如幼儿的身高、体重、头围都低于正常的发育水平。生长发育迟缓也可表现为某一方面较突出，如幼儿只是身高、体重、头围的某一项指标出现偏低。

①**体格发育落后**。

②**运动发育落后**。如幼儿俯卧抬头、坐、站、走等动作的起始年龄都比正常同龄儿童晚，尤其走路更明显，往往要到3~4岁或4~5岁才会自己走，而且还走不稳。

③**语言发育落后**。

④**智力发育落后**。如正常婴儿7~8个月时会模仿声音，1岁左右会叫爸爸妈妈，1岁半时能说10个左右的字，能听懂简单的指令，两岁左右能提简单的问题，3岁左右能基本表达自己的思想。如果幼儿比每个阶段正常的语言发育落后四五个月甚至一两年，这就是智力落后的表现。

⑤**心理发展落后**。

⑥**先天性发育迟缓**。一般儿童在面容体态上有异常表现。如先天愚型患儿出现舌头常拖在嘴外、流口水等表现。

（3）诊断。

幼儿的体格、运动、智力发育低于幼儿的正常发育水平，例如：幼儿体格发育迟缓，发育体格标准低于同状态儿童的30%；小儿所到月份应该产生的运动功能相比于同龄人滞后；幼儿在6月龄

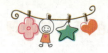

时仍然不能发出咯咯的笑声，18月龄时不会有意识的叫爸爸妈妈，只要符合以上各项条件就应需尽早介入干预治疗，越早治疗效果越佳。

（4）预防及护理。

①合理膳食，培养良好的饮食习惯。

②积极治疗原发性的疾病。

③家族性矮小、特发性矮小和体质性生长发育迟缓，通过各种调养，充分发挥其生长潜力，可根据医嘱酌情使用生长激素。

④先天性遗传、代谢性疾病，如甲低、垂体性侏儒等疾病应进行相应的特殊治疗。

【知识窗】

语言发育迟缓的防治对策

（1）儿童学习语言最佳的办法是模仿。因此家长要多和儿童说话，训练儿童模仿成人的语言发音，鼓励儿童多说话，学会用语言表达自己的要求。

（2）多给予刺激促使儿童讲话。如家长让幼儿喊"妈妈"，幼儿不喊妈妈，妈妈应微笑点点头，如再不喊，妈妈仍用微笑点头以示意，最后，幼儿突然喊"妈妈"了，就应热情地拥抱或亲吻幼儿。这样就能使幼儿知道喊"妈妈"会得到妈妈的疼爱，从而调动幼儿说话的兴趣和积极性。

（3）多让儿童接触社会和大自然。多接触社会和大自然会使儿童的生活丰富，眼界开阔，见多识广，儿童自然就有说话的要求了。如果再配合语言训练，儿童的语言能力就会相应地得到提高。

（4）如果是精神因素引起的，应改善生活环境，使儿童在精神上得到安慰，在生活上得到细致的照顾。

---

8. 龋齿

龋齿俗称虫牙、蛀牙，是由于牙齿经常受到口腔中酸的侵袭，使得牙釉质受到腐蚀变软、变色，逐渐发展为实质性的缺损。龋齿是儿童最常见的疾病之一，龋齿不仅会导致患儿牙齿疼痛、咀嚼功能受限，还会影响幼儿的正常生长发育。

（1）病因。

龋齿是由多种因素引起的，但主要包括四个方面：细菌、饮食、牙和唾液，四者相互关联，缺一不可，四者协同作用导致龋齿的发生。唾液作为牙齿的外环境，是影响龋齿的重要因素。

①**细菌对龋齿的影响**。牙齿上的细菌主要以某些变形链球菌和乳酸杆菌为主。这些细菌与唾液中的黏蛋白和食物残屑混合在一起，牢固地黏附在牙齿表面和窝沟中。这种黏合物称为牙菌斑。牙

单元五 学前儿童常见疾病的预防与处理

菌斑中的大量细菌产酸，造成牙菌斑下面的釉质表面脱钙、溶解。调查证明口腔中牙菌斑多的儿童易患龋齿。

②**饮食对龋齿的影响**。在龋齿形成过程中，饮食是细菌的重要作用物。食物中含有大量的糖分，这些物质既供给牙菌斑中细菌生活和活动的能量，又通过细菌代谢作用使糖分发酵产生有机酸。有机酸长期滞留在牙齿表面和窝沟中，使釉质脱矿破坏，最后某些细菌使蛋白质溶解形成龋齿。牙齿发育时期，营养决定牙齿组织的生化结构，钙化良好的牙齿抗龋齿性高。如果食物中含有的无机盐、维生素和微量元素（如钙、磷、氟、维生素 B_1、维生素 D）不足，易导致龋齿的发生。

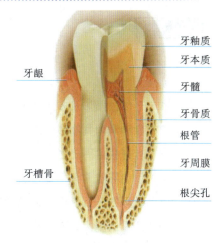

③**牙齿的形态、结构和位置对龋齿的影响**。牙齿咬面的窝沟是发育过程中留下的缺陷，深窝沟内易滞留细菌和食物残屑，且不易清除，易诱发龋齿。

矿化不足，特别是钙化不足的牙齿，釉质和牙本质的致密度低，所以抗龋齿性低，易患龋齿。

由于乳牙和年轻恒牙的结构和钙化程度不成熟，导致患龋齿率增加。

④**唾液对龋齿的影响**。唾液是牙齿的外环境，起着缓冲、洗涤、抗菌或抑菌等作用。量多而稀的唾液可以洗涤牙齿表面，减少细菌和食物残屑堆积。量少而稠的唾液容易滞留，会助长菌斑形成并黏附在牙齿表面上。唾液的性质和成分会影响细菌的生活条件。

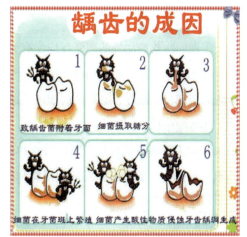

（2）症状。

龋齿好发于窝沟、邻接面和牙颈部。根据牙齿破坏的程度不同可分为以下几种类型：

①**浅度龋齿**。牙齿的破坏局限于釉质。牙齿表面有黑点或脱钙的白点出现，一般没有明显的龋齿洞，且患儿无不适感。

②**中度龋齿**。对牙齿的破坏达到牙本质浅层。此时有明显的龋齿洞，对外界刺激（如冷、热、甜、酸、食物嵌入等）可出现疼痛反应，但无自发性疼痛。

③**深度龋齿**。对牙齿的破坏已达到牙本质深层。一般表现为，龋齿洞大而深或龋齿洞小而深，对外界刺激疼痛反应加重，但无自发性疼痛。

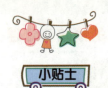

小贴士

儿童龋齿的危害

（1）牙体缺损涉及多个乳磨牙时会降低咀嚼功能。

（2）龋齿洞内食物残渣滞留，细菌聚集，使得口腔卫生恶化，影响恒牙的生长。

（3）乳牙根尖周炎影响恒牙牙胚，造成其釉质发育障碍或不能正常萌出。

（4）龋齿导致乳牙早掉，造成恒牙间隙缩小，如果间隙不足易发生位置异常。

（5）破坏的牙冠易损伤局部的口腔黏膜组织。

（6）严重的龋齿造成咀嚼功能降低，影响儿童正常饮食。

（7）龋齿除了影响美观和正确的发音外，还会影响儿童的心理健康。

（3）诊断。

①询问冷热酸甜等的刺激反应，有无实物的嵌塞和自发性疼痛。

②要检查牙体硬组织的色、形、质的改变，同时要注意龋坏的部位、深度和类型，注意临面、颈部、牙龈遮盖部位的龋度，必要的时候可以通过 X 线片来进行检查。

③按照龋坏的程度可以分为深、浅、中三种类型。浅龋齿限于釉质和牙骨质，一般没有自觉症状。中龋齿坏入牙本质的浅层，可以有冷热酸甜等刺激诱发的疼痛。深龋齿潜入了牙本质的深层，但是并未穿过髓，一般具有激发性的疼痛和探痛，但是并无自发性的疼痛，通过这些知识和标准就可以判断龋齿的发生。

（4）预防及护理。

①培养幼儿良好的口腔卫生习惯。如 3 岁以下幼儿饭后漱口，3 岁以上幼儿每日早晚刷牙。

保持口腔与牙齿卫生

②饮食合理搭配。按时增加各种辅食；多摄入富含钙、无机盐的食物；多吃粗糙、硬质、含纤维质的食物；控制饮食中的糖，教育幼儿少吃甜食，如糖果、糕点，尤其睡前不要吃糖。

③幼儿两岁时应告别奶嘴。

④用含氟的牙膏刷牙。

⑤定期检查幼儿口腔。

⑥教师及时纠正幼儿的不良习惯，如吃手指、咬指甲、咬口唇、咬铅笔等，教育幼儿养成良好的口腔卫生习惯。

⑦发现龋齿，及时治疗。

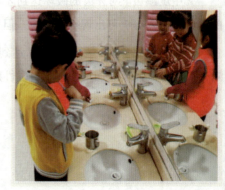

【知识窗】

如何缓解牙痛

（1）用棉签取一点蜂蜜点在牙痛的部位，不仅止痛还可以让你满口生香。

（2）先用牙签挑取一点云南白药再加上一滴开水，调成糊状，然后用牙签挑些云南白药糊塞到牙疼的地方，一般3~5分钟就可止住牙痛。

（3）冰敷牙痛部位的脸颊，可缓解疼痛。一天最少3至4次，每次冰敷15分钟。

（4）取六神丸1~2粒，先把它碾碎然后涂抹在患齿牙龈上，每次5~10分钟，每天1次。

（5）牙痛的时候切一小片生姜咬在痛处。

（6）割一小片芦荟，剥除外皮，把内含黏性液体的果肉含在疼痛处，一般半小时可缓解疼痛。

9. 痱子

痱子又称汗疹，它是皮肤汗腺开口部位的轻度炎症。痱子多发于炎热的夏季。

(1) 病因。

在高温闷热的环境下，大量的汗液不易蒸发，使得表皮浸渍肿胀，汗腺导管变窄或阻塞，汗液排泄不畅。一般好发于前额、颈、腰、背等部位。

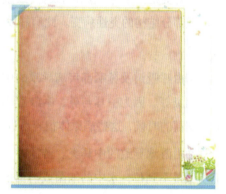

(2) 症状。

①**晶形粟粒疹**。晶形粟粒疹又称白痱，由于汗液在角质层内浸渍引起的炎症。常见于高热大汗、过度衰弱的患儿。一般为针尖或针头大小的浅表性小水疱，壁薄，清亮，周围无红晕，易破溃，干涸后有细小鳞屑。

②**红色粟粒疹**。红色粟粒疹又称红痱，由于汗液在表皮深处溢出而引起的炎症。发病较急，出现成批针头大小的密集丘疹或丘疱疹，周围有轻度红晕，有轻度烧灼和刺痒感。

③**脓疱性粟粒疹**。脓疱性粟粒疹又称脓痱。多由红色粟粒疹发展而来。一般为密集的丘疹，顶端有针头大小的浅表脓疱。脓疱内常含有无菌性或非致病性球菌。

④**深部粟粒疹**。深部粟粒疹又称深痱，由于汗液在真皮上层，特别是在真皮与表皮交界处汗管溢出引起的。常见于严重或反复发生红色粟粒疹的患者。一般为密集的皮色小水疱，清亮，不易擦破，出汗时会增大，无汗时会缩小。患者还会出现无力、困倦、眩晕、头痛等全身症状。

（3）诊断。

幼儿年龄3~5岁视力没有达到0.5，或者6~7岁视力没达到0.7，8岁以上视力没有达到1.0，需要考虑弱视；没有器质性疾病，但是双眼视力相差较大，视力较差的眼睛需要考虑弱视。

（4）护理。

痱子的治疗原则以消炎止痒为主，局部可用温水洗净，擦干后扑痱子粉，或外用炉甘石洗剂等止痒剂。脓痱者可用百多邦软膏或环丙沙星软膏治疗。

（5）预防。

①室内勤通风，并注意防暑降温。

②幼儿衣服宜宽松、干燥、透气，避免化纤内衣，勤换洗。

③保持皮肤清洁、干燥、勤洗澡。浴后扑痱子粉或爽身粉。

④患儿少吃油腻食品，多吃蔬菜水果。

⑤痱子发生后，避免抓挠，防止继发感染。

10. 中耳炎

中耳炎是指中耳（包括咽鼓管、鼓室、鼓窦及乳突气房）全部或部分结构的炎性病变。此病好发于8岁以下儿童。

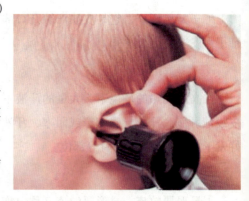

（1）病因。

①由呼吸道及鼻咽部疾病导致的中耳炎，如感冒、鼻炎、咽炎等。因为中耳与鼻、咽鼓管相通，当鼻咽部存在大量细菌的时候，这些病原体很容易进入耳部，引起炎症。

②由游泳导致的中耳炎。游泳时，如果游泳池的清洁卫生做得不到位，水中的细菌或消毒剂会通过儿童的鼻、口进入体内，进而引起中耳炎。

③婴幼儿仰卧位吃奶或喝水，奶汁或水经咽鼓管呛入中耳引发中耳炎。

④吸烟包括吸二手烟，都易诱发中耳炎。

⑤集体生活。幼儿园中儿童接触感冒病菌或病毒的机会大大增加，从而增加患中耳炎的可能性。

⑥长时间用耳机听摇滚类的大分贝的音乐易引起慢性中耳炎。

⑦不注意耳道的卫生，经常挖耳道易患中耳炎。

（2）症状。

中耳炎可分为非化脓性与化脓性两大类。

①化脓性中耳炎。

急性化脓性中耳炎：它是由化脓性细菌感染引起的中耳炎症，主要表现为耳痛、流脓、发热、呕吐等症状。

慢性化脓性中耳炎：它是指中耳黏膜、骨膜或深达骨质的慢性化脓性炎症。主要表现为耳内间断或持续性流脓、鼓膜穿孔、听力下降。

②非化脓性中耳炎（分泌性中耳炎）。

非化脓性中耳炎轻重程度常有波动。压迫耳屏或头位改变时，听力可有所改善，如果中耳积液变稠时，听力不会因为头位的变动而改变。儿童表现为对父母的呼唤不理睬，注意力不集中，或看电视时要求过大的音量。

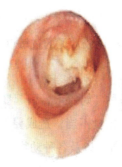 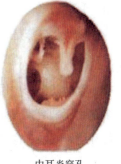

慢性中耳炎　　　　中耳炎穿孔

③耳痛。急性分泌性中耳炎可有轻微耳痛，慢性分泌性中耳炎多在继发感染时出现耳痛。

④耳内有闷胀感或闭塞感。

⑤耳鸣。一般不重，为间歇性耳鸣，当头部运动、打呵欠或擤鼻时可闻及气过水声。少数分泌性中耳炎患者还可出现耳内流水，但是持续时间较短，仅为数小时或1天左右。

（3）诊断。

①耳朵出现不适时，可能会搔刮耳朵，同时可以看到患侧耳朵出现流脓表现，是幼儿最常见的化脓性中耳炎表现。

②因耳痛可能引起哭闹，当鼓室积脓较多时，患者会出现明显耳痛、哭闹表现，如果患儿在一段哭闹之后，明显变得安静，同时出现外耳道脓性分泌物，高度怀疑患中耳炎，而且引起穿孔；

③分泌性中耳炎还会影响听力，虽没有明确脓汁流出，但表现为患儿一侧听力下降，提示出现耳部疾病。

④发烧是导致小儿中耳炎的原因之一，可以说中耳炎常常伴随着发烧症状，患儿体温可升至37.8℃至40℃。

（4）护理与预防。

①注意休息，保证充足的睡眠。

②注意室内空气清新，保持鼻腔通畅。

③积极治疗鼻腔疾病，擤鼻涕时不能用力和同时压闭两只鼻孔，应交叉单侧擤鼻涕。

④积极防治感冒。加强体育锻炼，增强体质。

⑤不要用尖锐的东西挖耳朵，以免碰伤鼓膜。幼儿洗澡、洗头时，防止污水流入鼻和耳内。游泳后可用棉签轻轻擦拭外耳道以保持清洁干燥。

⑥婴儿应取坐位喂哺，避免呛奶。

⑦患儿忌食辛辣等刺激性食品。

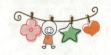

11. 湿疹

婴幼儿湿疹是一种比较常见的过敏性皮肤病,是由多种因素引起的一种皮肤炎症反应。

(1)病因。

婴幼儿湿疹中医称"奶癣",引起婴幼儿湿疹的原因通常是内因和外因相互作用的结果,内因多是由于哺乳期母亲饮食不当,造成婴幼儿胃肠功能紊乱,或者婴幼儿属于易过敏体质。外因如生活环境、气候、食物等,以及各种动物皮毛、植物、人造纤维等均可诱发婴幼儿湿疹。

(2)症状。

婴幼儿湿疹一般在出生后1—2个月发病,一般至2岁左右自动缓解。多发部位在前额、头皮、脸部、腮窝、肘窝等处,有进遍及全身。开始皮肤发红,继之出现红色细小点状丘疹及疱疹,而后融合成片,渗出浆液,干燥后形成树胶状痂盖。由皮肤刺痒,婴幼儿会哭闹不安,影响睡眠。

(3)诊断。

主要根据病史,皮疹形状及发病过程为判断。一般湿疹的皮损以红斑、丘疹、丘疱疹为主,有渗出倾向。病程不规则,呈反复发作,瘙痒剧烈。

(4)预防与治疗。

①乳母尽量少吃鱼虾及刺激性食物,饮用牛奶多煮些时间,破坏致敏原;

②婴幼儿衣被不可太厚,避免使用化纤材质,以全棉织品为宜;

③避免使用过热的水以及肥皂清洗患处,可用炉甘石洗剂、湿疹膏止痒;

④定期为婴幼儿剪指甲,避免抓伤,必要时可用软布包裹双手。

单元五　学前儿童常见疾病的预防与处理

第二节　学前儿童的常见传染病

【案例呈现】

手足口病是困扰孩子和妈妈们的一种常见传染病。夏季是手足口病的流行季节，不时出现的手足口病疫情，让父母们担心不已，偶尔因病致婴幼儿死亡的消息更加重了父母们的忧虑。孩子大病一场后常常面容消瘦，而父母们为了照顾因生病而哭闹的孩子也常常憔悴不已、疲惫不堪。

以下是悠悠妈妈口述自己女儿悠悠（化名）手足口病的案例。

5月20日周一下午，悠悠从幼儿园回来就一直喊冷。我用手摸了摸她的额头有点烫，心里有点小紧张，马上找来了体温计，体温38.9℃。可是孩子爸爸还没有下班回家，我等不了那么多，马上带着女儿去社区门诊看病。我进了社区门诊后发现看病的人好多呀！我们排到了队尾。原来大多家长都是带着孩子来看病的，也有一个孩子与我的女儿症状相似。我们等呀等呀！心急如焚，感觉时间好漫长。而且孩子的状态越来越不好了。"妈妈我嘴巴疼。"她哭着闹着。我只能抱起她，不断安慰她。终于轮到我们了，我迫不及待地把女儿从下幼儿园到现在的情况给医生说了一遍，医生让我们先量体温。结果39.2℃。医生检查了孩子的口腔、手、脚、身上。最后说孩子扁桃腺有些红肿是炎症，不过最近手足口病的孩子比较多，我给孩子开一些消炎药和退烧贴。你在家仔细观察孩子，如有异常症状再来诊所。孩子回到家吃完药后，又哭闹了会儿终于睡着了。晚上10点多测量体温烧退到了37℃，累得我也很快睡着了，可是当我半夜醒来一摸孩子额头又有点烧，于是喂了一些退烧药。孩子晚上睡的一点也不踏实。第二天7点一测量39.1℃，又发烧了。孩子一吃饭就说嘴疼，用了很多办法哄孩子吃，最终失败，孩子饭也没吃，所以我又带着她去了社区门诊。医生检查发现孩子的手上出现了几个米粒大小的疱疹，嘴里也出现了口腔黏膜疱疹，推测可能是手足口病。医生建议带着孩子去比较权威的儿童医院再看看。我和孩子打车来到医院，孩子爸爸已经挂好号了，从上午9点到医院，挂号、排队、等化验结果、再排队、等待安排床位、等待输液，我和孩子爸爸轮流抱着孩子输液，因为孩子不愿躺下，时间已经到中午12点了，不过总算给孩子输上液，过了一会儿，孩子也累得睡着了。我和孩子爸爸终于长长地舒了一口气。孩子生病比自己生病还累心。

请思考：我们应该采取哪些预防护理措施，让可爱的婴幼儿们远离手足口病呢？

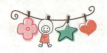

一、传染病的相关知识

幼儿的免疫系统发育不完善，免疫功能较差，对疾病的抵抗力较差。幼儿园是人群密集场所，幼儿们互相接触频繁，容易引起各种传染病的发生与流行。因此预防和管理传染病是托幼机构卫生保健工作的一项重要内容。

1. 认识传染病

（1）什么是传染病。

传染病是由各种病原体引起的能在人与人、动物与动物、人与动物之间相互传播的一类疾病。中国目前的法定报告传染病分为甲、乙、丙3类，共39种。

（2）传染病的特点。

①**有病原体**。每种传染病都有其特异的病原体。病原体包含微生物或寄生虫，如病毒、立克次体、细菌、螺旋体、原虫（不包括真菌）等。

②**有传染性**。传染病都具有一定的传染性，可以在人与人、动物与动物、人与动物之间相互传播。具有传染性是传染病与其他类别疾病的主要区别。传染病传染的强度取决于病原体的种类、数量、毒力、易感人群的免疫状态等。

③**有免疫性**。大多数幼儿在病愈后，机体会自动产生对该传染病的免疫力。不同个体对不同传染病的免疫情况又有差别。如患一次麻疹、水痘后可终身免疫，但患流感后免疫时间却很短。

④**有流行性与季节性**。传染病的流行是指传染病在局部地区人群中大量出现，甚至在许多地区大面积的发生。季节性是指传染病易在某个季节内发生、流行，如消化道传染病多发生在夏秋季节。

幼儿常见的传染病有流行性感冒、流行性腮腺炎、手足口病、疱疹性口腔炎、流行性乙型脑炎、传染性肝炎、水痘、风疹、麻疹、幼儿急诊、猩红热、细菌性痢疾、流行性脑脊髓膜炎、急性结膜炎等。

【知识窗】

（1）甲类传染病。

甲类传染病又称"强制管理传染病"，包括鼠疫、霍乱。甲类传染病发生后，疫情报告的时限、对病人与病原携带者的隔离、治疗方式、对防疫点与疫区的处理等均强制执行。

（2）乙类传染病。

乙类传染病又称"严格管理传染病"，包括传染性非典型肺炎、艾滋病、病毒性肝炎、脊髓灰质炎、人感染高致病性禽流感、麻疹、流行性出血热、狂犬病、流行性乙型脑炎、登革热、炭疽、细菌性和阿米巴性痢疾、肺结核、伤寒和副伤寒、流行性脑脊髓膜炎、百日咳、白喉、新生儿破伤风、猩红热、布鲁氏菌病、淋病、梅毒、钩端螺旋体病、血吸虫

单元五 学前儿童常见疾病的预防与处理

病、疟疾、人感染 H7N9 禽流感。对乙类传染病要严格按照有关规定和防治方案进行预防和控制。其中传染性非典型肺炎、炭疽中的肺炭疽、人感染高致病性禽流感虽被纳入乙类传染病，但可直接采取甲类传染病的预防控制措施。

（3）丙类传染病。

丙类传染病又称"监测管理传染病"，包括流行性感冒、流行性腮腺炎、风疹、急性出血性结膜炎、麻风病、流行性和地方性斑疹伤寒、黑热病、包虫病、丝虫病、感染性腹泻病（除霍乱、细菌性和阿米巴性痢疾、伤寒和副伤寒外）、手足口病。

2. 传染病发生和流行的三个环节

传染病流行是指传染病在人群中发生流行的过程，即病原体从感染者排出，经过一定的传播途径，侵入易感者机体形成新的感染，并不断发生、发展的过程。传染病流行必须具备传染源、传播途径和易感人群三个基本环节。这三个环节相互依赖、相互联系，缺少其中任何一个环节，传染病的流行都不会发生。消灭和控制传染病的流行，必须坚决贯彻"以预防为主"的方针。

传染病流行的相关概念

第一，散发。某病的发病率呈一般水平，病例以散在形式发生，在发病时间及地点上没有明显联系的发病称为"散发"。散发是指该病在较大地区（指县、市、省和国家）内疾病发生的情况。

第二，流行。在某一地区，某病发病率显著超过历年（散发发病）水平时（一般为前三年平均发病率的 3~10 倍）称"流行"。

第三，大流行。某病在短时间内迅速蔓延，其发病率显著超过该地区历年流行水平，且流行范围超过省、国，甚至洲界时称为"大流行"。例如以往的霍乱、流行性感冒和当前世界性大流行的艾滋病。

（1）传染源。

传染源是指体内有病原体生长、繁殖并能将病原体排出体外的人或动物。

①病人。患传染病的病人是重要的传染源。

②病原携带者，即健康携带者、病后携带者、潜伏期携带者。

③受感染的动物。如传播艾滋病的喀麦隆黑猩猩；导致非洲埃博拉病毒爆发的非洲果蝠。

（2）传播途径。

传染病的传播途径是指病原体从传染源排出，经过一定的方式再侵入其他易感者所经过的途径，常见传播方式有以下几种。

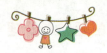

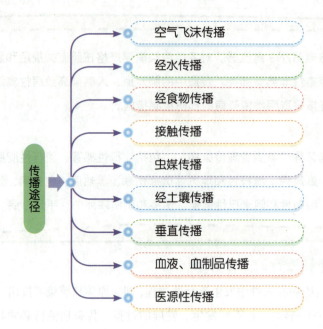

①**空气飞沫传播**。病原体随着病人或携带者呼吸、谈话、咳嗽、喷嚏等产生的飞沫散布到空气中，被易感者吸入体内而引发疾病。如猩红热、流行性感冒、流脑等都可以通过空气飞沫传播。空气飞沫传播是呼吸道传染病的主要传播方式。

②**经水传播**。水源受到病原体的污染，没有经过消毒饮用后导致传染病的流行。如霍乱、伤寒、痢疾、甲型病毒性肝炎等都可经水传播。与疫水接触也会导致某些传染病的发生，如血吸虫病等。

③**经食物传播**。一般经食物传播疾病有两种情况，一种是食物本身含有病原体（如感染绦虫的牛、猪的肉类中含有病原体）；另一种是食物在一定条件下被污染，如肠道传染病、某些寄生虫病可经食物传播。

④**接触传播**。接触传播有直接接触和间接接触两种传播方式。直接接触是指传染源与易感者直接接触所造成的传染，如性病、狂犬病。间接接触传播又称日常生活接触传播，是指易感者接触传染源的排泄物或分泌物污染的生活用品后而造成的传染，如痢疾、甲型肝炎、猩红热等。

⑤**虫媒传播**。病原体主要存在于传染源的血液中，通过蚊子、跳蚤、虱子、苍蝇等重要的传播媒介，使病原体进入易感者体内而发病，如疟疾、流行性乙型脑炎、鼠疫等。

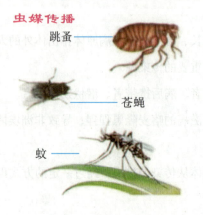

⑥**经土壤传播**。由于易感人群接触了被病原体污染的土壤所导致的传播。土壤可因多种原因被污染,如传染源的排泄物或分泌物污染土壤、传染病死亡的人、畜尸体埋葬不当污染土壤等。这些被污染的土壤经破损的皮肤使易感者感染疾病。

有些肠道寄生虫卵(如蛔虫卵、钩虫卵)必须在土壤中发育到一定阶段成为感染期蚴,经口或皮肤引起感染。

⑦**垂直传播**。即母婴垂直传播,是指病原体由亲代传至子代,包括经生殖细胞传播、妊娠期经胎盘传播、分娩期经产道传播、围生期传播及产后经哺乳传播等。垂直传播是艾滋病的一个重要传播途径,如经胎盘传播的风疹、乙型肝炎、腮腺炎等疾病。

⑧**血液、血制品传播**。由于输入含有病原体或被病原体所污染的血液或血制品导致传染病在人与人之间传播的一种方式,如乙型肝炎、艾滋病等。

⑨**医源性传播**。医源性传播是指在医疗机构或预防工作中,由于未能严格执行规章制度和操作规程人为地引起某种传染病的传播。如注射针头消毒不严格造成的乙肝传播。

(3)**易感人群**。

易感人群是指对某种传染病缺乏免疫力,易受该病感染的人群,及对传染病病原体缺乏特异性免疫力,易受感染的人群。

①对某种传染病缺乏免疫力,易受该病感染的人群。当人群中的免疫人口相对减少时,集体免疫力减低,人群易感性高。

人群易感性:人群作为一个整体对传染病易感的程度称"人群易感性"。

②对传染病病原体缺乏特异性免疫力,易受感染的人群。人群中易感者多,则人群易感性高,容易发生传染病流行。人群对传染病的易感性是可变的。造成人群易感性增加的因素为新生儿增加、易感人口的输入、免疫人口减少和死亡、免疫人口的免疫力降低等。造成人群易感性减少的因素有预防接种、传染病流行后、隐性感染后等。人工免疫所获得免疫力不能维持终身,故对易感人群必须有计划地进行免疫接种。易感者大量减少能抑制疾病的流行,甚至使流行终止。

2016版《幼儿园工作规程》对幼儿园的卫生保健做了明确的要求:幼儿园应当建立传染病预防和管理制度,制定突发传染病应急预案,认真做好疾病防控工作。

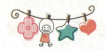

【知识窗】

肆虐全球的"新冠肺炎"改变了人们的学习和生活，而引发这场疾病的源头就是"新型冠状病毒"。它的潜伏期一般为3-7天，最长一般不超过14天。感染后有可能没有症状（无症状感染者），部分患者表现为发烧、乏力、干咳、呼吸困难，少数患者伴有鼻塞、流涕、腹泻等症状，重症患者会出现呼吸困难，快速进展为急性呼吸窘迫综合征、脓毒症休克、代谢性酸中毒、凝血功能障碍。

新冠病毒通过接触传播、空气飞沫传播、空气传播，变异的病毒传播速度快，对人体具有很强的感染性。

在疫情防控期间，儿童防护要做到以下几点：

一、佩戴口罩

1. 3岁以下婴幼儿不宜佩戴口罩，易引起窒息，更不可用围脖、小毛巾等放在其口鼻部作为口罩，这样更危险，应以被动防护为主。

2. 在医院、密闭空间、人口密集的场所，应佩戴口罩。

3. 如出现发热、流涕、咳嗽、打喷嚏等症状时，应佩戴口罩。

4. 儿童应随身携带备用口罩。

二、注意卫生

1. 教会儿童七步洗手法，餐前便后及时洗手，保持手部清洁。

2. 儿童的物品、玩具、餐具要定期消毒。

3. 定期通风，每天室内通风次数应不少于3次，每次20-30分钟。户外空气质量较差时，通风频次和时间应适当减少。

4. 家长回家后要将外面穿的衣物换掉，洗完手后再抱孩子。

5. 一起用餐时要注意不与他人共用餐具。

三、避免接触

1. 少去人群密集、公共场所和密闭空间，外出时与他人保持至少1米间距。

2. 去公共场所要注意洗手，避免用手揉眼睛、鼻子和嘴。室内游乐场等应做到少去或不去。

四、及时就医

1. 出现发热、干咳、乏力、咽痛等症状时，应居家隔离休息，持续发热不退超过3天或症状加重应及时就医。

2. 就医时应选择儿童医院或综合性医院的儿科门诊。

3. 就医时应提前预约，候诊时尽量远离人群，尽量不要触摸医院的物品，减少在医院停留的时间。

4. 每日进行自我健康监测,当出现可疑症状时应按照有关规定及时报备并做好防护到就近医院机构就诊。

五、心理疏导

1. 帮助儿童正确认识病毒,保持足够的耐心,教会儿童降低被感染风险的正确做法。

2. 倾听儿童的情绪,给予儿童更多的爱和关注。

六、接种疫苗

1. 新生儿首针乙肝疫苗和卡介苗,应按照国家免疫规划程序及时接种。

2. 如果因为疫情原因儿童未按照免疫程序进行接种,应尽早补种。

七、增强体质

1. 6月龄以内婴儿应坚持纯母乳喂养,6月龄以上再合理添加辅食。

2. 保证膳食平衡,每日有充足的肉、蛋、奶、豆、蔬菜的摄取,多喝水,增强免疫力。

3. 在家或开阔的场地多做体育运动,增强抵抗力。

4. 保证睡眠作息规律,避免过度疲劳。

托育机构在开园前要做好应急演练,根据防控要求,做好物资储备,加强环境消毒,保障托育机构饮食饮水安全。教职工、家长和幼儿要做好健康监测和旅居史报告。开园前教育幼儿和家长主动减少聚集,如需前往公共场所应遵守防控要求,佩戴口罩,勤洗手,做好个人防护。开园后要重视入园排查,做好监测预警机制,加强场所管理,确保膳食、饮用水卫生,强化卫生健康教育,培养幼儿养成良好的卫生习惯。

3. 传染病的预防

针对传染病流行的三个环节,可采取控制传染源、切断传播途径、提高易感人群的抵抗力等预防措施。在传染病流行期间应保护易感者不与传染源接触,并根据实际情况,做好预防接种工作。

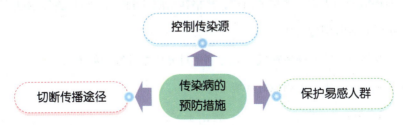

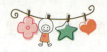

（1）控制传染源。

控制传染源是指将传染源控制在流行的范围内，不让它传染到其他区域。控制传染源的措施主要是隔离传染源（传染源包括病人、疑似病人或可能传染的动物等），一旦发现传染源就必须立即隔离，并对具有传染性的分泌物、排泄物、器具等进行消毒处理，防止病原体向外扩散。幼儿园应做好幼儿入园后的晨检和全日观察工作，且幼儿园每年定期对幼儿和工作人员进行健康检查。对传染病人要尽可能做到早发现、早诊断、早报告、早治疗、早隔离，防止传染病蔓延。

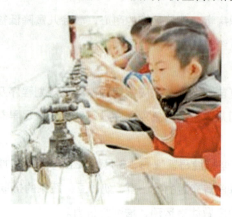

（2）切断传播途径。

切断传播途径是指采取一定的措施，阻断病原体从传染源转移到易感人群的过程，从而防止疾病的发生。

①根据不同传染病的传播方式采取不同的预防措施。如预防呼吸道传染病可通过室内空气消毒、戴口罩、通风换气等措施；预防食物传染病，须保护水源，饮水消毒，吃煮熟和洗干净的食物，食具和用具要做好经常性消毒工作；预防肠道传染病，应对粪便、垃圾、污水等进行处理，饮水消毒，教育幼儿饭前便后洗手，养成良好的卫生习惯；预防虫媒传染病，应有防虫设备，必要时采用药物进行杀虫、防虫、驱虫。

②幼儿园和托儿所必须建立并严格执行各项卫生保健制度（如膳食管理制度、健康检查制度、消毒制度、隔离制度等）。幼儿园的卫生保健制度是防止和控制疾病发生与传播的基本措施。

③幼儿园通过晨检和全日观察发现可疑症状的幼儿，并及时与家长联系，及时诊治。确诊的幼儿对其所在班级的环境物品等进行严格的消毒，严格执行隔离制度，密切观察与患儿接触过的幼儿。

④幼儿园严格做好日常消毒工作。

⑤幼儿活动室及休息室按时通风换气，充分利用日光或紫外线照射消毒。

⑥教育幼儿讲究个人卫生。园内做好环境卫生。

（3）保护易感人群。

①增强幼儿体质。合理安排一日生活，培养幼儿良好的卫生习惯，提供合理膳食。

②在传染病流行期间加强对易感者的保护。

③预防接种，提高易感人群的免疫力。

预防接种是把疫苗（即用人工培育并经过处理的病菌、病毒等）接种在健康人的体内，使人在不发病的情况下产生抗体，获得特异性免疫。例如，接种卡介苗预防肺结核、种痘预防天花等。

计划免疫是为了消灭和控制传染病，提高人群的免疫水平，而进行系统的、有计划、有组织的预防接种。托幼机构应密切配合防疫部门，按免疫程序实行预防接种。

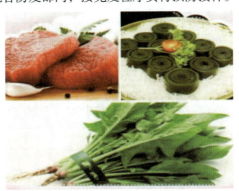

目前我国计划免疫的程序主要分为基础免疫和加强免疫。

第一，基础免疫。基础免疫是指儿童从出生开始，按照年龄段，针对不同的幼儿与儿童常见疾病进行免疫的统称。一般在幼儿出生 24 小时内开始进行基础免疫，一直到 12 岁。我国的儿童基础免疫是按照一定的程序来进行的，是根据不同年龄段儿童的发育状况以及常见疾病进行科学的安排。各种疫苗基础免疫的次数和剂量是由疫苗的性质决定的。例如百白破三联首次接种后机体产生抗体较慢，且水平低，只有经过第二、三次接种才能产生较好的免疫效果。

第二，加强免疫。各种疫苗接种成功后所产生的免疫预防作用不是终生有效的，具有一定的期限性。在完成基础免疫后，经过一定的时间，体内的保护性抗体会逐渐减弱或消失。为使机体继续维持牢固的免疫力，需要根据不同疫苗的免疫特性在一定时间内进行疫苗的再次接种（复种），这就是加强免疫。

加强免疫时不需要再接种与基础免疫相同的针次和剂量，一般只接种一针即可。不同的疫苗基础免疫后，免疫力减弱的速度和免疫力消失的时间也不同，所以加强免疫的时间不一样。

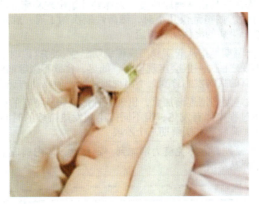

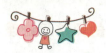

因此，做好基础免疫，再按时做好加强免疫，才能使儿童体内总保持有效的免疫力，才能促进儿童的健康成长。各年龄段预防接种程序见下表。

各年龄段预防接种程序

接种年龄	卡介苗	乙肝	脊灰	百白破	白喉	麻腮风疫苗	乙脑	流脑
出生时	初种	基础1						
1月龄		基础2						
2月龄			基础1					
3月龄			基础2	基础1				
4月龄			基础3	基础2				
5月龄				基础3				
6月龄		基础3						基础1
7月龄								
8月龄						基础		
1岁~1岁半			加强1	加强		基础	基础	基础2
2岁							基础	
4岁			加强2					
5岁							基础	
6~7岁					基础			

【知识窗】

传染病的发展过程具有从一个阶段进展到另一个阶段的规律性，大致可分为以下几个时期，见下表。

传染病的发展过程

时期	内容
潜伏期	潜伏期是指从病原体侵入人体到开始出现临床症状的这段时期。潜伏期有长有短。如霍乱仅几小时，细菌性痢疾约1周，麻风病一般可长达2~5年。多数传染病的潜伏期较恒定
前驱期	前驱期是指从起病到出现该病明显症状的这段时期。在各种传染病典型症状出现之前，一般会出现头痛、低热、食欲不振等前驱症状。一般时间为1~2日。有的疾病发病急骤，不出现前驱期。前驱期时患者已经具有传染性
发病期	发病期病情逐渐加重，出现某种传染病所特有的症状、体征。多数传染病发病过程中伴有发热，但不同传染病发热持续的时间不同。一般又可分为上升期、高峰期和缓解期三个阶段
恢复期	恢复期即人体免疫力增加到一定程度，体内病理生理过程基本停止，症状和体征基本消失

二、学前儿童的常见传染病

1. 流行性感冒

流行性感冒简称流感,流感病毒经空气飞沫进行传播,一般秋冬季节是流感的高发期。学前儿童因免疫力低下,发病率高于成人,尤其体弱儿常反复发生。人群对流感普遍易感,易发生流感大流行。

流行性感冒

(1)病因。

流行性感冒是由流感病毒引起的呼吸道传染病。病毒分为甲、乙、丙三型,其中甲型抗原极易发生变异。流感大流行一般是由甲型病毒引起的,乙型和丙型常呈局部小流行或散发。

(2)症状。

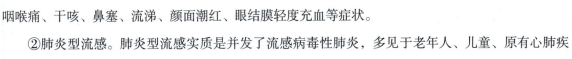

①单纯型流感。常突然起病,畏寒高热,体温可达39~40℃,多伴头痛、全身肌肉关节酸痛、极度乏力、食欲减退、咽喉痛、干咳、鼻塞、流涕、颜面潮红、眼结膜轻度充血等症状。

②肺炎型流感。肺炎型流感实质是并发了流感病毒性肺炎,多见于老年人、儿童、原有心肺疾患的人群,主要表现为高热持续不退、剧烈咳嗽、咳血痰或脓性痰、呼吸急促、发绀。

③中毒型流感。表现为高热、休克、呼吸衰竭、中枢神经系统损害及弥漫性血管内凝血等严重症状,病死率高。

④胃肠型流感。除发热外,以呕吐、腹痛、腹泻为显著症状。儿童多于成人,2~3天即可恢复。

⑤儿童流感。一般健康儿童感染流感病毒可表现为轻型流感,主要症状为发热、咳嗽、流涕、鼻塞、咽痛、头痛,少部分出现肌痛、呕吐、腹泻。婴幼儿流感的临床症状往往不典型,可出现高热惊厥。新生儿流感少见,但易合并肺炎,常有败血症表现,如嗜睡、拒奶、呼吸暂停等。小儿流感易引起喉炎、气管炎、支气管炎、毛细支气管炎、肺炎及胃肠道症状。

(3)护理。

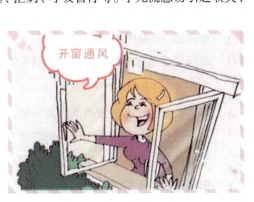

①高热时注意卧床休息,适当降温,定期监测体温。

②护理者注意戴口罩、勤洗手。

③患儿多喝水。饮食要富有营养且易消化。

④室内要加强通风,对患儿呼吸道分泌物及时消毒,对食具、用具及衣服可采用煮沸或日光暴晒等方法消毒。

(4)预防。

①培养幼儿养成良好的卫生习惯。如饭前便后洗手,避免脏手接触口、眼、鼻。

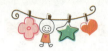

②勤开窗通风，保持室内空气新鲜。
③疾病流行高峰期避免去人群聚集的场所。
④加强户外体育锻炼，增强体质，提高幼儿免疫力。
⑤注意营养均衡，多吃蔬菜水果。
⑥注意随天气变化，及时加减衣服。
⑦接种流感疫苗。

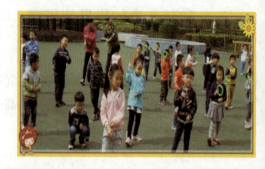

【知识窗】

如何区分流行性感冒与普通感冒。

（1）病因不同，并且普通感冒不会引起流行。

普通感冒俗称"伤风"，是由多种病毒引起的一种呼吸道常见病。普通感冒一年四季均可发生，但多见于冬、春季节。普通感冒多数具有散发性，不引起流行。

流行性感冒简称"流感"，是一种由流感病毒引起的传染性疾病。流感传染性极高，可以短时间大范围地在人群中流行。常见于冬、春季节。流感病毒包括三种类型，即甲型、乙型和丙型，其中以甲型流感病毒感染比较常见。

（2）症状不同。

普通感冒起病较急，早期症状有咽部干痒或灼热感、喷嚏、鼻塞、流涕（开始为清水样鼻涕，2~3天后变为黏稠的鼻涕）、咽痛，一般无发热及全身症状，或仅有低热、头痛。如果没有并发细菌感染，5~7天可痊愈。

流行性感冒的潜伏期通常为1~3天，起病很急，一开始就发烧，体温可高达39~40℃，并出现畏寒、全身不适、头昏头痛、四肢酸痛、打喷嚏、流涕等症状，高热持续3~5天后，全身症状减轻，但是呼吸道症状逐渐加剧。根据病情轻重，流感可分为单纯型、肺炎型、中毒型、胃肠型四种，病轻者可2~3日恢复，重者1~2周，也有病程迁延1个月者。流行性感冒常合并并发症，如肺炎并发症、病毒性心肌炎并发症、神经系统并发症。

（3）治疗方法不同。

目前还没有有效的抗病毒药物，主要是依靠人体免疫系统，对病毒产生特异的免疫力。所以感冒以支持疗法为主，需要注意休息、多饮水、饮食清淡。感冒如果继发细菌感染，可以适当应用抗生素进行治疗。同一类型的流感病毒在自然界中能发生基因变异形成新的病毒亚型，人们没有经过自然感染或有效的流感疫苗免疫接种时，对这些变异的流感病毒普遍缺乏抵抗力，容易被感染，这就是为什么相隔数年后会有流感大流行的原因。

2. 流行性腮腺炎

流行性腮腺炎又称"痄腮",多见于2岁以上儿童。流行性腮腺炎传染性较强,多流行于冬、春季节。患儿痊愈后可获得终身免疫。

(1) 病因。

流行性腮腺炎是一种由腮腺炎病毒引起的急性呼吸道传染病。病原体存在于患者的唾液中,病毒主要通过飞沫和直接接触传播。

(2) 症状。

①起病较急,患儿常有发热、畏寒、头痛、食欲不振等症状。

②1~2天后腮腺肿大。腮腺肿大以耳垂为中心,边缘不清,有触痛,表面发热,咀嚼或张口时有胀痛。

③患儿一般首先是一侧腮腺肿大、疼痛,1~2天后另一侧也肿大。一般4~5天后消肿。

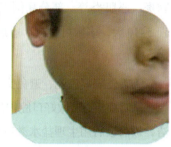

流行性腮腺炎——腮腺肿胀后,脸颊会异常隆起。

(3) 护理。

①患儿应注意卧床休息。

②多喝开水。饮食宜清淡,以流质或半流质为主。

③多用盐开水漱口,保持口腔清洁。

④腮部疼痛时可用热敷或冷敷法。体温太高时可给予适量的退热药。

(4) 预防。

经常开窗通风,保持空气新鲜。隔离患儿,保护易感幼儿,接触者可服用板蓝根冲剂预防。

3. 手足口病

手足口病又名"发疹性水疱性口腔炎",此病多发于5岁以下儿童。

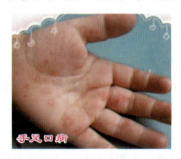 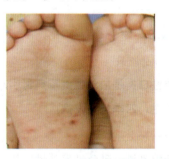

(1) 病因。

手足口病是由多种肠道病毒引起的传染病。引发手足口病的肠道病毒有20多种,最常见的是柯萨奇病毒A16型及肠道病毒71型。主要经过消化道、呼吸道及接触进行传播。

(2) 症状。

起病较急。病初有低热、全身不适、腹痛等前驱症状,很快口腔黏膜出现散在的粟粒或绿豆大小的疱疹或溃疡，有疼痛感。1~2天后手部、足部、臀部、臂部、腿部也出现斑丘疹，后转为疱疹，疱疹周围有炎性红晕，疱内液体较少。皮疹消退后不留痕迹，无色素沉着。

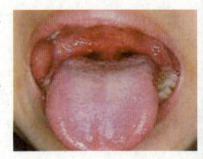

个别幼儿会出现泛发性丘疹、水疱，可伴发无菌性脑膜炎、脑炎、心肌炎等。部分病例仅表现为皮疹或疱疹性咽峡炎。全病程5~10天，多数可自愈，愈预后良好，无后遗症。

（3）护理。

①首先隔离患儿，避免交叉感染。

②对症治疗，做好口腔护理。幼儿会因口腔疼痛而拒食、流涎、哭闹不眠等，要保持患儿口腔清洁，饭前饭后用生理盐水漱口，对不会漱口的幼儿，可用棉棒蘸生理盐水轻轻地清洁口腔。

③对患儿的衣物、玩具等进行消毒处理。

④剪短幼儿的指甲，防止抓破皮疹。

⑤臀部有皮疹的幼儿，保持臀部清洁干燥。

⑥可服用抗病毒药物，注意补充维生素B、维生素C等。

（4）预防。

①教育幼儿勤洗手，不喝生水、不吃生冷的食物，不接触患病的幼儿。

②看护人接触幼儿前后要洗手，妥善处理污染物。

③注意保持家庭环境卫生，居室要经常通风，勤晒衣被。

④本病流行期间不带幼儿到人群密集或空气流通差的公共场所。

⑤每日对患儿的玩具、餐具等进行消毒。

⑥托幼机构每日进行晨检，发现可疑患儿及时采取措施。

【知识窗】

（1）单纯疱疹性口炎。

单纯疱疹性口炎是由单纯疱疹病毒引起，主要表现为口腔黏膜出现疱疹及溃疡，疼痛。以散发病例为主，四季均可发病。

（2）疱疹性咽峡炎。

疱疹性咽峡炎是一种急性发热性传染性疾病，主要是由柯萨奇病毒引起的。患儿发热、咽痛，口腔黏膜出现散在的灰白色疱疹，周围有红晕，疱疹破溃后形成溃疡。病变在口腔后部，如扁桃体前部、软腭、悬雍垂。

单元五　学前儿童常见疾病的预防与处理

4. 疱疹性口腔炎

疱疹性口腔炎俗称"口疮"，常发生于6个月~2岁的婴幼儿。它主要通过飞沫、唾液、疱疹液进行传播，也可以通过食具和衣物等间接传播。

（1）病因。

疱疹性口腔炎是由单纯疱疹病毒引起的口腔黏膜感染性疾病，口腔黏膜任何部位均可发病。

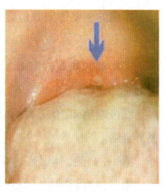

（2）症状。

起病时发热可达38~40℃。1~2天后，口腔黏膜出现单个或成簇的小疱疹，周围有红晕，破溃后易形成溃疡，有黄白色纤维素性分泌物覆盖，多个溃疡可融合成不规则的大溃疡。多见于齿龈、唇内、舌、颊黏膜等部位。由于疼痛剧烈，患儿可出现拒食、流涎、烦躁、淋巴结肿大等症状。一般持续2~3周。

（3）护理。

①急性感染期时注意患儿口腔卫生。病情严重的患儿应卧床休息，谨遵医嘱。高热患儿应及时物理降温或口服退烧药。

②让患儿多饮水。饮食以流食为主，饮食宜清淡，避免辛辣等刺激性食物。

③口腔溃疡处可涂1%龙胆紫液，以促使创面愈合。

④定时对患儿的食具、奶具进行消毒。

（4）预防。

①注意幼儿口腔卫生，经常用温水漱口。

②平衡膳食，营养搭配，多吃水果蔬菜。

③多进行户外活动，增强幼儿体质，提高免疫力。

5. 流行性乙型脑炎

流行性乙型脑炎简称"乙脑"，是由乙脑病毒引起的急性中枢神经系统传染病。临床主要有高热、意识障碍、抽搐、强直性痉挛、脑膜刺激征等症状。多见于夏、秋季节，一般经蚊虫进行传播。此病多发于儿童。

（1）病因。

当人体被携带有乙型脑炎病毒的蚊虫叮咬后，病毒经皮肤毛细血管或淋巴管进入到单核巨噬细胞系统进行繁殖，病毒达到一定程度后即侵入血循环，造成毒血症，侵入血管内膜及各靶器官（如中枢神经系统、肝、心、肺、肾等），引起全身性病变。

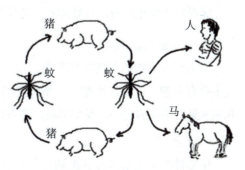

乙脑的发病主要取决于人体的免疫力、机体的防御功

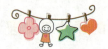

能、病毒的数量及毒力。如血脑屏障功能不健全，脑部患有囊虫病时可以引起脑炎的发生。

本病的主要传染源是猪，但其他的动物（如狗、猫、鸡、鸭等）也可能成为传染源。

(2) 症状。

①初期起病急，第1~3天高热，并有头痛、恶心和呕吐，部分患者有嗜睡或精神倦怠、颈项轻度强直等症状。

②极期第4~10天再现以下症状：高热；意识障碍惊厥或抽搐；呼吸衰竭；其他神经系统症状及循环衰竭。

第一，高热。体温高达40℃以上，持续4~10天，严重者可达3周。发热越高，热程越长，病情越重。

第二，意识障碍。意识障碍是本病的主要症状。程度不等，可有嗜睡、谵妄、昏迷等，可发生于第1~2天，多发生于第3~8天，可持续一周左右，重者可长达4周以上。昏迷的深浅、持续时间的长短与病情的严重性和预后正相关。

第三，惊厥或抽搐。惊厥或抽搐多见于病程第2~5天，可先有局部抽搐，继之为肢体阵挛性抽搐，甚至全身抽搐，并伴有意识障碍。严重者可导致发绀、脑缺氧和脑水肿，深度昏迷，甚至呼吸暂停。

第四，呼吸衰竭。呼吸衰竭是本病最严重的表现和主要死亡原因。多见于重症患者，主要为中枢性呼吸衰竭，表现为呼吸节律不规则，最后呼吸停止。脊髓病变导致呼吸肌瘫痪，可发生周围性呼吸衰竭，除呼吸异常外，出现脑疝，表现为意识障碍加重、瞳孔散大，对光放射消失，呼吸微弱不规则、脉缓，随之呼吸心跳停止。

第五，其他神经系统表现。多在病程10日内出现，如脑膜刺激征、大小便失禁或潴留、肌张力增高及肢体强直性瘫痪等。

第六，循环衰竭。循环衰竭较少见，常与呼吸衰竭同时出现。血压下降、脉搏细数、休克和消化道出血。

③极期过后体温逐渐下降，精神、神经系统症状逐渐好转。重症患者仍有神志迟钝、痴呆、失语、吞咽困难、颜面瘫痪、四肢强直性痉挛或扭转痉挛等症状。经过积极治疗大多数症状可在半年内恢复。

④少数重症患者半年后仍有精神神经症状，如意识障碍、痴呆、失语、肢体瘫痪、癫痫等后遗症。

(3) 预防。

①病人应早发现、早隔离、早治疗。

②采取有效的防蚊、灭蚊措施，消灭蚊虫滋生地，搞好环境卫生。

③提高人群免疫力，对易感者，尤其是10岁以下儿童，及时接种乙脑灭活疫苗。

6. 传染性肝炎

传染性肝炎指的是病毒性肝炎，而病毒性肝炎只是众多肝炎中的一种。目前已明确的病毒性肝炎主要有甲型、乙型、丙型、丁型和戊型5种，其中最常见的是甲型和乙型。传染性肝炎是近年来儿童常见的传染病之一，发病率高，严重影响了幼儿的身体健康。

(1) 病因。

传染性肝炎是由多种肝炎病毒引起的以肝脏病变为主的一种传染病。主要有食欲减退、恶心、上腹部不适、肝区痛、乏力等症状。传染性肝炎可分为黄疸性肝炎、无黄疸性肝炎、病毒携带者。

①**甲型肝炎**。甲型肝炎属于急性病症,该病多由饮食、消化道感染引起,病程较短。多发生于冬、春季节,易在幼儿园中流行。

②**乙型肝炎**。乙型肝炎是由乙型肝炎病毒引起的一种传染病。乙型病毒可在人体内长期存在,人感染后,易成为病原体长期携带者或慢性肝炎患者。乙型肝炎病毒主要存在于患者的血液、粪便、唾液、鼻涕、乳汁中。

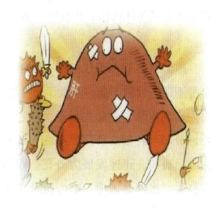

在乙型病毒性肝炎患者及带病毒者的血液中,"乙型肝炎表面抗原"(原称"澳抗")为阳性,可借此与甲型病毒性肝炎区别。

（2）症状。

无论甲型肝炎还是乙型肝炎,在症状上都可分为黄疸型和无黄疸型两种类型。甲肝多为黄疸型肝炎,乙肝多为无黄疸型肝炎。

①**黄疸型肝炎**。此病初期出现类似感冒的症状,相继出现食欲减退、恶心、呕吐、腹泻、厌油腻、肝区疼痛等症状。1周左右,巩膜、皮肤出现黄疸,尿色如浓茶色,胃肠道症状加重,肝大伴压痛、叩击痛。2~6周后,黄疸逐渐消退,食欲、精神好转,肝脾恢复正常,肝功能逐渐恢复。

②**无黄疸型肝炎**。病情比黄疸型肝炎轻,一般会出现发热、恶心、呕吐、头晕等症状,部分患者可无任何症状,但是查体或者验血时检查结果会提示肝功能异常。

（3）护理。

急性肝炎活动期需住院治疗,注意合理膳食。恢复期可逐渐增加活动。重型肝炎要绝对卧床,尽量减少饮食中的蛋白质,保证热量、维生素的供给。做好消毒隔离工作,护理患儿后用肥皂洗手。

（4）预防。

①由于甲肝是通过消化道传播的,重点防止粪—口传播。加强水源保护,加强粪便管理,注意饮食卫生。

②由于乙肝是通过输血、母婴传播等途径传染的,所以预防方法为注射疫苗,避免血液、体液接触。

③加强我国新生儿等易感人群的计划免疫。

④对病毒性肝炎应早发现、早诊断、早隔离、早报告、早治疗,防止病毒性肝炎的流行。

⑤养成良好的卫生习惯,教育幼儿饭前便后要洗手。

⑥幼儿园的工作人员应定期体检。

7. 水痘

水痘是一种呼吸道传染病,传染性极强,多发于婴幼儿和学前儿童,多在冬、春季节流行,病后可获得终身免疫。

（1）病因。

水痘是由水痘—带状疱疹病毒引起的。该病毒存在于患者的口、鼻分泌物和水痘疱疹的浆液内。病初主要经飞沫传播,皮肤疱疹破溃后,可经衣物、用具等传播。

(2) 症状。

感染水痘后,潜伏期为 12~21 天。病初患儿可有微热、全身不适、食欲不振、咳嗽、轻度腹泻等症状。在发病 24 小时内出现皮疹,皮疹先见于头皮、面部、躯干、四肢,呈向心性分布。各期皮疹同时存在,此起彼伏,参差不齐。最初为红色斑疹,迅速发展为清亮、卵圆形泪滴状小水疱,周围有红晕,水疱易破溃。疱疹持续 3~4 天后从中心开始干缩迅速结痂。出疹期间皮肤瘙痒。皮损呈现由细小的红色斑丘疹→疱疹→结痂→脱痂的演变过程,脱痂后不留瘢痕。

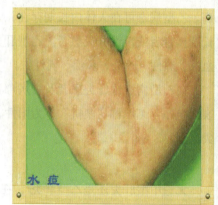

(3) 护理。

发热时应卧床休息;室内保持空气清新;饮食以易消化的食物为主,多喝水;注意皮肤清洁;注意修剪患儿的指甲,防止抓挠皮肤;勤换衣服,保持皮肤清洁;对水痘患儿的用具等要暴晒或煮沸消毒。

(4) 预防。

①没出过水痘的幼儿要避免和患儿接触。
②易感儿童可接种水痘疫苗。
③加强预防水痘知识的宣传,培养幼儿养成良好的卫生习惯。
④经常开窗通风,保持空气清新。
⑤幼教机构加强晨检,发现水痘患者及时采取措施。
⑥接触者进行检疫 21 天。

8. 风疹

风疹是一种急性呼吸道传染病,极易引起暴发传染。一年四季均可发生,以冬、春季发病为多,多见于学龄前儿童。病后可获得终身免疫。

(1) 病因。

风疹是由风疹病毒引起的急性呼吸道传染病。患者是风疹唯一的传染源。病毒存在于患者的口、鼻、咽分泌物、血液、大小便中。一般经呼吸道飞沫传播,也可经接触传播。

(2) 症状。

①潜伏期为 10~21 天。
②前驱症状较轻,可有低热、轻咳、咽痛、眼发红等轻度上呼吸道症状。

③发热1~2天后出现皮疹。皮疹初见于面颈部,迅速扩展到躯干四肢,24小时内遍及全身,但手掌、足底没有皮疹。皮疹初起为细点状淡红色斑疹、斑丘疹或丘疹,面部、四肢远端皮疹较稀疏,部分融合,类似麻疹。躯干尤其背部皮疹密集,融合成片,类似猩红热。躯干皮疹一般持续3天消退,亦称"三日麻疹"。面部有疹是风疹的特征。

④风疹典型的临床特征:出疹期间耳后、枕部、颈后淋巴结肿大。

小贴士

孕妇早期感染风疹病毒后,虽然临床症状轻微,但病毒可通过胎血屏障感染胎儿,无论发生显性还是隐性感染,均可出现先天性风疹综合征(以婴儿先天性缺陷为主要症状),如先天性胎儿畸形、死胎、早产等,因此风疹的早期诊断及预防极为重要。

(3)护理。

①发热期间患儿注意卧床休息。
②饮食应有营养且易消化,多喝水。
③注意保持患儿皮肤的清洁卫生。
④皮疹可外用炉甘石洗剂。

(4)预防。

风疹病人应隔离至出疹后5天。易感儿应接种风疹减毒活疫苗。

小贴士

麻疹一般发热3~4天出疹,疹子较风疹的疹子稍大,全身症状重。
幼儿急疹仅见于婴儿,体温高,发热3~4天,出疹后热退或热退后出疹。

9. 麻疹

麻疹又称"疹子",是幼儿最常见的急性呼吸道传染病之一,一年四季均可发病,冬、春季节为流行高峰。病后可获得终身免疫。

(1)病因。

麻疹是由麻疹病毒引起的呼吸道传染病,其传染性极强。病毒存在于患儿的血液、眼和鼻腔的分泌物、大便、小便中,主要经飞沫传播。

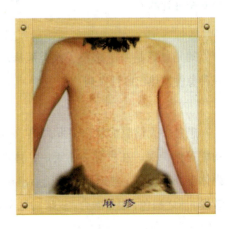
麻疹

（2）症状。

麻疹的发病过程可概括为"烧三天，出疹三天，退热三天"。症状具体如下：

①潜伏期约10天。病初3~4天有发热、咳嗽、流泪、流鼻涕、畏光等症状。

②大多数患者在发热后2~3天，口腔两侧的颊黏膜上出现针尖大小、灰白色的小点，外周有红晕，称之为"科氏斑"或"麻疹黏膜斑"。这种麻疹黏膜斑是早期诊断麻疹的重要依据。

③多在发热后3~4天出现皮疹。皮疹始见于耳后、颈部、沿着发际边缘，24小时内向下发展，遍及面部、躯干、上肢，第3天皮疹累及下肢及足部。皮疹为玫瑰红样的斑丘疹，大小形状不一，压之褪色，皮疹之间皮肤正常。

④出疹3~4天后皮疹开始消退，消退顺序与出疹时相同；皮疹消退后皮肤上留有糠麸状脱屑和棕色色素沉着。一般7~10天痊愈。随皮疹隐退全身症状减轻，热退，精神、食欲好转。整个病程10~14天。

（3）护理。

①患儿应卧床休息，房内保持适当的温度与湿度，经常通风保持空气新鲜。有畏光症状时房内光线要柔和。

②饮食易消化并富有营养，多饮水。

③保持皮肤、口腔、眼的清洁卫生，可用盐水漱口。

④密切观察病情，注意发现并发症。一旦发现手心脚心有疹子出现，说明疹子已经出全，病人进入恢复期。有并发症时疹子出不透，疹色淡白或发紫。

（4）预防。

①接种麻疹减毒活疫苗，2岁以下或有慢性病的幼儿，接触麻疹病人后应进行人工被动免疫。

②要做到早发现，早隔离患儿。接触麻疹的易感者应检疫观察3周。

③流行季节做好疾病宣传工作，易感幼儿尽量少去人员密集的公共场所。

10. 幼儿急疹

幼儿急疹又称婴儿玫瑰疹。一般病毒经呼吸道传播，冬、春季节较常见。发病年龄一般为出生后6个月到两岁。

（1）病因。

幼儿急疹是由于感染了人类疱疹病毒6、7型后而引起的一种急性发热出疹性疾病。

（2）症状。

患儿多无前驱症状，突发高热，体温39~40℃以上，高热初期可伴惊厥。在发热3~5天后，体温突然下降，在24小时内体温降至正常，热退同时或稍后出疹，皮疹为红色斑丘疹，散发，压之褪色，很少融合。皮疹初见于面部与颈部，渐及躯干，

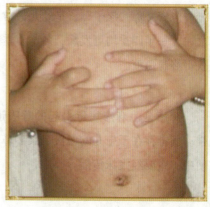

后渐渐蔓延到四肢近端，24小时内出齐。持续1~2天后皮疹消退且不留痕迹。部分患儿颈部淋巴结肿大。

（3）护理。

重型患者应卧床休息；注意补充充足的水分；饮食有营养易消化；高热时可给予物理降温或小量退热剂；注意隔离，避免交叉感染，隔离患儿至出诊后5天；注意室内安静，空气新鲜；保持皮肤的清洁卫生。

（4）预防。

①经常开窗通风，保持室内空气新鲜。

②衣着适宜，根据温度随时添减衣物。

③多饮水。

④多组织幼儿进行户外活动，增强体质。

11. 猩红热

猩红热是一种较常见的急性呼吸系统传染病。在疾病中出现鲜红色的皮疹，皮疹密集处连成红色的一片，一眼望去成猩红色，故有"猩红热"之称。本病容易在咽喉部位出现红肿溃烂，故中医称为"烂喉痧"。临床以发热、咽峡炎、全身弥漫性猩红色皮疹、皮疹消退后皮肤脱屑为特征。猩红热的传染性非常强。本病多发于冬、春季节，多见于2~8岁的儿童。

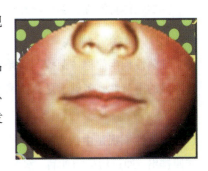

（1）病因。

猩红热是由乙型溶血性链球菌感染所引起的一种急性呼吸道传染病。病人与带菌者是主要的传染源。猩红热主要通过飞沫直接传播，也可通过玩具、毛巾、书籍等间接传播。

（2）症状。

①潜伏期2~5天。

②起病急骤，有发烧（轻者发烧38~39℃，重者可达到39~40℃）、头痛、咽痛、呕吐等症状。

③人多患儿发病12小时后，出现皮疹。皮疹从耳后、颈部、上胸部开始， 天内迅速遍布全身。皮疹呈鲜红色，针头大小，有些像"鸡皮疙瘩"。用手指按压，红晕可暂时消退，受压处皮肤苍白，经十余秒钟后，皮肤又恢复为猩红色，这种现象叫"掌印"。面部充血潮红，但无皮疹，口唇周围及鼻尖则显得苍白，故被称为"口周苍白圈"。肘弯、腋窝、腹股沟等皱褶处，皮疹更加密集而形成深红色或紫红色瘀点状线条，称"帕氏线"。出疹后3~4天，白色舌苔脱落，舌色鲜红，舌乳头红肿突出，状似杨梅，称"红色杨梅舌"。

发病后一周左右，皮疹按出疹顺序先后消退，一般在2~4天退尽，病情严重的幼儿则一周左右才能退尽。皮疹消退后不会在皮肤上留下任何疤痕和色素沉着。

（3）护理。

①急性期患儿应卧床休息，减少身体的消耗和心脏的负担，防止并发症。

②患儿要多饮水，饮食有营养且易消化，以流质、半流质为宜。

③高热患儿应及时进行降温。

④保持口腔清洁卫生，较大儿童可用淡盐水漱口。

⑤注意保持皮肤清洁。

（4）预防。

①早发现、早隔离病人。

②在疾病流行期间，应少带幼儿到人员密集的公共场所。

③幼儿的卧室应注意通风，保持空气新鲜。

④接触者检疫。

⑤加强体育锻炼，多做户外活动，不断提高自身的抗病能力。

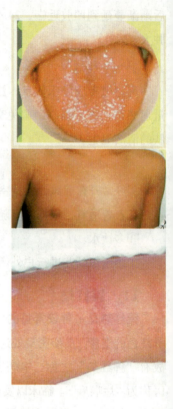

12. 细菌性痢疾

细菌性痢疾简称"菌痢"，是幼儿最常见的肠道传染病之一。发病有明显的季节性，多见于夏、秋季节。

（1）病因。

细菌性痢疾是由痢疾杆菌引起的以腹泻为主要症状的肠道传染病。痢疾杆菌随患者或带菌者的粪便排出，通过污染的食品、水源或生活接触进行传播，也可以通过苍蝇、蟑螂等间接方式进行传播。

（2）症状。

根据病症可分为急性菌痢与慢性菌痢。急性菌痢表现为全身中毒症状和消化道症状；反复发作或迁延不愈达2个月以上为慢性菌痢。以下将主要介绍急性菌痢普通型和中毒型的症状。

①急性菌痢的普通型（典型）症状。起病较急，有畏寒、发热（高达39℃）、乏力、食欲减退、恶心、呕吐、腹痛、腹泻、里急后重、常伴有肠鸣音亢进和左下腹压痛等症状。一般先为稀水样便，1~2天后稀便转成脓血便，每日排便数十次，量少。一般病程10~14天。

②中毒型菌痢。本病多见于2~7岁的患儿。此病起病急骤、突然高热（可达40℃以上）、反复惊厥、嗜睡，甚至昏迷，迅速发生循环衰竭和呼吸衰竭，无肠道症状或症状较轻，病情凶险。

（3）护理。

①幼儿发热时应卧床休息。

②饮食以流质或半流质为主，忌食多渣、油腻或刺激性的食物。多补充水分。
③保持肛门周围的皮肤清洁干燥，防止糜烂。
④治疗需彻底，防止转为慢性痢疾。

（4）预防。
①保护好水源，注意饮食卫生、个人卫生、环境卫生，同时做好灭蝇工作。
②培养幼儿良好的卫生习惯。如饭前便后洗手、不饮生水、不吃不洁净的食物等。
③早发现、早隔离、早治疗病人及带菌者。
④托幼机构的工作人员应定期体检。

【知识窗】

（1）副溶血性弧菌肠炎。

副溶血性弧菌肠炎是由副溶血性弧菌（嗜盐杆菌）引起，为细菌性食物中毒中常见的一种类型。其临床特征：有进食海产品或腌渍食品史，同餐者同时或先后迅速发病。主要症状为阵发性腹部绞痛、恶心、呕吐，多无里急后重，粪便呈黏液血性、血水或洗肉水样，有特殊臭味，取患者吐泻物或可疑食物进行细菌培养有确诊价值。

（2）霍乱与副霍乱。

病前一周来自疫区，或者与本病患者及其污染物有接触史。突然起病，先泻后吐，常无恶心腹痛等症状，大便呈米泔水样或黄水样。重症病例可致外周循环衰竭。大便或呕吐物中检出霍乱弧菌或爱尔托弧菌。

（3）病毒性肠炎。

病毒性肠炎是由轮状病毒引起的急性消化道传染病，主要有急性发热、呕吐、腹泻等症状。病程大多较短。它是腹泻最常见的原因之一，可发生流行或大流行。

13. 流行性脑脊髓膜炎

流行性脑脊髓膜炎简称"流脑"。此病多见于冬、春季节。6个月至2岁的幼儿发病率较高。

（1）病因。

流行性脑脊髓膜炎是由脑膜炎双球菌引起的化脓性脑膜炎。致病菌由鼻咽部侵入血循环，形成败血症，最后局限于脑膜及脊髓膜形成化脓性脑脊髓膜病变。病菌存在于患儿的鼻咽分泌物中，经空气飞沫进行传播。

（2）症状。

①病初可有低热、咽痛、咳嗽等上呼吸道感染症状。

②随着病情发展会出现突然寒战、高热、头痛、肌肉酸痛、食欲减退、精神萎缩等症状。幼儿还会出现哭闹不安、拒抱（因皮肤感觉过敏）、惊厥等症状。
③发病几个小时后，皮肤、口腔黏膜、眼结膜上会出现出血性皮疹，用手指压迫不退色。
④还会出现剧烈头痛、频繁呕吐、狂躁以及脑膜刺激症状。

（3）预防。

①早发现、早隔离病人，接触者检疫。
②流行季节要少带或不带幼儿去人员密集的公共场所。
③幼儿的居室应注意开窗通风。
④多进行户外运动，增强机体免疫力。
⑤饮食均衡合理，多喝水，多吃新鲜蔬果。
⑥及时接种流脑疫苗。

14. 急性结膜炎

（1）病因。

急性结膜炎俗称"红眼病"，它是由病毒或细菌引起的传染性眼病。多发生于春季。它主要是通过接触进行传染，如接触病人眼的分泌物，与红眼病人握手等。

（2）症状。

①本病起病较急，有传染性。
②急性结膜炎会出现眼睛红肿、奇痒或灼热感、异物感、流泪等明显的刺激症状，并有较多的水性或者黏液性分泌物，结膜充血水肿，可伴有结膜下出血，如果结膜下出血较多，出血面积比较大，看起来整个眼睛都红了。

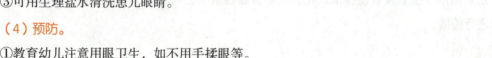
急性结膜炎

③细菌性结膜炎：结膜充血明显，并伴有脓性分泌物，同时有异物感、烧灼刺痛、轻度畏光等症状，但视力不受影响。分泌物可带血色，睑结膜上可见灰白色膜，此膜能用棉签擦掉，但易再生。
④病毒性结膜炎：结膜充血水肿、有出血点，并伴有水样或黏性分泌物，同时伴有流泪、异物感。角膜可因细小白点混浊而影响视力，或引起同侧耳前淋巴结肿大，有压痛。

（3）护理。

①急性结膜炎传染性强，应重视隔离消毒。
②患儿眼睛忌包扎，谨遵医嘱按时滴眼药。
③可用生理盐水清洗患儿眼睛。

（4）预防。

①教育幼儿注意用眼卫生，如不用手揉眼等。
②教育幼儿勤洗手。

③毛巾专用，注意消毒。
④用流动水洗脸。
⑤成人帮患儿滴眼药后应用肥皂洗手。

【知识窗】

儿童常见急性传染病的传播途径、症状和护理

病名	传播途径	主要症状	护理
麻疹	经飞沫传播	口腔两侧的颊黏膜上出现麻疹黏膜斑。3~4天耳后、颈部、面部、躯干、上肢、下肢、足部出现玫瑰红样的斑丘疹	注意口腔、眼的护理；保持室内空气清新，饮食营养易消化
细菌性痢疾	经饮食传播	起病急，发热、腹痛、腹泻、里急后重、稀水样便、脓血便	发热时应卧床休息，饮食以流质或半流质为主，便盆及时消毒
传染性肝炎（甲型）	经饮食传播	食欲减退、恶心、呕吐、腹泻、厌油腻、肝区痛、巩膜、皮肤出现黄疸，尿色如浓茶色、肝大伴压痛、叩击痛	严重时应卧床休息；饮食宜少脂肪，多吃水果蔬菜；注意隔离消毒
传染性肝炎（乙型）	主要经血液和母婴传播	发热、恶心、呕吐、头晕等。部分患者可无任何症状，验血时易发现肝功能异常	
猩红热	主要经飞沫传播，也可经被污染的食物、日用品传播	发烧、头痛、咽痛、呕吐、出现如"鸡皮疙瘩"样的皮疹。皮疹从耳后、颈部、上胸部开始，一天内迅速遍布全身。出现"口周苍白圈""红色杨梅舌"	卧床休息；保持口腔清洁
流行性脑脊髓膜炎	经飞沫传播	急性发热、剧烈头痛、恶心、呕吐、颈强直、畏光、皮肤有瘀斑	监测体温、观察热型及伴随症状
流行性乙型脑炎	蚊虫叮咬	高热、意识障碍、抽搐、呼吸衰竭、脑膜刺激征等	严密观察病情，及时护理
风疹	经飞沫传播	发热、淋巴结肿大、结膜炎、淡红色斑丘疹，通常24小时全身疹子出齐，2~5天疹退，无色素沉淀	发热时卧床休息，多喝开水
流行性腮腺炎	经飞沫传播	发热、腮腺肿大、疼痛	保持口腔清洁，饮食以流质、软食为宜
流行性感冒	经飞沫传播	高热、头痛、肌痛、乏力、咽痛、流涕、干咳、胃肠不适等症状	多喝水，适当降温，避免高热惊厥

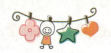

续表

病名	传播途径	主要症状	护理
水痘	经飞沫传播	发热、全身不适、皮肤奇痒、咳嗽、皮疹，皮疹先见于头皮、面部、躯干、四肢，呈向心性分布。皮损演变过程为：细小的红色斑丘疹→疱疹→结痂→脱痂	注意皮肤清洁；剪短指甲
手足口病	经粪—口传播与呼吸道传播	低热，全身不适，腹痛，口腔黏膜有疱疹或溃疡，手部、足部、臀部、腿部出现斑丘疹，后转为疱疹，疱疹不痛、不痒、没有痂、不留疤	注意口腔护理；注意开窗通风；密切观察病情

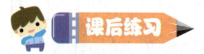

一、填空题

1. 传染病是由＿＿＿＿＿＿、＿＿＿＿＿＿、＿＿＿＿＿＿引起的，能在＿＿＿＿＿＿之间或＿＿＿＿＿＿之间相互传播的疾病。传染病可由患者传给健康人，一定条件下也可以使某一时期或某一地区同时出现较多的患者，它具有＿＿＿＿＿＿性和＿＿＿＿＿＿性。

2. 传染病发生和流行的三个环节是＿＿＿＿＿＿、＿＿＿＿＿＿、＿＿＿＿＿＿。针对传染病流行的三个环节，可采取的预防措施是＿＿＿＿＿＿、＿＿＿＿＿＿、＿＿＿＿＿＿。

3. 传染病的主要传播途径有＿＿＿＿＿＿、＿＿＿＿＿＿、＿＿＿＿＿＿、＿＿＿＿＿＿、＿＿＿＿＿＿、＿＿＿＿＿＿。

4. 呼吸道传染病大多发生在＿＿＿＿＿＿季节，主要通过＿＿＿＿＿＿传播；消化道传染病大多发生在＿＿＿＿＿＿季节，主要通过＿＿＿＿＿＿传播。

5. 麻疹病儿在发烧的第2~3天，颊黏膜上会出现针尖大小的白点。这种白点被称为＿＿＿＿＿＿，是早期诊断麻疹的重要依据。预防麻疹，可以对易感儿按期注射＿＿＿＿＿＿，幼儿患麻疹后，可获得＿＿＿＿＿＿免疫。

6. 甲型肝炎病人自发病日算起，至少隔离＿＿＿＿＿＿。接触甲型肝炎病人者，可在接触后的10天内注射＿＿＿＿＿＿，注射时间越早越好。服用＿＿＿＿＿＿也可预防肝炎。

7. 急性结膜炎是由于接触到病人的＿＿＿＿＿＿而传染的。因此，每个幼儿都应有个人专用的清洁的毛巾、手帕等用品。

8. 小儿突发高烧,且有头痛、喷射性呕吐,皮肤上有出血点,很可能是患了_____疾病。

二、单项选择题

1. 作为传染病的传染源主要有（　　）。
   A. 病人、病原携带者、受感染的动物 B. 病人和受感染的动物
   C. 病人和病原携带者 D. 病人

2. 1988年上海曾流行甲型肝炎,后查明原因是食用了不洁净的毛蚶引起的。这种不洁的毛蚶属于（　　）。
   A. 传染源 B. 病原体 C. 抗原 D. 易感者

3. 传染病的易感人群是指（　　）。
   A. 没有接种疫苗的人
   B. 未曾感染过某种传染病的人群
   C. 对某种传染病缺乏免疫力又容易感染该病的人
   D. 经常播散病原体的人群

4. 为了防止艾滋病传入我国,我国政府决定停止进口一切外国血液制剂,这种预防措施是（　　）。
   A. 控制传染源 B. 切断传播途径
   C. 保护易感人群 D. 保护传染源

5. 既是传染病的传染源,又是传播途径的是（　　）。
   A. 家里的猫和狗 B. 消化道传染病患者用过的杯子
   C. 患乙型肝炎的人 D. 带有疟原虫的蚊子

6. 下列各项措施中,属于保护易感人群的是（　　）。
   A. 给儿童接种卡介苗 B. 给儿童注射青霉素
   C. 清扫居民楼内的垃圾 D. 给医疗仪器消毒

7. 腮腺炎病毒传播的主要途径是（　　）。
   A. 饮食 B. 土壤 C. 空气 D. 虫媒

8. 菌痢的主要症状是（　　）。
   A. 眼球巩膜、皮肤、黏膜变黄
   B. 腹泻,大便水样,量多
   C. 突然发烧、腹痛、腹泻,里急后重,便后有沉胀下坠的感觉,大便有黏液及脓血
   D. 惊厥、昏迷、呼吸衰竭等全身中毒症状

9. 流行性乙型脑炎的发病季节是（　　）。
   A. 冬春季 B. 夏秋季 C. 春夏季 D. 一年四季

10. 不随地吐痰,保持住房及公共场所空气流通,可预防（　　）传染病。
    A. 呼吸道 B. 血液 C. 体表 D. 消化道

11. 婴幼儿常见的细菌性传染病有（　　　）。
    A. 流行性感冒　　　　　B. 水痘　　　　　C. 乙肝　　　　　D. 猩红热
12. 体重超过同年龄、同性别、同身高儿童正常标准的（　　　）即可称为轻度肥胖。
    A. 10%~19%　　　　　B. 20%　　　　　C. 20%~29%　　　　　D. 30%~49%
13. 佝偻病活动初期的主要表现是（　　　）。（多选）
    A. 方颅　　　　　B. 肋骨串珠　　　　　C. 出牙延迟　　　　　D. 鸡胸
    E. 易激惹、多汗
14. 导致婴幼儿佝偻病最主要的原因是（　　　）。（多选）
    A. 饮食中缺乏矿物质　　　　　　　　　B. 甲状腺功能不全
    C. 接受日光照射不足　　　　　　　　　D. 慢性肝肾疾病
    E. 慢性胃肠道疾病
15. 小儿缺铁性贫血发病率最高的年龄为（　　　）。
    A. 6 岁以下　　　　　B. 5 岁以下　　　　　C. 4 岁以下　　　　　D. 3 岁以下
16. 预防早产儿发生缺铁性贫血，给予铁剂的时间是（　　　）。（多选）
    A. 1 月龄　　　　　B. 2 月龄　　　　　C. 3 月龄　　　　　D. 4 月龄
    E. 5 月龄
17. 服用铁剂的最佳时间是（　　　）。（多选）
    A. 餐前　　　　　B. 餐后　　　　　C. 晨起时　　　　　D. 临睡前
    E. 两餐之间
18. 治疗弱视的最佳时机是（　　　）。
    A. 7 岁前　　　　　B. 6 岁前　　　　　C. 5 岁前　　　　　D. 8 岁前
19. 1989 年，由卫生部与教委等部委联合签署，确定每年的（　　　）为全国爱牙日。
    A. 6 月 15 日　　　　　B. 9 月 15 日　　　　　C. 6 月 20 日　　　　　D. 9 月 20 日

三、判断题（判断下列各小题，正确的在题后括号内打"√"，错的打"×"）

1. 风疹是由风疹病毒引起的肠道传染病。　　　　　　　　　　　　　　　　　　　　　　　　（　　）
2. 传染病人被隔离后，对他原来的活动场所要进行一次开窗通风。　　　　　　　　　　　　（　　）
3. 乙型肝炎病毒的主要传播途径是飞沫传播。　　　　　　　　　　　　　　　　　　　　　（　　）
4. 麻疹、风疹、水痘的主要传播途径都是空气飞沫传播。　　　　　　　　　　　　　　　　（　　）
5. 实施计划免疫是保护易感儿童所采取的特异性措施。　　　　　　　　　　　　　　　　　（　　）

四、简答题

1. 某幼儿园大班发现一名儿童患猩红热，患儿被隔离后，该班应采取哪些措施防止传染病传播？

2. 猩红热的症状有哪些？

3. 怎样预防上呼吸道感染？

4. 如何预防龋齿？

5. 如何保护幼儿的眼睛？

问题探讨

1. 乐乐今年 4 岁，体重 19kg，身高 95cm，请分析乐乐的体重是否正常？肥胖程度如何？如何与家长沟通此事呢？

2. 5 岁的悠悠平常最爱吃甜食，尤其是巧克力和棒棒糖。最近总嚷牙疼，悠悠妈妈带着悠悠去看了医生。医生诊断结果是龋齿，并嘱咐以后孩子应少吃甜食，注意口腔卫生，否则会影响恒牙的生长。到家后有点饿的悠悠从冰箱中拿出一块巧克力刚要吃，悠悠妈妈看到了对悠悠说："医生刚刚说让你少吃甜食，把巧克力放回冰箱去，不许吃！"想吃巧克力的悠悠马上哭了起来。这时悠悠奶奶从屋里出来了，一看平常最疼爱的孙女哭得那么可怜，就心疼地哄着孩子说："乖孩子，吃吧！不够吃，奶奶还去给你拿。我们小乖乖想吃多少就吃多少。"这时悠悠哭声小了，眼睛不时看向妈妈。奶奶一看孩子不敢吃，便说："乖乖吃吧。就算现在的牙坏了，你还会换新牙。不要紧，吃吧！"悠悠妈妈很无奈，不好意思再说悠悠，最后进厨房去做饭了。如果你是悠悠的老师，知道此事后应如何与悠悠妈妈、奶奶沟通此事呢？

单元六　托幼机构的卫生保健制度

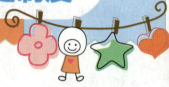

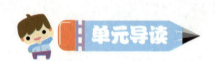

托幼机构是幼儿集体生活的公共场所，对幼儿的健康成长至关重要。本单元从有利于幼儿的身心健康出发，介绍了托幼机构的相关制度和生活制度等方面的内容，使学生明确托幼机构一日生活各环节的卫生要求和操作要领，掌握托幼机构卫生保健工作的各项技能。

（1）了解托幼机构卫生保健制度包含的几个方面。

（2）掌握体格检查制度，尤其是对晨间检查的基本内容应该熟悉和理解。

（3）掌握托幼机构的消毒制度及消毒常用的方法。

（4）了解托幼机构安全教育的内容，熟悉托幼机构的安全措施。

（5）了解合理的生活制度对幼儿生长发育的意义。

（6）掌握幼儿一日生活各主要环节的组织及卫生要求，能合理安排幼儿的一日生活。

单元六　托幼机构的卫生保健制度

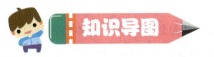

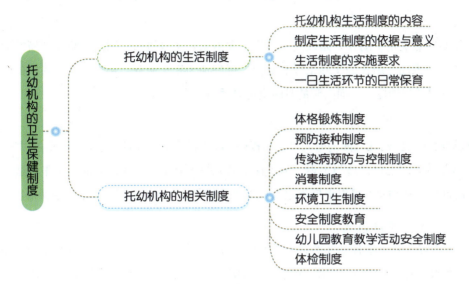

第一节　托幼机构的生活制度

一、托幼机构生活制度的内容

托幼机构的生活制度是指根据幼儿身心发展的特点,对其在托幼机构内的主要活动,如入园、进餐、睡眠、游戏、户外活动、教育活动、离园等每个环节在时间、顺序、次数、内容以及间隔等方面的规定,并合理地固定下来,形成一种制度。

二、制定生活制度的依据与意义

1. 制定生活制度的依据

托幼园所在制定生活制度时,必须综合地考虑与之有关的各种因素,制定出既切合本园实际情况又符合幼儿发展特点的合理的生活制度。一般来说,在制定生活制度时主要依据以下几个方面。

（1）考虑年龄特点。

幼儿园按年龄分班,不同班级的活动内容、时间长短等安排不一样。对个别体弱幼儿,应有特殊照顾。比如年龄小则睡眠时间长,进餐的次数多,而每次游戏的时间短。

（2）考虑幼儿生理活动的特点。

托幼园所在制定生活制度时,应考虑到不同性质的活动轮换进行,做到劳逸结合、动静交替。如在教育活动之后,可以安排幼儿进行自由地游戏活动;在室内较安静的活动之后,可以让幼儿到

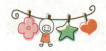

户外进行体育活动等,这样可以使幼儿大脑皮质的"工作区"和"休息区"轮换,身体的各器官系统既能得到充分的调动和锻炼,又能得到轮流的、充分的休息,促进幼儿身心健康的发展。

(3)考虑家长的需要。

幼儿的年龄特点决定了幼儿入园以及离园都必须由家长亲自接送,因此,托幼园所在制定生活制度时,还应该考虑幼儿家长的实际情况和需要,更好地为家长服务。例如,幼儿入园的时间,可以根据家长的需要适当地提前,而离园的时间也可以适当地推迟。

(4)结合季节做适当调整。

例如夏季昼长夜短,幼儿入园的时间可适当提前,寄宿制幼儿园早晨起床的时间也可以适当提前,而幼儿晚上睡觉的时间也可以适当推迟,为了保证幼儿每天有足够的睡眠时间,中午可适当地延长幼儿午睡的时间等。托幼园所可以根据当地的具体情况和需要,制定出不同季节的生活制度。

2. 制定生活制度的意义

执行合理的生活制度,能使幼儿的脑力活动与体力活动交替进行,有利于幼儿的身心健康,促进其生长发育。每天重复执行的生活制度,能使幼儿形成条件反射,从而使幼儿养成有规律的生活习惯。合理的生活制度确保了保教人员有更多的时间组织幼儿进行各项活动,也是幼儿园完成幼儿全面发展任务的重要保证。

三、生活制度的实施要求

幼儿生活制度建立以后,应该严格地加以实施,以保证幼儿在园内生活的规律性。但由于幼儿在园内的活动并不是一成不变的,有时会有一些特殊的活动介入,例如开幼儿运动会、组织幼儿外出活动、进行健康检查等。因此,幼儿一日生活的安排,既应该保证一定的稳定性和规律性,同时又应该具有相对的灵活性。

幼儿之间存在着较大的差异性,例如有的幼儿精力十分旺盛、睡眠的需要较少;而有的幼儿由于体质较弱等原因,往往需要比其他幼儿更多的睡眠时间;再如有的幼儿吃饭的动作较慢,吃饭需要较长的时间等。对此,生活制度在具体实施的过程中,还应该兼顾到幼儿的个体差异,适当地加以区别对待,以适应不同幼儿的特点,满足不同幼儿的需要。

【实践链接】

生活制度的实例

7:30 入园、晨检、晨间活动

8:20 收拾玩具

8:30 早操活动

单元六 托幼机构的卫生保健制度

```
9：00   教育活动
9：30   喝牛奶
9：45   户外活动
11：00  盥洗、准备餐具
11：15  午餐
11：45  安静活动、散步
12：00  午睡
14：00  起床、盥洗、吃点心
14：30  活动区游戏（中班、大班）
15：00  活动区游戏（小班）
15：30  户外活动
16：30  室内活动、准备离园
17：00~18：00  离园
```

四、一日生活环节的日常保育

1. 入园

在幼儿来园之前，保育员要先做好活动室的通风和清洁工作。幼儿经过晨检后进入班级，教师要以热情、亲切的态度接待幼儿，并互相问好。同时，教师可以利用晨间接待的机会，一方面，向家长了解儿童在家的情况，听取家长的要求及意见；另一方面，要与幼儿亲切交谈，有计划地开展个别教育，尤其对特殊儿童要给予具体的照顾和帮助。

2. 进餐

《幼儿园教育指导纲要》对幼儿的饮食习惯要求是：安静愉快地进餐，正确使用餐具，饭后擦嘴，养成主动喝水的习惯，细嚼慢咽，咀嚼时不发出响声，不挑食、偏食，不剩饭菜，就餐时不发出声音，不乱扔残渣，饭后收拾干净等。

进餐

保教人员做好餐前准备，进餐前后不让幼儿做剧烈运动，培养幼儿饭前洗手的习惯。饭前向幼儿介绍饭菜，激发食欲。按时开饭，进餐时间20~30分钟，保证幼儿吃饱。幼儿进餐时保教人员不能盲目要求孩子快吃，或比赛谁吃得快。进餐过快，容易引起消化不良，也可能造成食物误入气管等情况发生。对于边吃边玩的幼儿，要提醒其专心吃饭，否则饭菜过凉，特别是冬季容易导致幼儿胃部不适，消化不良。吃饭时心情好，才能食欲好、吃饭香、消化好、吸收好，可见愉快进餐对幼儿的健康起着重大的作用。教师切不可在这个时候去指责或批评幼儿，造成幼儿的情绪低

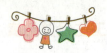

落和对进食的反感。在进餐时注意培养幼儿良好的饮食卫生习惯。饭后洗手、漱口，吃饭时保持桌面、地面清洁卫生，不要吃掉在地上的饭菜。要教会幼儿使用餐具，如小班幼儿学习正确使用小勺，中、大班幼儿学习正确使用筷子。教育幼儿吃完后把餐具放在指定的地方，把椅子放好，有礼貌地离开餐桌。幼儿餐后安静活动或散步10~15分钟。

3. 喝水

托幼机构应当为儿童提供符合国家《生活饮用水卫生标准》的生活饮用水。保证儿童按需饮水。

应注意允许幼儿随时喝水；不能给幼儿喝冰水，应喝白开水；久存的开水不宜给幼儿饮用；饭前、睡前半小时尽量少喝水。同时，还应教育孩子养成良好的喝水习惯，如喝水时不要过多过快、排队等候喝水等。

每日上、下午各1~2次集中饮水，1~3岁儿童饮水量50~100毫升/次，3~6岁儿童饮水量100~150毫升/次，并根据季节变化酌情调整饮水量。

4. 睡眠

睡眠是人恢复机体的活动能力，保证健康的重要活动之一。良好的睡眠，不仅有助于幼儿生长激素的分泌，促进机体的生长发育，而且对大脑皮层的发育也有重要作用。因此应保证幼儿充足的睡眠。

孩子年龄越小，所需要的睡眠的时间就越长、次数也越多。3~6岁幼儿午睡时间根据季节以2~2.5小时/日为宜，3岁以下儿童日间睡眠时间可适当延长。

（1）创造良好的睡眠环境。

幼儿的卧室要保持空气新鲜，适宜的温度和湿度。温暖季节可开窗睡眠，夏季应保持室内空气畅通，冬季应保持室内空气湿润，冬季也应根据室内的温度定时开窗换气，不要因为怕孩子着凉而紧闭门窗，但要避免对流风使幼儿伤风感冒。卧室布置要温馨，墙上不要有过多的装饰，以免引起幼儿过度兴奋而影响入睡。在幼儿睡眠时要保持周围环境安静、无噪声，拉上窗帘，使室内光线较暗。

（2）睡前活动的要求。

睡前教师应注意不安排剧烈的运动，不让幼儿看惊险的电视节目，不讲激烈的或者容易影响幼儿情绪的故事，不在睡前批评或恐吓幼儿，可以听听舒缓的音乐，念念儿歌，散散步，安排幼儿睡眠动作要轻柔，态度要和蔼，使幼儿保持安定的情绪，在良好的精神状态中入睡，减少睡眠障碍。另外提醒幼儿睡前排尿。

（3）教会幼儿自己穿脱衣服。

脱衣服的顺序为：坐在床边或小椅子上，先解开上衣扣子，再解鞋带（或扣子），脱鞋子，脱裤子，脱袜子，最后脱上衣，把脱下的衣服叠好，按脱下的顺序放在固定的地方或小椅子上。午睡可根据室温脱掉部分衣服。

穿衣服的顺序为：先穿绒衣或毛衣，再穿袜子、裤子、棉衣或罩衣，最后穿鞋。

穿衣歌

（4）培养幼儿正确的睡眠姿势。

鼓励幼儿侧卧或仰卧，引导幼儿不趴卧，不跪卧，不蒙头睡觉。养成幼儿进入睡眠室后立即入睡和独立入睡的好习惯。

（5）睡眠中随时巡视，了解幼儿睡眠情况。

在幼儿睡眠的过程中，教师要注意每一名幼儿的睡眠情况。帮助纠正睡眠姿势，查看幼儿是否踢掉被子，有针对性地叫醒幼儿排尿。如果发现个别幼儿有尿床、吸吮手指、挖鼻孔、玩玩具及玩弄生殖器等情况时，应及时帮助纠正，但不可当众大声斥责，否则会伤害幼儿的自尊心，并会影响其他幼儿的睡眠。另外，教师应注意及早发现突发疾病的幼儿，如注意观察幼儿脸色、体温是否正常，是否有流鼻血、惊厥等现象，若发现异常情况，应及时采取相应的措施护理或急救。

【实践链接】

某幼儿园小班的孩子正在午睡，值班保育员高老师发现小宇用被子蒙着头，于是轻轻走上前把被子拉下来，小声告诉小宇蒙头睡觉不好，是不是不舒服，小宇紧闭着嘴，一声不吭，高老师觉得奇怪，经再三询问，小宇终于张开了嘴，原来小宇嘴里含着一粒扣子。幸亏及时发现，否则后果不堪设想。

分析：由于保育员老师具有高度的责任心，避免了小宇的意外伤害，因此午休时值班老师的职责很重大。

睡眠前合理地通风，拉上窗帘，合理安排幼儿午睡的床位，组织幼儿进行散步、听音乐、听故事或儿歌等安静的活动，不宜让幼儿做活动量大的游戏，以保证幼儿安静入睡。

在幼儿睡眠过程中要注意巡视，每10~15分钟要巡视一次，注意提醒幼儿右侧卧躺下，及时帮助幼儿纠正不良的睡姿。特别注意不能让幼儿蒙头睡，帮助其拉下被子，起床后及时进行教育。及时检查幼儿是否有异常情况发生，天冷时特别注意被子是否盖好，夏天为多汗的幼儿擦掉头上、颈部的汗。对于尿多、睡前喝药的幼儿应提醒其小便，防止尿床。若如厕时间超过2分钟，教师应去盥洗室察看原因。小班幼儿应由教师跟随。有秩序地组织幼儿起床，教师应检查幼儿衣服、鞋袜，避免穿反鞋、穿错衣裤、不穿袜子的情况。起床后要做好午检，摸幼儿额头试温，观察精神状态和检查身体情况，根据当日气温增减衣服，及时组织幼儿分批如厕。

在起床时，待幼儿全部穿好衣服后，应有一位教师协同保育员将幼儿床铺整理好。床面整齐无皱褶，幼儿枕头全部放在床的右面。幼儿全部离开后清理寝室卫生，保持空气流通。

5. 盥洗

盥洗包括洗手、洗脸、刷牙、洗头、洗脚等，这是幼儿生活的一个重要环节。盥洗是为了保持手、脸及全身皮肤和毛发的清洁，增强皮肤的抵抗力，还可以使幼儿养成爱清洁、讲卫生的好习惯，提高幼儿的生活自理能力。

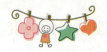

(1) 培养幼儿良好的盥洗习惯。

养成早晚刷牙，饭前便后及手脏时用碱性小的肥皂洗手，早晚及午睡后最好用流动水洗脸的习惯。寄宿制幼儿园、托儿所，应根据季节变换洗头、洗澡的次数。每晚洗屁股、洗脚，定期剪指甲（趾甲），男孩勤剪头发。

(2) 教给小班或新入园幼儿正确的洗手、刷牙方法。

洗手的方法：初学时可帮助幼儿卷好袖子，然后接水把手打湿，擦肥皂，要反复搓洗手指、手心、手背、手腕，直到搓出泡沫，再用清水冲干净，不留肥皂残液，最后用干净的毛巾把手擦干。注意用流动水洗手，洗手时要求幼儿双手略向下，避免水倒流弄湿衣袖。教育幼儿认真洗手，不玩水。

刷牙的方法：刷牙前应先漱口，将牙刷浸湿，挤上牙膏，先刷门牙，后刷两边，顺着牙缝竖刷，上牙从上往下刷，下牙从下往上刷，先刷牙的外侧面，后刷牙的内侧面，磨牙的牙冠要横刷，上下里外都刷净，最后用水漱净。刷完牙把牙刷冲洗干净，刷毛朝上放在杯子中。

对小班幼儿应边示范、边讲解，并要多次重复，直到幼儿基本掌握为止。

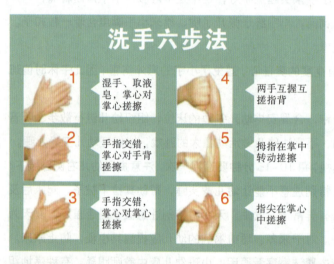

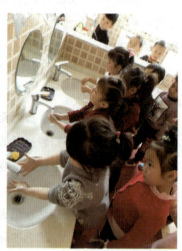

6. 如厕

对初入园的幼儿，首先应教他们能用语言来表达要大小便，教他们如何坐盆或蹲坑，教会幼儿便后擦屁股要由前向后擦。女幼儿小便后，也应学会用卫生纸擦拭外阴的尿液。

正常情况下，幼儿每天大便1~2次。幼儿小便的量和次数与饮食、饮水量、当日的气温及运动量有密切关系，可根据具体情况灵活掌握。个别幼儿有尿频习惯，可设法转移其注意力，尽量延长排尿间隔时间。但不得限制便溺的次数、时间。

幼儿对排便的控制能力较差，因此，幼儿园应允许幼儿根据需要随时大小便，在每个活动环节过渡时要提醒幼儿排尿、排便，不憋尿，并逐步养成幼儿定时排大便的习惯。

4岁前的幼儿排便后由保育员擦屁股，4~5岁逐步学会自己料理大小便和穿脱裤子。培养幼儿便后冲厕、用肥皂洗手和将衣裤穿整齐的习惯。让幼儿知道腹泻时要及时告诉老师。

7. 教育活动

教育活动是有目的、有计划地引导幼儿主动学习的活动，对幼儿的身心发展起着重要作用。

（1）活动的次数及时间要求。

应根据不同的班级，确定每天活动的次数及时间。

教育活动的持续时间应根据不同年龄幼儿的主动注意时间而定，幼儿年龄越小，注意力就越不易持久，随着年龄的增长，主动注意时间逐渐加长。教师应充分激发幼儿的兴趣，调动幼儿学习的积极性，教育活动的时间可比主动注意时间稍长一些。如小班每次教育活动时间为15分钟，中班20分钟，大班25分钟。

（2）活动环境的要求。

活动环境应清洁，室内应通风，光线要充足。进行体育或音乐舞蹈前，活动场地应采用湿式打扫，以免尘土飞扬。桌椅的放置应科学，应根据活动内容而定，要让全班幼儿都能看清教具和教师的活动。

（3）在活动过程中的保育要求。

在活动时，教师应直接指导和间接指导相结合，应保证幼儿每天有适当的自主选择和自由活动时间。应培养儿童看、坐、立、行和握笔的正确姿势。注意保护幼儿的视力，眼和书本保持一定的距离，定期交换幼儿座位；要保护嗓子，唱歌、说话应使用自然声，不要使声带过分疲劳。

8. 游戏和户外活动

在《幼儿园教育指导纲要》中明确指出："开展丰富多彩的户外游戏和体育活动，培养幼儿参加体育活动的兴趣和习惯，增强体质，提高对环境的适应能力；用幼儿感兴趣的方式发展基本动作，提高动作的协调性、灵活性。"同时明确指出："幼儿园教育应尊重幼儿身心发展的规律和学习特点，以游戏为基本活动，保教并重，关注个体差异，促进每个幼儿富有个性地发展。"

（1）活动环境的安全性。

在组织儿童活动时，应注意活动场所的地面是否整洁、周围环境有无噪声、空气等是否被污染，活动时所用的玩具、材料、器械是否符合安全卫生要求。

（2）活动的适宜性和趣味性。

活动内容及方法，应符合儿童年龄特点，注意动静交替，控制好幼儿的活动量，幼儿活动应在教师的视线范围内，注意安全，注意照顾个别幼儿，如体弱儿应随天气变化及时增减衣服，有汗及时擦干。

（3）活动时间。

正常情况下，全日制幼儿园户外活动每天不得少于2小时，寄宿制幼儿园不得少于3小时，寒冷、炎热季节可酌情调整。

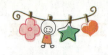

小贴士

游戏和户外活动前，要做好充分地准备，包括喝水、穿衣戴帽、向幼儿讲清注意事项。集合和分散活动前都要清点幼儿人数，防止幼儿丢失。户外活动时教育幼儿不乱跑，不喊叫；游戏时遵守游戏规则，积极开动脑筋，充分发挥自主性和创造性。

游戏活动中应教育幼儿学会合作、互相帮助、谦让友爱。会正确使用玩具，爱护玩具，游戏活动结束后能主动收拾玩具、材料。

9. 离园

幼儿在离园前，教师与幼儿进行简短谈话，同他们一起回顾一天的生活，组织一些安静的活动，检查幼儿仪表是否整洁，引导幼儿清理自己的物品、整理书包。

离园时教师积极与家长沟通，并反馈幼儿在园的生活情况，让幼儿愉快地离园回家，带好回家物品，有礼貌地同老师、小朋友告别。对未及时接走的幼儿应组织适当活动等待家长来接，防止幼儿走失或被不认识的人领走。

待幼儿全部离园后，保教人员应将室内打扫干净，物品消毒，摆放整齐，关好门窗和水电。

【实践链接】

离园时与家长的沟通技巧

（1）注意沟通的时间。由于家长集中到园，教师要学会控制时间，学会用简短的语言进行描述。

（2）注意肯定幼儿好的表现，赢得家长的信任。

（3）如实反映幼儿的情况，不添加自己的好恶，不告状。

（4）告诉家长幼儿最近的发展情况，提出新的要求，争取家长配合，共同促进幼儿健康成长。

（5）给家长提供合理的建议，指导家长科学育儿。在提建议时要注意方式、方法，不要给家长说教的感觉，应该在互相充分信任的基础上与家长交流。

单元六　托幼机构的卫生保健制度

【知识窗】

3~6岁幼儿生活与卫生习惯发展参考标准

3~4岁	4~5岁	5~6岁
1. 在提醒下，按时睡觉和起床，并能坚持午睡。 2. 喜欢参加体育活动。 3. 在引导下不偏食、挑食。喜欢吃瓜果、蔬菜等新鲜食品。 4. 愿意饮用白开水，不贪喝饮料。 5. 不用脏手揉眼睛，连续看电视不超过15分钟。 6. 在提醒下，每天早晚刷牙	1. 每天按时睡觉和起床，并能坚持午睡。 2. 喜欢参加体育活动。 3. 不偏食、挑食，不暴饮暴食。喜欢吃瓜果、蔬菜等新鲜食品。 4. 常喝白开水，不贪喝饮料。 5. 知道保护眼睛，不在过强或过暗的地方看书，连续看电视不超过20分钟。 6. 每天早晚刷牙，且方法基本正确	1. 养成每天按时睡觉和起床的习惯。 2. 能主动参加体育活动。 3. 吃东西时细嚼慢咽。 4. 主动饮用白开水，不贪喝饮料。 5. 主动保护眼睛，不在过强或过暗的地方看书，连续看电视不超过30分钟。 6. 每天早晚主动刷牙，且方法正确

注：以上标准来自《3~6岁儿童学习与发展指南》解读。

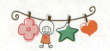

第二节 托幼机构的相关制度

托幼机构的卫生保健制度,是防止和控制疾病发生或在园内流行传播的基本措施,建立并严格执行各项卫生保健制度,才能保证幼儿身心健康。

一、体格锻炼制度

托幼机构要每天组织开展多种形式的游戏和体育锻炼。在正常天气下,幼儿要有充足的户外活动时间,充分利用大自然赋予人类的三件宝:空气、阳光和水,创造条件每天要坚持2小时以上的户外活动,1小时以上的体育锻炼时间。

幼儿运动时掌握适宜的运动强度与难度,保证幼儿的运动量,提高幼儿的身体素质。组织幼儿运动前,做好准备工作。布置好场地、准备相应的运动器械,并保证儿童室内、室外运动场地和运动器械的清洁、卫生、安全。组织幼儿运动中,注意加强幼儿运动中的保护,同时观察幼儿的面色、精神状态、呼吸、出汗量和儿童对锻炼的反应,若有不良反应要及时采取措施或停止锻炼,避免运动伤害。对不同年龄、性别和健康状况的幼儿要采取不同的方法。对于患病儿童暂时停止其锻炼;对于病愈恢复期的儿童,根据儿童的身体状况调整运动量;注意观察体弱儿童的运动情况,给予特殊照顾,可以适当调整运动的时间与强度。

二、预防接种制度

预防接种能使婴幼儿产生对传染病的免疫力,防止传染病流行。幼儿进入托幼园所以后,预防接种的任务应该由托幼园所承担起来,配合卫生防疫部门,共同完成幼儿的计划免疫工作。因此,托幼园所应建立预防接种制度,严格按照规定的接种种类、剂量、次数、间隔时间等进行预防接种,并防止漏种、错种或重复接种。

托幼园所的预防接种工作主要包括以下四个方面的内容。

1. 做好预防接种的登记工作

幼儿进入托幼园所以后,医务保健人员应根据幼儿预防接种卡上的记录进行全面的登记,确定该幼儿哪些接种已完成,哪些接种尚未进行,以保证预防接种的衔接性。

2. 做好预防接种前的通知工作

幼儿在每次进行预防接种前,托幼园所应提前在园所大门前的黑板上贴出通知,预先通知家长幼儿预防接种的时间、接种疫苗的种类以及注意事项等,以取得家长的共同配合。比如接种头一天,通知家长给幼儿洗澡,清洁皮肤,接种前要吃饱饭,防止孩子因害怕而晕针。接种前必须了解幼儿的身体状况,凡是禁忌症者不应接种或暂缓接种。

3. 做好预防接种过程中的登记、检查工作以及接种后的观察工作

在进行预防接种的过程中，保教人员和医务保健人员应相互配合，共同做好接种幼儿的登记和检查工作，尤其应防止漏种、错种或是重复接种，保证接种任务的顺利完成。对于没有接种的幼儿以及因患病暂时不能参加接种的幼儿，卫生保健人员应做好登记。

在幼儿接种后，可组织幼儿轻微活动，注意休息，避免受热受凉。保教人员和卫生保健人员应密切观察幼儿反应，若发现幼儿异常情况，应及时采取相应措施。卫生保健人员应对幼儿近期的生活和活动提出合理的建议和指导，保教人员应全力配合。

4. 做好预防接种的补种工作

对未参加预防接种的幼儿，卫生保健人员应及时与幼儿的家长进行联系，并与家长协商，共同做好补种的工作。

三、传染病预防与控制制度

传染病预防与控制制度可以确保幼教机构教职员工和幼儿的身体健康，能更好地预防与控制传染病的发生和流行，把传染病的危害控制在最低程度。

幼教机构或托儿所的带班教师要督促本班的儿童家长按免疫程序和要求完成儿童预防接种。配合疾病预防控制机构做好托幼机构儿童常规接种、群体性接种或应急接种工作。托幼机构应当建立传染病管理制度，托幼机构内发现传染病疫情或疑似病例后，应当立即向属地疾病预防控制机构（农村乡镇卫生院防保组）报告。

班级老师每日登记本班儿童的出勤情况。对因病缺勤的儿童，应当了解儿童的患病情况和可能的原因，对疑似患传染病的，要及时报告给园（所）疫情报告人。园（所）疫情报告人接到报告后应当及时追查儿童的患病情况和可能的病因，以做到对传染病人的早发现。

托幼机构内发现疑似传染病例时，应当及时设立临时隔离室，对患儿采取有效的隔离控制措施。隔离制度是托幼园所控制传染病传播和蔓延的一项重要措施。即将传染病人、病原携带者或可疑患者安排在特定环境中，阻断或尽量减少与外界接触，并实施彻底的消毒和合理的卫生制度，以防止传染病在园内的传播和蔓延。寄宿制的托幼园所应有隔离室。隔离室的用品应专用。托幼园所的隔离制度主要包括以下几个方面的基本措施。

第一，对患儿应及时进行隔离。当发现幼儿患传染病后，应立即将幼儿进行隔离，并视传染病的种类以及病情的轻重，确定留园隔离治疗或送回家中隔离治疗或送医院隔离治疗。对患有不同传染病的幼儿应分别隔离，以防交患儿班级的各种物品应进行严格彻底的消毒。被隔离的幼儿，应使用自己的餐具、盥洗用具以及专用的便盆等，卫生保健人员应对其使用过的物品和排泄物及时或定时进行消毒。在此期间，应委派专人对患儿进行仔细的照顾、观察和护理。待患儿隔离期满痊愈后，经医生证明方能回园所和班级。

第二，对接触班的隔离。将与急性传染病患儿所在的班和其他未接触病人的幼儿隔离。接触班不收新生入班，不混班，不串班，控制传染病的续发和蔓延。要对接触班的各种用品进行严格彻底的消毒。检疫期满后，无症状者方可解除隔离。

第三，对疑似患儿应进行临时隔离。当发现幼儿有患传染病的迹象时，应立即请卫生保健人员

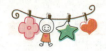

诊断，不管确诊还是不确诊，都应进行个人临时隔离。临时隔离可以在家中进行，也可以暂住在园内的隔离室，但应与已确诊为传染病的幼儿分开。

第四，对教职工及家属的要求。托幼园所中的教职工如果患了传染病，应立即进行隔离，同时做好与其相接触人的检疫以及疫源地的消毒工作。教职工的家中或幼儿的家中如果发现有传染病患者，应及时报告园所领导，并在保健室备案，园所对此应酌情采取相应的防范措施或隔离措施。

第五，幼儿离开园所返回时的观察与检疫。幼儿离园（所）一个月以上或到外地（离开本市）返回时，卫生保健人员应向家长询问幼儿有无传染病接触史，并要进行必要的健康检查。未接触传染病的幼儿，要观察两周。有传染病接触史的幼儿，待检疫期满后方可回班。

【案例呈现】

小一班的欣欣得了手足口病，幼儿园马上启动了应急预案，通知欣欣的父母将欣欣接回家治疗，小一班采取了隔离措施，并进行了消毒。一旦发现传染病患儿，托幼园所应该进行怎样的隔离措施呢？

托幼机构应当配合当地疾病预防控制机构对被传染病病原体污染（或可疑污染）的物品和环境实施随时性消毒与终末消毒。发生传染病期间，托幼机构应当加强晨午检和全日健康观察，并采取必要的预防措施，保护易感儿童。对发生传染病的班级按要求进行医学观察，医学观察期间该班与其他班相对隔离，不办理入托和转园（所）手续。卫生保健人员应当定期对儿童及其家长开展预防接种和传染病防治知识的健康教育，提高其防护能力和意识。传染病流行期间，加强对家长的宣传工作。

四、消毒制度

【案例呈现】

午餐后，王老师把幼儿用过的餐巾一一清洗干净，又用开水浸泡30分钟，折叠整齐，每块间隔10厘米晾晒，以备下次使用。餐巾是幼儿每天使用的物品，要餐餐消毒，才能保障幼儿的健康。那么，其他用品如何消毒？托幼园所应采取怎样的消毒制度呢？

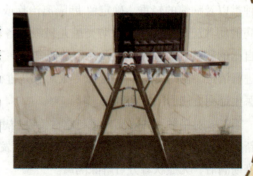

单元六　托幼机构的卫生保健制度

托幼园所建立并严格执行消毒制度，是预防疾病发生以及切断传染病传染途径的一项重要措施。

托幼园所应做好预防性消毒和传染病疫源地消毒两方面的工作。对日常用水、食物、餐具、餐桌、盥洗用具、玩具、图书等经常性消毒和定期消毒，称为"预防性消毒"。当发生传染病后，对疫源地进行消毒，称为"疫源地消毒"。

托幼园所常用的消毒方法有物理消毒法和化学消毒法。

1. 物理消毒法

物理消毒法主要包括机械消毒、煮沸消毒、蒸汽消毒、日晒消毒等方法。

机械消毒：利用洗涤、通风换气等方法，杀灭和消除环境中的致病微生物。主要用于玩具、室内空气等的消毒。

煮沸消毒：利用水的高温作用，将物品中的致病微生物杀灭。其方法是将需要消毒的物品全部浸入水中，煮沸15分钟以上。主要用于各种耐热和不怕水的餐具、金属器械、衣物等物品的消毒。

蒸汽消毒：利用蒸汽的高温作用，将物品中的致病微生物杀灭。主要用于毛巾、衣物、餐具等物品的消毒。

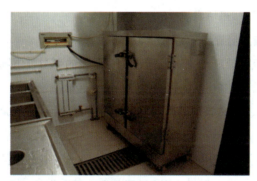

蒸汽消毒

日晒消毒：利用日光中紫外线的作用杀灭附在物品表面上的致病微生物。其方法是将需要消毒的物品放在日光下持续暴晒3~6小时。主要用于衣服、被褥、图书、玩具等物品的消毒。

2. 化学消毒法

化学消毒法是指利用化学药品进行消毒的一种方法。

托幼园所常用的清洁、消毒剂有：酒精、碘酒、高锰酸钾、洗涤剂、消毒灵、新洁尔灭、肥皂水、洗衣粉、去污粉、漂白粉、石灰、来苏水、氯亚明、过氧乙酸等。

小贴士

消毒剂最好是液体状态或者溶于水的，以便与致病微生物迅速接触，起到消毒的作用。使用消毒剂时，应严格掌握消毒剂的有效浓度和浸泡时间。物品浸泡前通常要洗刷干净，然后将物品全部浸泡在消毒液中进行消毒。在实际操作中，有时还可以将物理消毒法与化学消毒法有机结合起来进行，以提高某些物品的消毒效果。

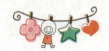

【知识窗】

消毒常识知多少

正确合理的消毒,对于维护自己和家人的健康非常重要,在日常生活中如何正确消毒?有哪些需要注意的呢?

一、酒精类消毒产品

特点:易燃易爆易挥发,碰到明火、点燃的香烟、衣物静电后,容易引发燃烧爆炸。

消毒对象:手、钥匙、手机等个人物品可用75%酒精或消毒湿巾擦拭。水龙头、门把手、电灯开关等也可使用酒精消毒。

注意事项:1.擦拭电器时,一定要注意关机,等仪器冷却后方可进行,防止静电等导致起火。

2.酒精类的免洗洗手液都有一定的刺激性,手部的消毒还应尽量用流动的肥皂水或洗手液按照"七步洗手法"来消毒。

二、84液、泡腾片消毒产品

特点:84消毒液主要成分是次氯酸钠,有很强的刺激性气味和腐蚀性;泡腾消毒片属于过氧化类消毒剂,二氧化氯的腐蚀性较小,适合家庭使用。

消毒对象:地面、家具等硬表面可使用稀释好的84液进行消毒;不耐高温的普通织物也可使用。

注意事项:1.84液的使用要按照用途严格按照说明书进行稀释,常用的稀释比例为1:100;消毒泡腾片的配比一般是1000ml水稀释一片500毫克的泡腾片。

2.含氯消毒剂不与酒精、洁厕灵等清洁消毒产品同时使用;

3.配置时注意冷水;最好使用塑料盆;避开皮肤、眼睛、口鼻,做好个人防护。

4.使用时作用一段时间后,需要清水擦拭,去掉多余消毒剂。

5.消毒剂使用时保证良好通风,室内有人时应避免使用。

3. 幼儿园的消毒

(1) 生活用品消毒。

①**餐具消毒**。儿童的餐具用完后及时洗净,每日消毒一次,一般常用的方法是煮沸法和蒸汽消毒法,或者使用消毒柜消毒,消毒后的餐具要注意保洁。水杯每日清洗消毒,用水杯喝豆浆、牛奶等易附着于杯壁的饮品后,应当及时清洗消毒。反复使用的餐巾每次使用后消毒。擦手毛巾每日消毒1次。

②**餐桌消毒**。每餐餐前应规范消毒餐桌（包括幼儿餐桌、开饭桌、垫子及餐车）。餐桌每餐使用前消毒将抹布对折成长方形擦拭，擦半张桌子翻一个面，先用清水擦拭一遍，使用浓度为100~250 mg/L的有效氯消毒10~30分钟，再用消毒液擦拭一遍，并滞留10分钟，最后用清水擦一遍；每擦一张桌子，抹布要清洗一次。幼儿擦拭桌面可采用"几"字形擦拭法。

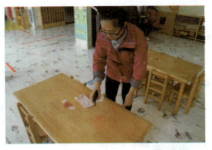

餐桌消毒

③**抹布消毒**。使用抹布后，用水将黏附在抹布上的污物冲洗掉，将抹布用肥皂或洗涤剂洗净，煮沸消毒15分钟或蒸汽消毒10分钟，或者使用次氯酸钠类消毒剂消毒。使用浓度为400 mg/L的有效氯浸泡消毒20分钟，最后用清水洗净，晾晒、干燥后存放。拖布清洗后应当晾晒或控干后存放。

④**厕所和便盆消毒**。对于3岁以上的幼儿要采用蹲式厕所，男幼儿要有小便池。厕所每天早晚各用次氯酸钠类消毒剂消毒。使用浓度为400~700 mg/L的有效氯浸泡或擦拭消毒30分钟。大小便后用流水随时冲洗，保证瓷砖上无黄垢、无尿迹、无异味。坐便器每次使用后及时冲洗，接触皮肤部位及时消毒。

⑤**被褥和床单消毒**。幼儿园用的被褥要放阳光下暴晒，每月晒一次，每次晒6小时以上，如遇雨季，可将被褥打开用消毒灯照射半小时，幼儿园床要摆放整齐，注意间隔距离40~50厘米，如果床靠得较近，可让幼儿头对脚睡。全托婴幼儿每两周换洗床单、枕巾一次，日托每月清洗一次，枕头可每两周清洗一次。每月拆洗被套一次。特殊情况（如尿床、呕吐等），随时清洗。

（2）**文化用品消毒**。

①**玩具消毒**。耐热的玩具可在开水中煮沸消毒；皮毛、棉布等怕湿怕烫的玩具，可放在日光下暴晒6小时以上，借助太阳紫外线的照射，将物品表面的病原体杀死；木制玩具，可使用次氯酸钠类消毒剂消毒。使用浓度为100~250 mg/L的有效氯擦拭表面或浸泡消毒10~30分钟，然后用水冲洗、晾干。

托幼机构新添置的玩具都应经过消毒处理后方可使用，之后一周消毒一次。

②**图书消毒**。保持图书清洁，每周消毒一次，在日光下暴晒6小时以上，可以杀灭大多数微生物，暴晒时要注意经常翻动，也可以用紫外线等照射消毒，但要求近距离。

对污染破损的玩具、图书应及时更换。

（3）**预防性消毒**。

①**空气**。

儿童活动室、卧室应当经常开窗通风，保持室内空气清新。在外界温度适宜，空气质量较好，保障安全性的条件下，应采取持续开窗通风的方式。每日2~3次，每次30分钟以上。冬天气温过低，每日开窗通风2次，每次10~15分钟。

不具备开窗通风条件时可采用紫外线灯进行消毒，每次持续时间30~60分钟。也可用过氧乙酸喷雾消毒，喷雾后密闭30分钟再开窗通风。还可用食醋熏蒸。

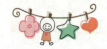

②餐桌每餐使用前消毒。水杯每日清洗消毒，用水杯喝豆浆、牛奶等易附着于杯壁的饮品后，应当及时清洗消毒。反复使用的餐巾每次使用后消毒。擦手毛巾每日消毒1次。

③门把手、水龙头、床围栏等儿童易触摸的物体表面每日消毒1次。坐便器每次使用后及时冲洗，接触皮肤部位及时消毒。

④使用符合国家标准或规定的消毒器械和消毒剂。环境和物品的预防性消毒方法应当符合要求。

小贴士

打开的窗扇要固定好，避免风力大时猛然关闭震碎玻璃。

紫外线灯管表面要保持清洁，否则影响消毒效果。可每两周用酒精擦拭灯管表面。

开启紫外线灯消毒时，务必保证没有人员在室内。

五、环境卫生制度

【案例呈现】

苗苗家境优裕，特别喜欢幼儿教师工作，学前教育专业毕业后，想要回家乡创办一所幼儿园，为自己家乡的幼教事业贡献自己的力量。那么，对幼儿园的园址选择、房舍、场地及各项设备等有怎样的要求？

幼儿园的房舍、场地和各项设备是幼儿生活的重要组成部分。适宜的园址，空气新鲜和阳光充足的活动室，适合幼儿身材的课桌、椅子，足够的活动场地及必要的游戏和体育活动设施，清洁、美观、有童趣的环境布置，不仅能促进幼儿的生长发育，也是保证幼儿园各项教育、教学活动顺利进行的必要条件。

1. 房舍场地的卫生要求

（1）园址的选择。

幼儿园园址的选择主要考虑以下几个方面：位于居民区附近的地方；无空气污染和噪声，空气流通，阳光充足；地势平坦，排水良好，大小适中。

（2）园内布局要求。

幼儿园的主体建筑物最好南北朝向。每班应有一套基本用房，以活动室为主，其他各室分别与之相互连接，并有各自的出入口，这样便于在传染病流行时采取隔离措施，以及

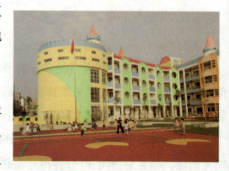

意外情况下的及时疏散。为了便于幼儿开展各种活动，幼儿园的建筑物以 2~3 层为宜。

附属建筑如教师用房、隔离室、医务室、厨房、贮藏室等最好与主体建筑分开。要注意排除各种不安全因素，如房门不要做成落地玻璃门，避免意外事故的发生。厨房不宜离主体建筑过远，应有能遮雨的走廊将两者相连接，并有通向街道的单独出口。

幼儿园每班都应有单独的、靠近活动室的户外活动场地，场地上可设沙坑及各种游戏设备。各班的户外活动场地之间应用绿篱隔开，以便在传染病流行期间实行隔离。园内最好设有公用的活动场地，以便全园组织活动时使用。场地应为弹性地面。

幼儿园应有充分的绿化面积。理想标准是达到全园总面积的 40%~50%。校园四周应种植高大的乔木和灌木，园内种植草坪和花。严禁种植有毒、带刺的植物。

（3）幼儿园各室配置的卫生要求。

注意用电安全，电源插座安装的高度不应低于 1.7m。墙角、窗台暖气罩、窗台等棱角部位必须做成小圆角。室内应当设双扇平开门，其宽度不小于 1.2m，不设置门槛和弹簧门、推拉门，应安装防蚊蝇的设施。建筑物楼梯的设计，要考虑安全和通行效能，楼梯宽度不小于 1.2m，坡度要小，每一级踏步的高不应大于 12 cm，深度为 30cm 左右。楼梯应有护栏及适合幼儿身体高度的扶手。楼上的窗户应安装防护装置，阳台应装有不低于 1.2m 的护栏。

①活动室的卫生要求。活动室是幼儿生活、游戏和活动的主要场所。活动室要求有足够的空间、充足的光线、良好的通风、保暖防滑的地面。

为保证活动室有充足的光线要求窗高（由地面至窗上缘高）不低于 2.8 m，窗户的玻璃尽可能擦得明亮些，窗外尽可能不被高大的建筑物或树木等遮挡，室内的墙壁、天花板尽可能选用浅色的涂料。为了使儿童能在室内向外远眺，窗台距地面的高度应为 50~60 cm。活动室室内的净高不低于 3.3 m，这样可使每个儿童得到一定的空气容积。

活动室的地面应铺木地板以便于保温、防潮和方便打扫，而且地面有一定的弹性，幼儿活动时比较安全。

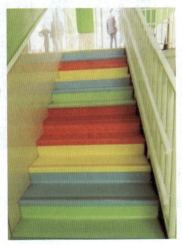
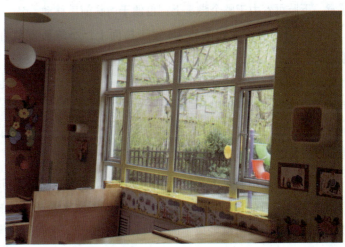

②卧室的卫生要求。卧室的卫生要求同活动房。但卧室的窗户上应配质地较厚且颜色较深的窗帘，以利于幼儿午睡。

为了避免幼儿在卧床生病期间相互接触或感染，也为了便于保育人员的巡视和护理，床头间距应为 0.5m 左右，两行床间距离为 0.9m 左右。

③盥洗室和厕所的卫生要求。盥洗室一般设在厕所与活动室或卧室之间，室内设盥洗台和 5~6 个水龙头，盥洗台最好设在室中央，避免洗涤时的拥挤和保持墙壁的清洁。每人的盥洗用具应分开使用，挂毛巾的架子要注意使每条毛巾之间有一定的距离，避免互相接触。盥洗室应有直接的自然通风，地面应选择防滑、易清洁的材料。

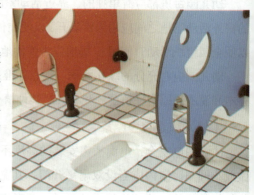

厕所内可设大便池 2~5 个，小便槽 1 个，小班幼儿可使用便盆。厕所必须通风良好，避免臭气直接进入活动室或卧室。

2. 常用设备与用具的卫生要求

（1）家具的卫生。

幼儿在幼儿园里，绝大部分时间是在课桌、椅子上度过的。合适的桌椅有助于培养幼儿良好的姿势，防止脊柱弯曲，保护视力，防止疲劳，有利于幼儿的生长发育。幼儿桌椅的配置应根据身高而不是年龄，因此，每一个年龄班最好备有三种不同尺寸的桌椅。幼儿身高差在 10cm 以内可以使用同一尺寸的桌椅。同时注意根据幼儿身高的变化，不断地调整桌椅，使之适应幼儿的需要。

①椅子。椅子是否适合幼儿的身材要看椅高、椅深、椅宽和椅背是否合适。幼儿坐的椅子不宜太重，以便于幼儿的搬动。

合适的椅高应与小腿高相适应。就座时使腘下没有明显的压迫感觉，下肢可着力于整个脚掌上，也便于两腿前后移动。

合适的椅深应使大腿的后 3/4 置于椅面上，小腿后方留有空隙。

合适的椅宽应是儿童臀部的宽度再加 5cm 左右，以保证幼儿臀部对于身体起到支撑作用。

椅背的高度应略高于幼儿肩胛骨下缘。椅背下缘离椅面应有空隙，以便使幼儿臀部能前后移动，椅背可向后倾斜约 7° 角。

②桌子。幼儿用的桌子必须与椅子相配套，使幼儿在就座时，两臂能自然地平放在桌上、背部能伸直为宜，距离都相适宜。桌下净空，一般不设放置书物的抽屉或搁板，也不设踏板，以免影响幼儿下肢的活动，还可减轻桌子的重量，便于搬动。桌面的宽度不小于书写时两肘之间的距离，前

单元六　托幼机构的卫生保健制度

后尺寸约等于前臂加手长。

③儿童床。卧室内每个幼儿都有一张小床，长度略长于其身长，宽度为幼儿肩宽的 2~2.5 倍（约 70cm）。床不应太高，以便于幼儿上下床及睡眠安全。幼儿床必须坚固稳定，便于清洁，还应注意不宜用弹簧床、沙发床，最好是木板床或棕绷床、藤绷床，这类床有利于幼儿脊柱的发育。

④橱柜。

活动室和卧室内可适当设置些橱柜，但不宜设置过多的家具，以免影响幼儿活动的空间与安全。各种橱柜的高度可相当于幼儿的平均身高（100~115cm），深度相当于幼儿的手臂长（35~50cm）。橱柜不应有尖锐的棱角，橱柜门上的拉手也应注意安全性，宜涂浅色油漆。

（2）文具、教具、玩具及体育设备的卫生。

①**文具**。幼儿读物的文字、图形及符号要清晰，大小适宜，色彩协调柔和。纸张要耐用，不易破损，纸面要光滑而不反光。书籍的开本、厚薄和重量适于幼儿使用。过脏、过破的图书应及时更换。

幼儿应选用不含有毒色素或有毒物质的铅笔、蜡笔、绘画颜料、墨水等。笔杆上所涂颜色应有不易脱落、不溶于水和唾沫的透明漆膜，笔杆的粗细应适中，以直径 0.8cm 的为好，铅笔芯不宜太硬，否则字迹太浅，易造成幼儿视力疲劳。

书包以双肩背包最为适宜，重量一般不超过儿童体重的 1/10。

②**黑板**。幼儿园的黑板应平整、无裂缝、不反光。书写在黑板上的字要使幼儿都能看得清楚。最好选用无尘粉笔。少用彩色粉笔，因为彩色粉笔中多含有毒物质。

③**玩具卫生**。选购玩具时，首先，要考虑到玩具的材料无毒、安全、便于洗涤和消毒，结实耐用。其次，注意玩具上的涂料不应含有铅、砷、汞等有毒物质。此外，还要注意玩具的表面要光滑、无尖角、无锯齿，玩具应有一定的强度和韧性，不易折断形成新的棱角，以免刺伤幼儿。玩具的大小、轻重要适合幼儿的体力。

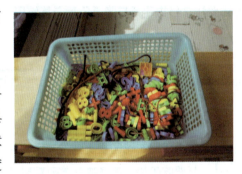

【知识窗】

哪些玩具适合幼儿园

通常以塑料玩具为好，其表面光滑，不易污染，又容易清洁和消毒。以金属、橡胶和木材制作的玩具也比较理想。用布料和毛皮制作的玩具易污染，又不易消毒，幼儿园不宜购置。

积木、拼板、串珠等玩具不宜过小，以免幼儿误吞或放入耳道、鼻孔中。

口琴、喇叭等玩具不卫生，不宜在幼儿园里使用。塑料袋、薄质织物袋不易当玩具，以防幼儿套在头上，口鼻被紧裹造成窒息。

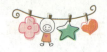

④**体育设备卫生**。体育用具的卫生要求是坚固、耐用、平滑、安全,高矮、大小、坡度适合幼儿的身心特点,有利于促进幼儿身体素质的发展,还要便于修理和保养。大型体育器械一般安置在草坪上,部分大型器械(如攀爬类器械)下应有专门的防护措施(如沙坑或软垫),以防幼儿摔伤。每次幼儿活动前应检查器械的关键部位是否安全,防止意外发生。对器械进行定期检修,加强安全与清洁管理。

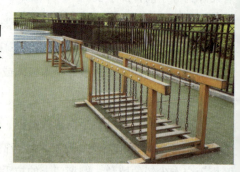

体育活动场地以草地或泥地为宜,不得留有玻璃、石块、碎砖、木桩等会给儿童带来损伤的异物。

(3)盥洗用具的卫生要求。

儿童的盥洗用具如毛巾、漱口杯、牙刷要专人专用,并进行定期消毒,以防传染疾病。选用幼儿牙刷,刷毛应稍软,牙刷横2~3排,竖6~7排。幼儿的皮肤薄嫩,保护功能差,易受损伤,因此宜选用温水和碱性小的香皂洗脸,经过一段时间的锻炼,也可用冷水洗脸(冬季除外)。幼儿使用的毛巾应选用质地柔软的棉织品,此外毛巾不宜太厚,以便于幼儿自己动手盥洗。幼儿宜选用含氟牙膏可预防龋齿,但要注意提醒婴幼儿将牙膏沫吐干净,不要吞食,防止婴幼儿吞食过多而引起氟中毒,还要注意药物牙膏与普通牙膏交替使用。

六、安全制度教育

【案例呈现】

阳阳在花园里玩,发现了牵牛花种子,他把种子分给了好朋友晶晶,两人一时好奇,想要吃下去,正好被王老师看到了,赶紧制止了他们的行为,避免了一起意外事故的发生。作为幼儿教师,我们应该对幼儿进行怎样的安全教育,采取哪些安全措施,才能避免意外伤害事故的发生呢?

幼儿时期是人一生中成长最迅速的时期,也是幼儿今后发展的根本基础,但由于幼儿年龄小、生活经验贫乏、自我保护能力有限,缺乏防范的基本意识。因此,幼儿期也是人一生中最容易出现意外伤害事故的时期,必须对幼儿进行安全教育,并建立必要的安全制度,采取安全措施,以保证幼儿健康成长。

1. 提高教师的安全意识

要增强教师的安全意识,牢固树立"安全第一,预防为主"的主导思想。教师要充分了解幼儿较常见的意外事故的种类,提高防范幼儿意外事故的能力,全面掌握有关幼儿安全教育以及意外事故处理等方面的专业知识与技能。始终把确保幼儿的安全放在第一位,消除有可能造成意外的所有隐患。

单元六 托幼机构的卫生保健制度

幼儿教师在组织活动时，要充分考虑各种安全隐患，如卫生保健知识、教室安全隐患、园所消防安全、幼儿户外活动安全注意事项等，让幼儿平安、快乐地成长。

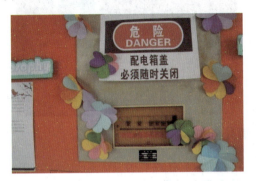

2. 加强幼儿的安全教育

（1）融安全教育于一日生活中，提高幼儿的自我保护意识。

安全问题伴随着幼儿生活的方方面面，教师在组织幼儿一日生活时，要随时抓住契机，对幼儿进行适当的安全教育。例如，在晨检时，要注意检查是否有人携带尖利的物品来幼儿园；在教育活动和游戏时，保教人员要全面细致地照顾全体儿童，不得擅离职守；在组织幼儿外出活动时，要增加保教人员的数量，上下楼梯时要有秩序，防止摔倒发生意外；在幼儿进餐时要提醒幼儿不说笑、打闹，在幼儿哭闹时不勉强喂食，以防窒息；在睡眠时，值班教师要进行巡视。

（2）安全知识和教学活动相结合，增强幼儿的安全常识。

把安全教育作为一项重要的教学内容，有意识地渗透到各门学科的教育活动中去，如在体育活动里的"小小消防员"，在健康活动里的"保护我们的小眼睛""自身安全"，在社会活动里的"在公交车上""过马路要注意什么"，在语言活动里的"交通安全我知道""争做防火小卫士""地震来了我怎么办"等。开展有关安全教育的主题活动，如"我们的小手"，围绕我们的小手，可以利用故事、儿歌、木偶剧等形式讨论，总结出我们的小手不能碰插座，不能碰烫东西，不能弄碎玻璃等。

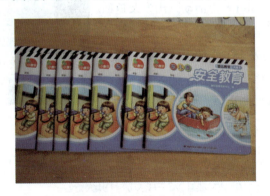

（3）定期举行安全演习，提高幼儿的自我保护能力。

幼儿园可利用"119"消防日等，定期举行全园安全演练，通过各种方法使幼儿懂得实际的防危保安的本领。教会幼儿懂得水、火、电的危险，遵守各种规章制度，防走失、防拐骗等自我保护的技能，从而强化幼儿的安全意识，提高幼儿的自护能力，防止各种事故的发生。

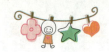

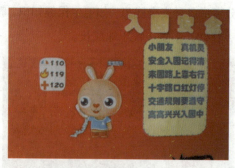

3. 强化管理，健全幼儿园的安全管理制度

(1) 活动场所安全管理。

清除幼儿园内房舍、场地的不安全因素，如树枝、小石子等；活动器械应定期检修，及时发现并消除安全隐患；幼儿游戏时，要在旁看护；暖气管道要加罩，防止烫伤及碰伤；要经常检查电线、电器，防止漏电，电线应用暗线，插座应放于1.6m以上的位置，以免幼儿接触。

(2) 生活用品及玩具的安全管理。

剪刀、热水瓶、热粥锅等放置在幼儿无法触及的位置，不给幼儿玩体积小、锐利的玩具及物品，以免误吞、误塞，造成伤害。

(3) 食品、药品安全管理。

培养幼儿良好的饮食习惯，细嚼慢咽、不说笑吵闹，以防食物进入气管发生窒息。加强食品卫生管理，防止发生食物中毒。药品妥善存放，教师给幼儿用药时，仔细核对，并做好交接工作。消毒液应放在保育员操作室专属位置上并上锁保管。

(4) 幼儿接送制度。

教育幼儿不跟陌生人走。在接送幼儿时，教师与家长见面。临时原因换人接幼儿时，教师应与家长取得联系，确认后方可允许接走幼儿。如有外出活动，出发及返回时清点人数，交接班时也要清点人数。

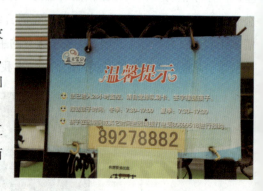

通过各种规章制度，使安全工作纳入幼儿园管理工作的各个环节，使教职工的行为受到制度的约束，从而起到"有章可循，有法可依"的作用。

重视与家长的联系

幼儿园要采取多种方式加强与家长的联系，如定期召开家长会或通过微信群，为家长提供科学育儿宣传指导，帮助家长创设良好的家庭教育环境。如幼儿无故缺课，要及时与家长联系，询问幼儿缺勤原因。幼儿园应当建立家长开放日制度。

七、幼儿园教育教学活动安全制度

班级保教人员必须按照"幼儿园一日工作规范"要求来操作，长期、经常性地对幼儿进行常规的安全教育、法制教育，普及安全知识，培养幼儿安全意识和自救能力。

教师要密切注意安全动态，多引导、多跟班、多观察，杜绝自己管理范围内的安全责任事故的发生，将安全教育贯穿于一日活动中。

教师不得指导幼儿开展有危险性的活动，幼儿要听从教师指导，学会正确的运动技术和自我保护。教师要加强对班级活动场地的安全检查，确保活动安全，不组织存在安全隐患的活动；重视自由活动管理，杜绝安全隐患。凡出现受伤情况，应及时送往医院，并及时向园长汇报。

幼儿来园与离园时教师要负责照顾，交接班不能有空档，必须清点好幼儿的人数。每个活动前提出活动要求，活动后有小结。每个活动前后要注意清点人数，以防幼儿走失。

【知识窗】

3~6岁幼儿应具备的安全知识和自我保护能力

3~4岁	4~5岁	5~6岁
1. 不吃陌生人给的东西，不跟陌生人走。 2. 在提醒下能注意安全，不做危险的事。 3. 在公共场所走失时，能向警察或有关人员说出自己或家人的名字、电话号码等简单信息	1. 知道在公共场合不远离成人的视线单独活动。 2. 认识常见的安全标志，能遵守安全规则。 3. 运动时能主动躲避危险。 4. 知道简单的求助方式	1. 未经大人允许不给陌生人开门。 2. 能自觉遵守基本的安全规则和交通规则。 3. 运动时能注意安全，不给他人造成危险。 4. 知道一些基本的防灾知识

注：以上标准来自《3~6岁儿童学习与发展指南》解读。

八、体检制度

托幼园所应建立和健全体格检查制度。体格检查的对象应包括新入园的幼儿、在园的幼儿以及托幼园所中的全部教职工。

1. 幼儿的体格检查

对幼儿进行定期的和不定期的健康检查，可以了解到每个幼儿的生长发育情况和健康状况，以便采取相应的措施，更好地促进幼儿健康成长，同时，对疾病也可以做到早发现、早隔离和早治疗。

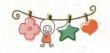

（1）入园前的体格检查。

幼儿在入园前必须进行全面的体格检查，以了解每名幼儿的生长发育及健康状况，早期发现传染病和其他疾病，防止患有传染病或其他不宜入园情况的幼儿入园，保护在园幼儿的健康，对患有营养性疾病的幼儿进行及时管理。还要详细了解幼儿的疾病史、传染病史、过敏史、家族疾病史和生活习惯等。

《托儿所幼儿园工作保健规范》要求：1~3岁儿童每年健康检查2次，每次间隔6个月；1~3岁儿童每年进行1次听力筛查；每年进行1次血红蛋白或血常规检测。

幼儿入园时应将体格检查表和预防接种证交给幼儿园。对有传染病接触史的幼儿，必须经过医学观察，观察期满且无症状再作检查，正常者可入园。

转园（所）幼儿持原托幼机构提供的"儿童转园（所）健康证明""0~6岁儿童保健手册"可直接转园（所）。"儿童转园（所）健康证明"有效期3个月。

幼儿入园前的健康检查，通常是在当地的妇幼卫生保健机构进行。幼儿入园前的健康检查，只在一个月内有效。

（2）入园后的定期体格检查。

幼儿入园后应定期进行体格检查。3岁以上儿童每年健康检查1次，每年进行1次血红蛋白或血常规检测。每半年测量身高、视力一次，每季度量体重一次；注意幼儿口腔卫生，保护幼儿视力。所有儿童体检后应当及时向家长反馈健康检查结果。

定期体检后要对幼儿个体和集体进行健康状况分析、评价和疾病统计，及时向家长反馈结果。对生长发育指标低于或超出正常范围的幼儿应注意观察，分析原因，并据此提出在促进幼儿健康成长方面的有效措施。

（3）每日的健康观察。

为了及时发现疾病，尽早进行隔离和治疗，防止疾病的加重或在园内传播，于幼儿每日入园或早晨起床时，中午起床及晚上入睡前，卫生保健人员和保教人员均应进行健康状况的观察。幼儿每日的健康观察主要包括晨、午、晚间的检查和全日的观察。

①**晨、午、晚间的检查。** 晨、午、晚间的检查是托幼园所卫生保健工作的一个重要环节。通过这一环节，不仅可以及早发现疾病，而且，对于一些不安全的因素，也可以及时加以处理。同时，也能了解到幼儿在家庭中的生活情况，有利于保教人员更好地做好当日的工作以及加强与幼儿家庭的联系。

晨检工作应在幼儿每天清晨入园时进行，寄宿制幼儿园应在幼儿早晨起床以后进行。卫生保健人员负责晨检工作。

单元六　托幼机构的卫生保健制度

【知识窗】

幼儿晨、午、晚间检查的主要内容概括起来是：一摸、二看、三问、四查。

检查方法

一摸：摸摸幼儿有无发热，可疑者要测量体温，摸摸幼儿的腮腺和颈部淋巴结是否肿大。

二看：认真观察幼儿的精神状况、眼睛、口腔、皮肤、脸色有无异常，查看是否有传染病的早期表现，咽部、皮肤有无皮疹等。

三问：询问一下家长，幼儿在家里饮食、睡眠、大小便等生活情况及有无传染病接触史。

四查：检查幼儿有无携带不安全的东西到园内来，比如别针、小刀、玻璃片、弹珠、钉子等，发现问题及时处理。

检查中如果发现幼儿有身体不适或疾病迹象，应测体温，发现疑似传染病者，应劝说家长带幼儿去医院检查，或暂时将该幼儿隔离观察。

②全日观察。教师应对入园幼儿进行全日观察，处理在园幼儿的健康相关问题，并做好相应的记录，具体工作如下：

第一，对带药入园的患儿，应检查其服药情况、在园活动情况及病情变化情况，并做好观察记录，以便离园时及时与家长沟通。

第二，对在园幼儿应观察其有无健康问题。看幼儿的精神状态、面容，必要时测量体温。观察幼儿的情绪、食欲、大小便情况，注意有无异常情况。观察幼儿的活动情况是否正常。注意防范意外事故的发生，在园中如果发生摔、碰、划破皮肤等事故应及时处理，离园时必须告知家长，并做记录。

第三，离园时应与家长做好交接工作，并进行必要的卫生、安全宣传。

对全日观察中有发现问题的幼儿，或带药入园者，离园时教师应及时告知家长幼儿在园中的表现、病情的变化情况，提出合理的卫生保健指导和建议。

小贴士

晨检前卫生保健人员要用温水洗净双手，保持手的温度，动作轻柔，态度要温和。

对带药入园的幼儿，要详细登记幼儿的姓名、病症、诊断、服用药品的名称及用法，登记完毕应请家长签字确认。特别注意查看药品的标签是否清楚，包装是否完整，是否变质、过期、受潮等。

将幼儿携带的药品妥善存放于幼儿拿不到的地方。

午、晚检时应再次检查幼儿是否将小物件等危险品带上床。

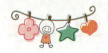

2. 教职工的体格检查

（1）上岗前健康检查。

①托幼机构工作人员上岗前必须按照《管理办法》的规定，经县级以上人民政府卫生行政部门指定的医疗卫生机构进行健康检查，取得《托幼机构工作人员健康合格证》后方可上岗。

②精神病患者或者有精神病史者不得在托幼机构工作。

（2）定期健康检查。

①托幼机构在岗工作人员必须按照《管理办法》规定的项目每年进行1次健康检查。

②在岗工作人员患有精神病者，应当立即调离托幼机构。

③发热、腹泻等症状；流感、活动性肺结核等呼吸道传染性疾病；痢疾、伤寒、甲型病毒性肝炎、戊型病毒性肝炎等消化道传染性疾病；淋病、梅毒、滴虫性阴道炎、化脓性或者渗出性皮肤病等。

凡患有上述症状或疾病者须离岗，治愈后须持县级以上人民政府卫生行政部门指定的医疗卫生机构出具的诊断证明，并取得"托幼机构工作人员健康合格证"后，方可回园（所）工作。

④体检过程中发现异常者，由体检的医疗卫生机构通知托幼机构的患病工作人员到相关专科进行复查和确诊，并追访诊治结果。

【知识窗】

托幼机构教职工的体检，除了一般的检查项目外，还包括胸透、肝功能、阴道滴虫和霉菌以及淋病、梅毒等项目的检查。对患有国家法定传染病及乙肝表面抗原阳性、滴虫性、霉菌性阴道炎、化脓性皮肤病、精神病或有精神病史、肢体残疾者不得从事保教工作、炊事员工作。在工作中发现患有急慢性传染病（包括疑似病人）及病原携带者或影响婴幼儿身心健康的疾病，要立即调离或暂时离开工作岗位，治愈后须持县级以上人民政府卫生行政部门指定的医疗卫生机构出具的诊断证明，并取得"托幼机构工作人员健康合格证"后，方可回园（所）工作。

【实践链接】

晨检方法

设计意图：使学生体验幼儿园中的晨检工作。

设计目标：1. 掌握幼儿园中晨检方法。

2. 了解晨间接待的注意事项。

活动准备：体温表（医用），84消毒液，0.5%碘伏或快速手消毒剂。

单元六 托幼机构的卫生保健制度

活动过程：

1. 幼儿入园前，教师做好活动室内外的清洁工作，提前半小时开窗通风。

2. 摸摸幼儿的前额、手心是否发烫，为可疑者测量体温。认真观察幼儿的精神状况、眼睛、口腔、皮肤、脸色有无异常，有无传染病的早期表现，如咽部、皮肤有无皮疹等。询问家长，幼儿在家里饮食、睡眠、大小便等生活情况及有无传染病接触史。检查幼儿有无携带不安全的东西到园内来，发现问题及时处理。

3. 对体温表每使用一次消毒一次，卫生保健人员每晨检一人，消毒手一次。

手消毒：用0.5%碘伏擦拭5分钟或用快速手消毒剂搓手。

体温表消毒：半脸盆（约5升）水加一次性杯子半杯84消毒液，形成500mg/L浓度；将体温表放在里面浸泡15分钟后再用毛巾擦干。

4. 卫生保健人员经过晨检，根据幼儿状况，分别给健康、服药、不卫生等不同的幼儿做好标记牌，以便班上老师对每名幼儿情况做到心中有数。对带药的幼儿，由值班老师定时喂服。晨检结束后，还要详细登记患病幼儿的病状、体征，视病情进行全日观察和追踪，明确最后诊断，为学期或年度多发病、传染病的发病率统计提供依据。

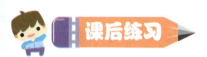

一、判断正误，并说明理由

1. 托幼机构应频繁地变换活动的内容，变换活动的性质，使幼儿的大脑皮层较长时间地保持工作能力。
2. 幼儿年龄越小，需要睡眠的时间就越长。
3. 饭前可让幼儿进行一些剧烈的体育活动，以增强食欲。
4. 托幼机构在幼儿午睡前可安排一些强度大的活动，以便使儿童疲劳后尽快入睡。
5. 在进食过程中，幼儿犯了错误要及时批评，以便改正。
6. 对于幼儿喜爱的游戏活动可延长时间，直到玩尽兴为止。
7. 学前儿童的阅读环境应有足够的照明，光线分布均匀，从右上方射入。

二、简答题

1. 托幼机构有哪些卫生保健制度？
2. 制定托幼机构生活制度的依据是什么？
3. 安排好学前儿童的一日生活有何意义？
4. 在执行生活制度时应注意哪些事项？
5. 托幼机构一日生活有哪些基本环节？各环节的卫生要求是什么？

参考文献

[1] 万钫. 幼儿卫生保育教程[M]. 北京：北京师范大学出版社，1999.

[2] 王东红，王杰. 幼儿卫生保健，2版[M]. 北京：高等教育出版社，2012.

[3] 郦燕君. 学前儿童卫生保健，2版[M]. 北京：高等教育出版社，2014.

[4] 麦少美，高秀欣. 学前卫生学，2版[M]. 上海：复旦大学出版社，2009.